# रोगप्रतिकारक्षमता वाढवणाऱ्या
# हेल्दी रानभाज्या

## प्रा. अश्विनी अशोक चोथे

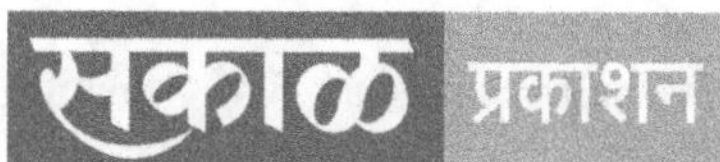

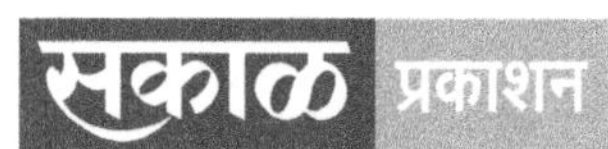

Rogpratikarkshamata Vadhavnarya Healthy Ranbhajya
© Prof. Ashwini Ashok Chothe

# रोगप्रतिकारक्षमता वाढवणाऱ्या हेल्दी रानभाज्या
प्रा. अश्विनी अशोक चोथे

प्रथम आवृत्ती     :   जानेवारी २०२१

संपादक         :   ऐश्वर्या कुमठेकर

मुखपृष्ठ        :   जावेद मुजावर

मांडणी         :   प्रदीप खेतमर, आर्ट ॲडव्हर्टायझिंग

प्रकाशक       :   सकाळ मीडिया प्रा. लि.
                   ५९५, बुधवार पेठ,
                   पुणे ४११००२

ISBN          :   978-93-89834-43-7

संपर्क          :   ०२०-२४४० ५६७८ / ८८८८८ ४९०५०
                   sakalprakashan@esakal.com

माझ्या आई-वडिलांस
कृतज्ञतापूर्वक...

# मनोगत

प्रत्येक ऋतूत विविध प्रकारे निसर्ग माणसाला भरभरून दान देत असतो. निसर्गाशी जवळीक साधणाऱ्या आदिवासी समाजाने तसेच आपल्या पूर्वजांनी निसर्गाच्या या दानाचे महत्त्व जाणले होते. त्यामुळे पूर्वीपासून त्यांच्या आहारात रानभाज्या होत्या.

रानभाज्या म्हणजे रानात नैसर्गिकपणे उगवणाऱ्या भाज्या. दरवर्षी नियमितपणे ठराविक काळात या भाज्या उगवतात. त्यातल्या काही एखाद्या ऋतुपुरत्या, तर काही वर्षभर टिकणाऱ्या. कधी कोवळ्या पानांच्या वेली, कधी फुले-फळे तर कधी कंद-मुळे; भारतातील अनेक आदिवासी लोक तर याच रानभाज्यांवर आपला उदरनिर्वाह करत आले आहेत. काही वेळा ती भाजी औषधी असल्यामुळे तर, कधी उदरभरण म्हणून. या भाज्यांचे विविध उपयोग, त्यांचे औषधी गुणधर्म याबद्दल माहिती करून घेऊन हा अमूल्य ठेवा पुढच्या पिढ्यांनीही जपून ठेवला पाहिजे. मी केलेला रानभाज्यांचा अभ्यास हा याचाच एक प्रयत्न आहे.

मी मूळची आदिवासी भागातलीच, म्हणजे मोखाडा या गावची राहणारी. आमचे गाव डोंगराच्या पायथ्याशी असल्यामुळे अनेक नैसर्गिक झाडे, वनस्पतींनी समृद्ध आहे. अनेक रानभाज्या मला अगदी लहानपणापासूनच परिचयाच्या होत्या. माझी आजी पावसाळ्यात शेवूळ, भुईफोड, चाईचे वेल, कुरडू, बाफळी, माठ, करटूल, कवदर, डोंगरजीरा, तेरा अशा अनेक रानभाज्या विशिष्ट पद्धतीने करून आम्हाला खाण्यास देत असे. तेव्हा ती सांगत असे की, आदिवासी लोक पावसाळ्यात एकदा तरी या भाज्या खातातच. या भाज्यांमुळे त्यांना पोटाच्या विविध समस्या तसेच आम्ल, पित्त, वात अशा शरीराच्या अनेक तक्रारींवर आराम मिळतो. लहानपणी या भाज्या खायला नको वाटायचे. पण कालांतराने त्याचे आहारातील महत्त्व समजू लागले. योगायोगाने त्याच क्षेत्रातले शिक्षण घेऊन तशाच प्रकारचे संशोधन करण्याची संधी मला मिळाली.

पदव्युत्तर शिक्षणानंतर मला 'बायफ' या संस्थेची स्पार्क फेलोशिप मिळाली होती. या फेलोशिपमध्ये १ वर्षासाठी ग्रामीण भागात राहून कुठल्याही एका विषयावर संशोधन करण्याची संधी मला मिळाली. मूळची आदिवासी भागातीलच असल्यामुळे तसेच रानभाज्यांमध्ये विशेष आवड असल्यामुळे मी रानभाज्या हाच विषय निवडला. सुरवातीपासूनच काही भाज्या मला माहिती होत्या. पण संशोधनाच्या निमित्ताने काम करताना खूप नवीन भाज्या समजल्या, ज्या मी कधीच ऐकल्याही नव्हत्या. त्यासाठी विविध वयोगटातील लोकांशी चर्चा करताना जवळजवळ १२० च्या आसपास भाज्यांची नोंद मी केली. त्यापैकी ९५ भाज्या मी स्वतः पाहिल्या. तसेच कधी तिथल्याच स्थानिक लोकांच्या घरी त्या तयार करण्याच्या पद्धती पाहिल्या तर, कधी घरी आणून त्या त्यांच्याच पद्धतीने करण्याचा प्रयत्न केला. लोकांशी चर्चा करताना असे आढळून आले की पूर्वी मुबलक प्रमाणात येणाऱ्या, सापडणाऱ्या अनेक रानभाज्या आता कमी झाल्या आहेत. काही तर नामशेषही झाल्या आहेत. त्यासाठी अनेक कारणे आहेत. दरवर्षीच्या पावसाच्या अनिश्चिततेमुळे बिया, कंद यांची उगवण क्षमता कमी झाली आहे. तसेच रानभाज्यांची कोवळी पाने, देठे, फुले, कोवळी फळे खाण्यासाठी वापरल्यामुळे त्यांची शाकीय वाढ तसेच पुनरुत्पादीय वाढ होतच नाही. त्यामुळे बिया, कंद पक्क होत नाहीत. परिणामतः नवीन रोपे तयार होण्याचे प्रमाण कमी होते. रानभाज्यांची तोडही मोठ्या प्रमाणात होते. शिवाय, या भाज्या रानात, डोंगरावर, शेतात, माळरानावर आपोआप उगवत असल्यामुळे त्यांच्या लागवडीसाठी विशेष प्रयत्न केले जात नाहीत.

माझ्या संशोधनानंतरच्या काळात ॲग्रोवन या दैनिकात 'आरोग्यदायी रानभाज्या' या सदराखाली लेख लिहिण्याची संधी मला मिळाली. या लेखनमालेला महाराष्ट्र तसेच इतर राज्यांतूनही उत्कृष्ट प्रतिसाद मिळाला. अनेक लोकांनी मला फोन, मेसेज, ई-मेल करून माझे अभिनंदन केले, माझ्या लिखाणाचे कौतुक केले. काही शेतकऱ्यांनी या रानभाज्यांची

शेती करण्यासाठीही सहमती दर्शवली आहे. अनेक तज्ज्ञांनी रानभाज्यांच्या अशा विशेष लिखाणासाठी तसेच पाककृतीसाठी कौतुक केले. अनेकांनी या रानभाज्यांची संग्रहित माहिती पुरवण्याबद्दलही विचारणा केली होती. त्यामुळे ही सगळी माहिती एकत्र करून ती पुस्तक स्वरूपात प्रकाशित करण्याची इच्छा मी ॲग्रोवनकडे व्यक्त केली. त्यांनीही अगदी सहजपणे त्याला सहमती दर्शवली. या लेखमालेमुळे रानभाज्यांमध्ये खरंच रुची असणाऱ्या लोकांची ओळख झाली. त्यांनीही त्यांच्या भागात आढळणाऱ्या रानभाज्यांची, त्यांची शिजवण्याच्या पद्धतीची तसेच, त्यामध्ये असणाऱ्या औषधी गुणधर्मांबद्दलची माहिती सांगितली. रानभाज्यांची पारख जुन्या पिढीच्या लोकांना होती आणि आहेच. मात्र विज्ञानाच्या कसोटीवरच सगळ्या गोष्टी तपासून पाहणाऱ्या तरुण वर्गाला आणि शहरातील लोकांना या रानभाज्यांच्या औषधी गुणधर्मांनी आकर्षित करणे शक्य आहे.

रानभाज्या ओळखणे हे तसे कठीण काम. तसेच त्या बनविण्याच्या पद्धतीचेही विशेष ज्ञान नसल्यामुळे अनेक लोक सहसा या भाज्या आहारात घेण्यास टाळाटाळ करतात. काही भाज्या काही विशिष्ट पद्धतीनेच शिजवाव्या लागतात. काही भाज्यांमधील काही भाग काढून टाकावा लागतो. तसेच काही उकडून शिजवाव्या लागतात. शिवाय विशिष्ट वाढीच्याच भाज्या घ्याव्या लागतात. या सगळ्या शंकांचे निरसन करण्याच्या दृष्टीने सोप्या पद्धतीने ही सगळी माहिती संकलित करण्याची कल्पना डोक्यात घोळू लागली. आणि त्यातूनच हे पुस्तक साकारले गेले.

या पुस्तकात दिलेल्या प्रत्येक वनस्पतीच्या सगळ्या भागांचे सखोल वर्णन करण्याचा विशेष प्रयत्न मी केला आहे. तसेच या भाज्या शिजवल्यानंतर कशा दिसतात हेही पुस्तकात दाखवलेले आहे. रानभाज्यांचे माहिती असलेले जास्तीत जास्त औषधी गुणधर्म देण्याचा प्रयत्न केलेला आहे. भाजीचा कोणता भाग उपयुक्त आहे, तो कसा वापरावा याची तपशीलवार माहिती दिलेली आहे. या रानभाज्या करण्याच्या स्थानिक लोकांच्या पद्धती अगदी सोप्या आहेत.

मीठ, मिरची, कांदा, लसूण, फोडणीसाठीचे साहित्य अशा त्यांच्याकडे उपलब्ध असलेल्या साहित्यातूनच या पाककृती तयार केल्या जातात. आदिवासी लोक या रानभाज्या जशा करतात तीच मूळ स्वरूपातील कृती आणि त्यांचेच प्रमाण पुस्तकात दिलेले आहे.

रानभाज्यांच्या माहितीचे संकलित स्वरूपातील पुस्तक प्रकाशित करण्यास सहकार्य केल्याबद्दल मी ॲग्रोवनचे संपादक अमित गद्रे, सकाळ प्रकाशनाच्या संपादिका ऐश्वर्या कुमठेकर आणि संपादनास सहकार्य केल्याबद्दल अपर्णा बोडस यांची मनःपूर्वक आभारी आहे. ही सगळी माहिती संकलित करण्यासाठी पालघर, नाशिक, अहमदनगर, पुणे येथील अनेक आदिवासी बांधव तसेच शेतकरी बांधव यांची खूप मदत झाली. बायफ संस्थेचे संजय पाटील सर, डी. के. कुलकर्णी सर, योगेश नवले सर आणि प्रा. तुषार उगले यांचे विशेष सहकार्य लाभले. तसेच जव्हार व मोखाडा या आदिवासी भागातील कमल वहिनी व मावजी पवार दादा, वांगणपाडा, चौक, ब्राह्मणपाडा येथील बचत गटाच्या महिलांचे मोलाचे सहकार्य लाभले.

माझी आई आशालता चोथे व वडील अशोक चोथे यांच्या भक्कम पाठिंब्याशिवाय हे पुस्तक प्रत्यक्षात येणे शक्य नव्हते. त्यांचे आशीर्वाद असेच पाठीशी राहोत. या पुस्तकात दिलेल्या बऱ्याचशा पाककृती माझ्या आईने स्वतः करून दिल्या आहेत. पुस्तकातील पाककृतींची छायाचित्रे तिच्या मेहनतीविना काढणे अशक्य होते.

या पुस्तकातील माहितीमुळे शहरातील तसेच ग्रामीण भागातील लोकांना रानभाज्यांची नव्याने ओळख होईल, त्या पाककृती करून पाहण्यास प्रोत्साहन मिळेल अशी आशा आहे. या भाज्यांच्या संवर्धनासाठी अनेक उत्साही शेतकरी पुढे येतील व या अनमोल ठेव्याचे जतन करतील, अशी मला खात्री आहे. विद्यार्थी, निसर्गप्रेमी, अभ्यासक या साऱ्यांना ही माहिती उपयुक्त ठरेल अशी आशा करते. पुस्तक वाचल्यावर वाचकांनी त्यांचे अभिप्राय, सूचना मला अवश्य कळवाव्यात, ही विनंती.

**- प्रा. अश्विनी अशोक चोथे**

# अनुक्रमणिका

पुस्तकातील सर्व चित्रे रंगीत स्वरूपात पाहण्यासाठी कृपया हा QR कोड स्कॅन करा.

# आळीव

| १ | स्थानिक नाव | आळीव, हुलु, आळू, आळव |
|---|---|---|
| २ | शास्त्रीय नाव | *Meyna laxiflora Robyns* |
| ३ | कूळ | Rubiaceae |
| ४ | इंग्लिश नाव | Muyna, Maynuh |
| ५ | संस्कृत नाव | पिंडीतुका, पिंडी, पिंडू |
| ६ | उपयोगी भाग | पिकलेली फळे |
| ७ | उपलब्धीचा काळ | पिकलेली फळे - मे-जून |
| ८ | झाडाचा प्रकार | काटेरी झाड |
| ९ | अभिवृद्धी | बिया |
| १० | वापर | Candy, लोणचे |

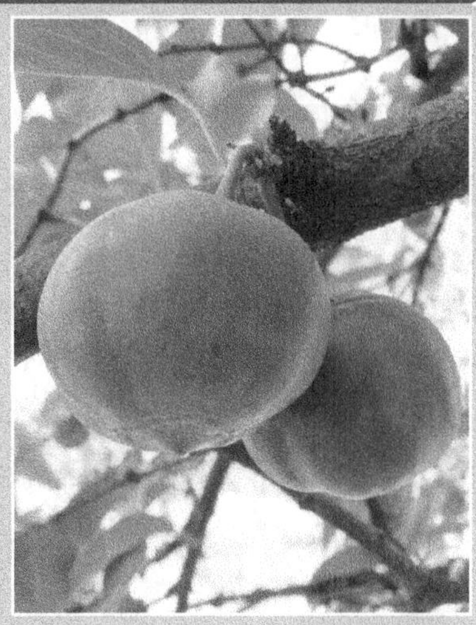

## आढळ

आळिवाची काटेरी झुडुपे महाराष्ट्रात सिंधुदुर्ग, रत्नागिरी, ठाणे, पालघर, रायगड या कोकणातील प्रदेशात तर पश्चिमघाटात नाशिक, पुणे, अहमदनगर, कोल्हापूर, सातारा, सांगली या जिल्ह्यांतल्या जंगलात वाढलेली दिसतात. रस्त्याच्या कडेला, डोंगरकपारीला ही झुडुपे मोठ्या प्रमाणात वाढतात.

## वनस्पतीची ओळख

आळिवाचे काटेरी झुडुप साधारणपणे ६ ते १० मीटर उंच वाढते. खोड करड्या रंगाचे असून फांद्यांच्या बगलेतून १.५ ते २ सें.मी. लांबीचे काटे येतात. याची पाने फिकट हिरव्या रंगाची असून त्यांची रचना समोरासमोर असते. पाने ४ ते ७.५ सें.मी. लांब व २ ते ४ सें.मी. रुंद असतात. फुले हिरवट-पांढऱ्या रंगाची असून ती पानाच्या बेचक्यातून तसेच फांदीच्या पेरापेरातून येतात. फळे लिंबाच्या आकाराची असून सुरवातीला हिरवी तर पिकल्यावर गडद तपकिरी रंगाची होतात. चवीला ती आंबटगोड असतात. एका फळात सामान्यतः २ ते ३ तपकिरी रंगाच्या, टणक आवरण असलेल्या बिया असतात.

## औषधी गुणधर्म

मुतखड्यावर उपाय म्हणून १ चमचा आळिवाच्या बियांची पावडर पाण्याबरोबर दिवसातून दोन वेळेस अशी १५ दिवस घेतली असता फायदा होतो. आळिवाची ताजी पाने खोबरेल तेलाबरोबर वाटून ते वाटण गरम करून सुजेवर किंवा गळगंडावर लावतात. औषधी उपयोग करण्यापूर्वी स्थानिक वैदूंचा सल्ला घेणे आवश्यक आहे.

## लागवडीबद्दल माहिती

आळिवाची अभिवृद्धी बियांपासून केली जाते. आळिवाची पिकलेली फळे गोळा करून त्याच्या बिया उन्हात वाळवतात. गादी वाफा तयार करून त्यावर या बिया लावतात. बिया लवकर रुजण्यासाठी रात्रभर पाण्यात भिजवून नंतर लावण्यासाठी वापराव्या.

## पाककृती

### १. खारवून सुकवलेल्या आळिवाच्या फोडी

**साहित्य :** १ किलो पिकलेले आळीव, १५० ते २०० ग्रॅम मीठ

**कृती :** प्रथम आळिवाची पिकलेली फळे स्वच्छ धुवून घ्यावीत. त्याच्या प्रत्येकी ६ फोडी करून त्यावर मीठ लावून मोठ्या परातीत पसरून उन्हात वाळत घालावे. नंतर कोरड्या व स्वच्छ बरणीत भरून ठेवावे.

*टीप : खारवून सुकवलेल्या आळिवाच्या फोडींपासून चविष्ट लोणचेदेखील तयार करता येते.* ∎

# अबई

| १ | स्थानिक नाव | अबई, खरसंबळ, कोयतेवाल |
|---|---|---|
| २ | शास्त्रीय नाव | *Canavalia gladiata* |
| ३ | कूळ | Fabaceae |
| ४ | इंग्लिश नाव | Horse Bean, Jack bean, Broad Sword bean, Scimitar bean, Jamaican horse bean |
| ५ | संस्कृत नाव | महाशिंबी, असिशिंबी |
| ६ | उपयोगी भाग | कोवळ्या शेंगा |
| ७ | उपलब्धीचा काळ | कोवळ्या शेंगा- सप्टेंबर नोव्हेंबर, मार्च - एप्रिल |
| ८ | झाडाचा प्रकार | वेल |
| ९ | अभिवृद्धी | बिया |
| १० | वापर | बिया व शेंगांची भाजी |

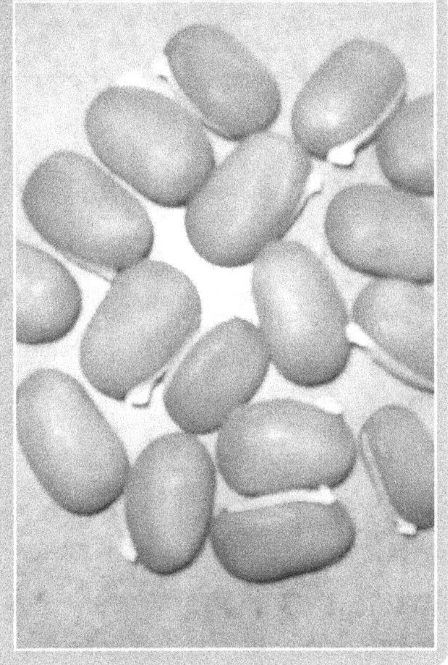

## आढळ :

महाराष्ट्रात कोकणात तसेच सह्याद्रीच्या जंगलात अबईची वेल क्वचितच दिसते. मात्र भारतात बऱ्याच भागात परसबागेत तसेच शेताच्या बांधावर तिची लागवड केलेली आढळते.

## वनस्पतीचे वर्णन :

अबईची वेल ही अतिशय जलद गतीने वाढत असून साधारण 1 मीटर किंवा त्यापेक्षाही उंच वाढते. वेलीला अनेक फांद्या असतात. खोड गुळगुळीत असते. पाने संयुक्त, त्रिदली; दले मोठी, पातळ, साधारण अंडाकृती आकाराची व २५ ते ३० सें.मी. लांब असून देठ तळाशी फुगीर असतो. पानांच्या बगलेतील फुलोऱ्यावर साधारण १२-२० फुले येतात. फुले गुलाबी किंवा पांढरी, पतंगाच्या आकाराची (वाटाण्याच्या फुलाप्रमाणे) असतात. फुले ऑगस्ट ते ऑक्टोबरपर्यंत तसेच मार्च ते एप्रिल या महिन्यात येतात. शेंगा १५-२० सें.मी. लांब व ३ ते ५ सें. मी. रुंद असून आकाराने चपट्या, काहीशा वाकड्या पण टोकदार (तलवारीच्या आकाराच्या दिसतात म्हणूनच Sword Bean हे नाव पडले) असतात. शेंगांमध्ये साधारणपणे पांढऱ्या किंवा गडद गुलाबी रंगाच्या ८ ते २० बिया असतात.

## औषधी गुणधर्म :

लागणीपासून चार महिन्यांनी वेलीला फुले येऊन नंतर दीड दोन महिन्यांत भाजीयोग्य शेंगा तयार होतात. या प्रकारच्या वेली दोन-एक वर्षे टिकून शेंगा देतात. अबईच्या शेंगा व बिया खाद्य म्हणून वापरल्या जातात. त्या पौष्टिक, क्षुधावर्धक असून त्यात 'अ' जीवनसत्त्व असते. मात्र ताज्या, कच्च्या बिया अधिक प्रमाणात खाल्यास उदरविकार, पोटात

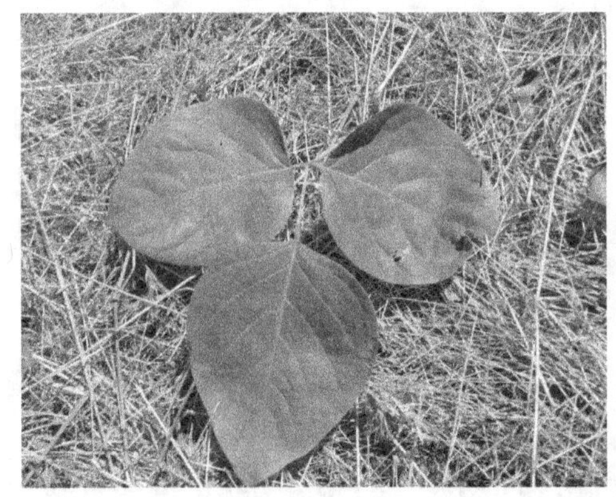

वेदना वगैरे होऊ शकते. दाह, पित्तप्रकोप, जखमा इत्यादींवर बिया उपयुक्त आहेत. काही भागांत कॉफीऐवजी भाजलेल्या बिया वापरतात. कोवळ्या शेंगांची भाजी करतात.

लागवडीबद्दल माहिती अबईच्या बिया लागवडीसाठी वापरल्या जातात. एप्रिल-मेमध्ये बिया पूर्ण तयार होतात. त्यानंतर हया बिया नीट सुकवून लागवडीसाठी वापरल्या जातात. परसबागेत गोल आळे करून बिया लावल्या जातात तसेच वेल व्यवस्थित वाढण्यासाठी त्यावर मांडव केला जातो. शेताच्या कडेला असलेल्या काटेरी कुंपणावरही हा वेल चांगला वाढतो. औषधी उपयोग करण्यापूर्वी स्थानिक वैदूंचा सल्ला घेणे आवश्यक आहे.

**पाककृती : अबईच्या कोवळ्या शेंगांची भाजी**

**साहित्य :** अबईच्या शेंगा २५० ग्रॅम, बारीक चिरलेले १-२ कांदे, बारीक चिरलेला १ मोठा टोमॅटो, लसणाच्या ठेचलेल्या ४-५ पाकळ्या, १ चमचा हळद, १-२ चमचे लाल मिरचीचा ठेचा किंवा बारीक चिरलेल्या २-३ हिरव्या मिरच्या, १ चमचा धणे पूड, चवीपुरते मीठ, शेंगदाण्याचे कूट व फोडणीसाठी जिरे, हिंग, मोहरी, तेल.

**कृती :** प्रथम अबईच्या शेंगा स्वच्छ धुवून शिरा, बिया व त्याबाजूचा गर सुरीने काढून घ्यावा. शेंगा उभ्या पातळ चिरून घ्याव्यात. नंतर एका पातेल्यात पाणी गरम करून त्यात चिरलेल्या शेंगा वाफवून घ्याव्या. कढईत तेल गरम करून जिरे, हिंग,

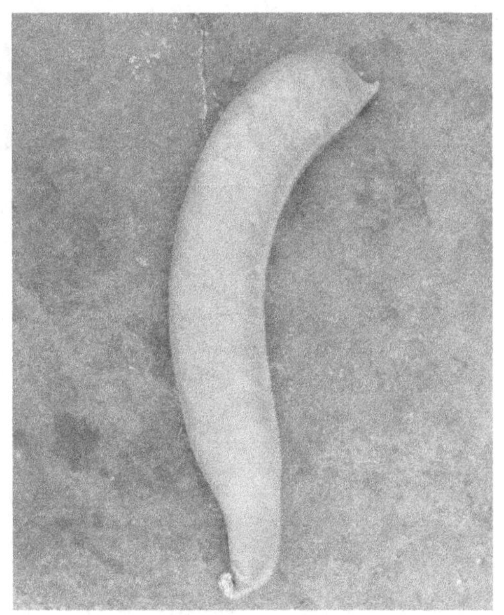

मोहरीची फोडणी तयार करावी. नंतर कांदा, लसूण तेलात चांगले शिजवून घ्यावे. त्यात हळद, लाल मिरची ठेचा किंवा हिरव्या मिरच्या, चिरलेले टोमॅटो, धणे पावडर, वाफवलेल्या शेंगा व शेंगदाण्याचे कूट घालून भाजी ५ मिनिटे मंद आचेवर शिजू द्यावी. चवीनुसार मीठ घालावे.

*टीप : बिया भाजी करून खाण्यासाठी योग्य असतात. पण जास्त सेवनाने त्रास होऊ शकतो. बिया विषारी व मादक असतात. शेंगापासून लोणचे बनवले जाते.*

# अळंबी/भुईफोड

| | | |
|---|---|---|
| १ | स्थानिक नाव | भुईफोड, आळींबी, अळंबी, सातव, सात्या |
| २ | शास्त्रीय नाव | उपलब्ध नाही |
| ३ | कूळ | Agaricaceae |
| ४ | इंग्लिश नाव | Wild mushroom, Edible Fungas |
| ५ | संस्कृत नाव | शिलींश्रक छत्र, भूमी छत्र, संस्वेदन |
| ६ | उपयोगी भाग | पूर्ण |
| ७ | उपलब्धीचा काळ | जून-ऑगस्ट |
| ८ | झाडाचा प्रकार | बुरशी |
| ९ | अभिवृद्धी | बीजाणू |
| १० | वापर | भाजी, सुकवून ठेवणे |

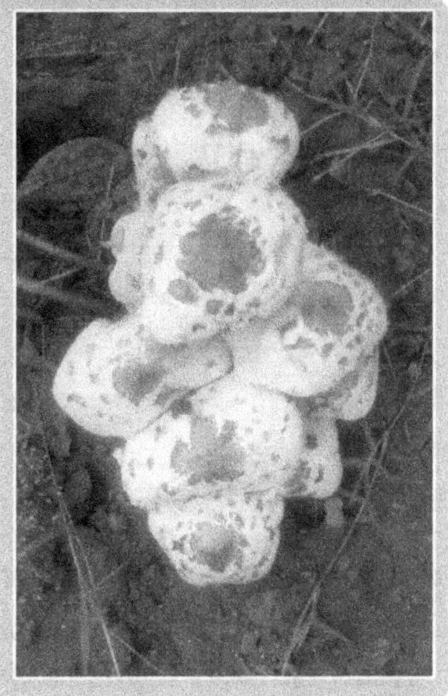

## आढळ :

साधारण पहिल्या पावसाच्या सरीनंतर मुख्यत्वेकरून माळरानावर, पडीक जमिनीवर, एखाद्या मोठ्या झाडाच्या बुंध्याशी तर काही वेळेस खडकाळ ठिकाणी अळंबी उगवून आलेली दिसते. यामध्ये विषारी आणि बिनविषारी असे प्रकार असल्यामुळे जाणकार व्यक्तीच्या सल्ल्यानेच याचा वापर करावा. साधारण पहिला पाऊस पडून गेल्यानंतरच्या दिवशी पहाटे छोटी-मोठी, गोल अळंबी/भुईफोड जमिनीतून वर येताना दिसू लागतात. उन्हाळ्यात जमीन तापलेली असते. त्यानंतर जमिनीवर पहिल्या पावसाचा शिडकावा झाल्यामुळे जमिनीला फोड येतात व भुईफोड उगवतात अशी स्थानिक आदिवासींची धारणा आहे. त्यामुळेच या बुरशीला स्थानिक भाषेत 'भुईफोड' असे म्हटले जाते. आदिवासी समाजाच्या आहारात या अळंबीचा समावेश केलेला दिसून येतो. वेगवेगळ्या स्थानिक भाषांमध्ये अळंबीला वेगवेगळी नावे आहेत. भारतातील अनेक जंगलात भुईफोड किंवा अळंबीच्या वेगवेगळ्या, खाण्यायोग्य जाती दिसून येतात. महाराष्ट्रातील गडचिरोलीपासून ते सिंधुदुर्गपर्यंत सगळ्याच जंगलात विविध आकाराचे भुईफोड येतात.

## वनस्पतीची ओळख :

अळंबी ही बुरशीवर्गीय वनस्पती आहे. अन्नासाठी दुसऱ्यावर अवलंबून असणारी बुरशी ही मृतोपजीवी सजीव आहे. बुरशीची गणना वनस्पती व प्राणी यापैकी कोणत्याच गटांत होत नाही. अळंबी एका ठिकाणाहून दुसऱ्या ठिकाणी हालचाल करत नाही त्यामुळे विज्ञानाच्या सुरवातीच्या कालखंडात या जीवाची गणना वनस्पतीमध्येच केली जाई. परंतु निरीक्षणानंतर असे लक्षात आले की हा जीव नाश पावणाऱ्या जीवावर जगतो आणि त्यात वनस्पतीप्रमाणे हरितद्रव्य नाही. त्यामुळे त्याची गणना वनस्पती अथवा प्राणी या दोन्हीतही करता येत नाही. आतापर्यंत बुरशीच्या सुमारे एक लाख जाती शास्त्रज्ञांनी शोधून काढल्या आहेत. वारूळावर, वाळवीच्या साठवलेल्या अन्नावर, साठवलेल्या शेणाच्या ढीगावर, जुन्या लाकडावरही अळंबी उगवते, वाढते. पण ठराविक जाती सोडल्या तर इतर जातीच्या अळंबीचा वापर खाण्यासाठी केला जात नाही. भुईफोड हे छत्रीच्या

आकाराचे वाढते. काही गोल-दंडगोल, लिंबाच्या आकाराचे जमिनीलगत वाढते. ते पांढरे, तपकिरी, पिवळसर, करड्या रंगाचे असते. याचे देठ ३ ते ५ सें.मी. लांब व ५ ते ६ सें.मी. व्यासाचे वाढते. अळंबी काही विशिष्ट काळातच उगवते. हल्ली या अळंबीची लागवड कृत्रिमरीत्यादेखिल मोठ्या प्रमाणात केली जाते. त्यासाठी भाताचा पेंढा, गव्हाचे तूस, सोयाबीनचे कूट अशा माध्यमातून कृत्रिमरीत्या अळंबीचे उत्पन्न घेता येते.

## औषधी उपयोग :

भारतातील आदिवासींना अनेक प्रकारच्या बुरशींच्या औषधी गुणधर्मांचे पारंपरिक ज्ञान आहे. हवामान बदलामुळे येणारा ताप, सर्दी, खोकला, कावीळ, पित्त अशा आजारांबरोबरच जखम बरी करण्यासाठी, भाजलेले व्रण घालविण्यासाठी भुईफोडाचा वापर करतात. औषधी उपयोग करण्यापूर्वी स्थानिक वैदूंचा सल्ला घेणे आवश्यक आहे.

## पाककृती क्र. १ : अळंबीची सुकी भाजी:

**साहित्य :** २५० ग्रॅम अळंबी, बारीक चिरलेले ३-४ कांदे, १ ते २ चमचे आलं-लसूण-हिरवी मिरची वाटण, अर्धा चमचा हळद, १-२ चमचे लाल मिरची पूड, अर्धा चमचा धणे पूड, फोडणीसाठी जिरे, मोहरी, हिंग, तेल, कढीपत्ता आणि चवीपुरते मीठ.

**कृती :** प्रथम अळंबी निवडून, पाण्याने स्वच्छ धुवून घ्यावी. अळंबी मोठी असेल तर त्याच्या माध्यम आकाराच्या फोडी करून घ्याव्या. नंतर फोडणीसाठी कढईत तेल गरम करून त्यात जिरे, मोहरी, हिंग, कढीपत्ता घालून त्यावर बारीक चिरलेला कांदा, आणि आलं-लसूण-हिरवी मिरची वाटण घालून परतवून घ्यावे. नंतर त्यात लाल मिरची पूड, धणे पूड आणि हळद घालून एकत्र करावे. चवीप्रमाणे मीठ घालून, झाकण ठेऊन वाफेवर शिजवून घ्यावे. या भाजीला जास्त शिजवू नये.

## पाककृती क्र. २ : अळंबीची पातळ भाजी

**साहित्य :** २५० ग्रॅम अळंबी, बारीक चिरलेले ३-४ कांदे, ३-४ लसूण पाकळ्या, अर्धा इंच आल्याचा तुकडा, १ ते २ हिरव्या मिरच्या, कोथिंबीर, अर्धी वाटी खवलेले ओले खोबरे, कोथिंबीर, अर्धा चमचा हळद, १-२ चमचे लाल मिरची पूड, अर्धा चमचा धणे पूड, फोडणीसाठी जिरे, मोहरी, हिंग, तेल, कढीपत्ता आणि चवीपुरते मीठ.

**कृती :** प्रथम अळंबी निवडून, पाण्याने स्वच्छ धुवून घ्यावी. अळंबी मोठी असेल तर त्याच्या मध्यम आकाराच्या फोडी करून घ्याव्या. ओले खोबरे, कोथिंबीर, हिरवी मिरची, आलं, लसूण यांचे एकत्र वाटण करून घ्यावे. नंतर कढईत तेल गरम करून त्यात जिरे, मोहरी, हिंग, कढीपत्ता घालून फोडणी करून घ्यावी. त्यात बारीक चिरलेला कांदा मंद आचेवर परतवून घ्यावा. नंतर त्यात लाल मिरची पूड, धणे पूड, हळद व ओले वाटण घालून चांगले परतवून घ्यावे. आवश्यकतेनुसार पाणी घालून एक उकळी येऊ द्यावी. आता त्यात अळंबी घालून शिजवून घ्यावी. चवीप्रमाणे मीठ घालावे.

*टीप : पहाटेच्या वेळीस काढून आणलेली अळंबी खाण्यास योग्य असते. जसजसा दिवस वर येतो तसतशी अळंबी खाण्यास अयोग्य बनते असे स्थानिक जाणकारांचे म्हणणे आहे. कोणती अळंबी खाण्यास योग्य व कोणती विषारी ते तज्ज्ञांकडून खात्री करून घेऊन मगच त्याचा खाण्यासाठी वापर करावा.*

## इतर उपयोग :

आजकाल काही प्रकारच्या बुरशीचा वापर सजावटीचे साहित्य तयार करण्यासाठीही केला जातो.

∎

# आंबाडा

| | | |
|---|---|---|
| १ | स्थानिक नाव | आंबाडा, ढोलआंबा, खटांबा, रानआंबा |
| २ | शास्त्रीय नाव | *Spondias pinnata* |
| ३ | कूळ | nacardiaceae |
| ४ | इंग्लिश नाव | Bile Tree, Indian Hog Plum, Wild Mango, ndaman Mombin |
| ५ | संस्कृत नाव | आम्रातक, पीतन, तुंगी, कपीतन |
| ६ | उपयोगी भाग | कोवळी पाने, फुले, कोवळी फळे |
| ७ | उपलब्धीचा काळ | कोवळी पाने-जानेवारी-फेब्रुवारी, फुले-मार्च-एप्रिल, कोवळी फळे-मे-जून |
| ८ | झाडाचा प्रकार | झाड |
| ९ | अभिवृद्धी | बिया, शाकीय वाढ |
| १० | वापर | भाजी, लोणचे |

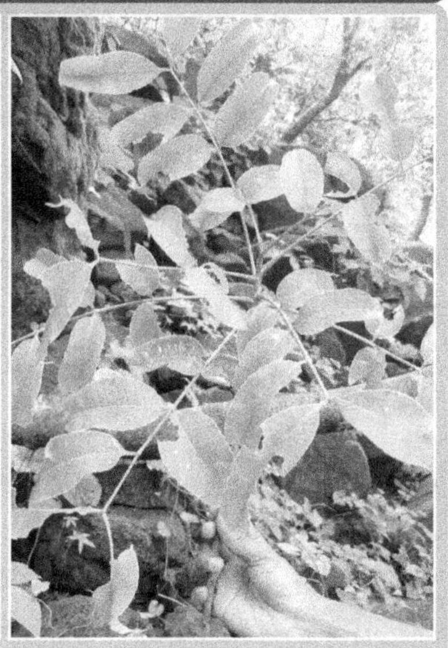

## आढळ :

आंबाडा ही वनस्पती भारतात महाराष्ट्रासह गोवा, कर्नाटक, गुजरात तसेच अंदमान-निकोबार या राज्यात जंगलात, डोंगरकपारीला वाढलेली आढळते. महाराष्ट्रात सिंधुदुर्ग, रत्नागिरी, ठाणे, पालघर, रायगड, नाशिक, पुणे, अहमदनगर, कोल्हापूर, सातारा, सांगली या जिल्ह्यात आंबाड्याची झाडे दिसतात. काही भागात शेताच्या बांधावरही यांची लागवड केली जाते.

## वनस्पतीची ओळख :

आंबाडा ही पानझडी वनस्पती १० ते १५ मीटर उंच असून त्याच्या खोडाचा घेर २५ ते ३० सें.मी. असतो. खोड सरळ वाढणारे, राखाडी रंगाचे आणि गुळगुळीत असते. झाडाला अनेक फांद्या असतात. पाने संयुक्त असून एकाआड एक अशा रचनेत असतात. पाने थोडी जाडसर, गुळगुळीत, गडद हिरव्या रंगाची असतात आणि साधारणतः ७ ते १५ सें.मी. लांब आणि ५ ते ७ सें.मी. रुंद असतात. आंबाड्याची फुले पिवळसर हिरव्या रंगाची असतात. फुले एकलिंगी किंवा द्विलिंगी असून लहान, देठविरहित असतात. फळे हिरवी, अंडाकृती (३ ते ८ सें.मी. लांब) आणि जाडसर कातडीची असतात. प्रत्येक फळात एकच बी असते. आंबाड्याच्या फळांना आंबाडे म्हणतात. आंबाड्याला मार्च-एप्रिलमध्ये फुले येतात, तर मे-जून पर्यंत फळे तयार होतात. पिकल्यावर फळे पिवळी पडतात.

## औषधी गुणधर्म :

आंबाड्याची फळे, साल व पाने औषधात वापरतात. फळे पौष्टिक, उष्ण, पित्तनाशक, रक्तसुधारक असतात. फळांमध्ये 'क' जीवनसत्त्व मुबलक प्रमाणात असते. आंबाड्याच्या कोवळ्या पानाचा रस कानदुखीवर औषध म्हणून वापरतात. खोडापासून बनवलेली पेस्ट सांधेदुखी तसेच लचक भरली असेल तर वापरली जाते. आंबाड्याच्या सालीपासून बनवलेला काढा अतिसाराच्या त्रासावर उपाय म्हणून प्यायला देतात. औषधी उपयोग करण्यापूर्वी स्थानिक वैद्यांचा सल्ला घेणे आवश्यक आहे.

## लागवडीबद्दल माहिती :

आंबाड्याची पिकलेली फळे गोळा करून त्यातून कोयी वेगळ्या करून घ्याव्या. त्या स्वच्छ धुवून, उन्हात वाळवून, पावसाळ्यात गादी वाफ्यावर लावून रोपे तयार करून घ्यावी. रोपे २-३ महिन्यांची झाल्यावर जंगलात माळरानावर लावावीत. आंबाड्याच्या जुन्या

फांद्याही छाटून लावण्यासाठी वापरतात.

## पाककृती १: आंबाड्याच्या पानाची पातळ भाजी:

**साहित्य :** आंबाड्याची ४ ते ५ पाने (बारीक चिरून), १ वाटी तूर/मसूर/मूग (यापैकी एक) डाळ, ठेचलेल्या ४-५ लसूण पाकळ्या, १ चमचा हळद, १ चमचा लाल मिरची पावडर, १ चमचा धणे पूड, थोडे शेंगदाणे, फोडणीसाठी कढीपत्ता, जिरे, मोहरी, चिमूटभर हिंग, चवीपुरते मीठ व गूळ.

**कृती :** प्रथम डाळ स्वच्छ धुवून एका पातेल्यात थोडी हळद व मीठ घालून शिजवून घ्यावी. शिजतानाच डाळीत शेंगदाणे घालावे. नंतर एका कढईत तेल घालून जिरे, मोहरी, चिमूटभर हिंग, कढीपत्ता, लसूण आणि धणे पूड घालून फोडणी करून घ्यावी. त्यात शिजवून आणि घोटून घेतलेली डाळ घालावी. त्यानंतर त्यात चिरलेली आंबाड्याची पाने घालावी. चवीप्रमाणे गूळ घालावा. सगळे ढवळून एक उकळी येऊ द्यावी.

*टीप : आंबाड्याचे चविष्ट लोणचेही करता येते. तसेच काही भागात आंबाड्याची कोवळी पाने सुक्या माश्याबरोबर तसेच खेकड्याबरोबरही शिजवून खाल्ली जातात.*

## पाककृती २ : आंबाड्याची उडदा मेथी

**साहित्य :** ८-१० आंबाडे, १ वाटी खवलेले ओले खोबरे, ३-४ चमचे उडीद डाळ, २ चमचे मेथीचे दाणे, २ चमचे तांदळाचे दाणे, ४-५ लाल सुक्या मिरच्या, कढीपत्ता, हिंग, हळद, मोहरी, फोडणीसाठी तेल आणि चवीनुसार मीठ आणि गूळ (आंबाडे आंबट असल्याने या भाजीत गूळ थोडा जास्त घालावा म्हणजे भाजी रुचकर होते)

**कृती :** आंबाडे धुवून घ्यावेत. त्याची वरची साल काढून टाकावी. आंबाडे आकाराने लहान असल्याने ते

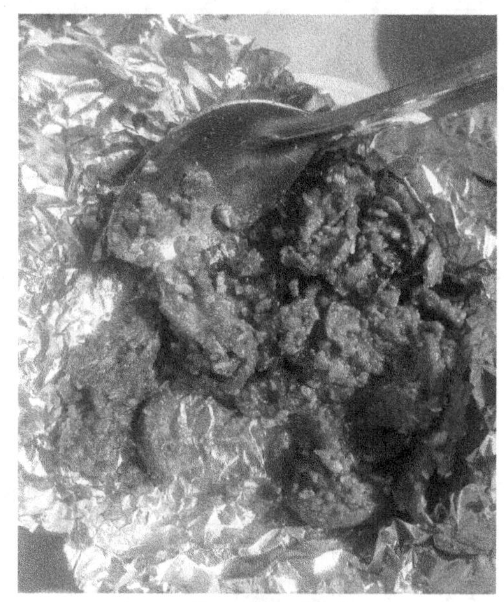

*आंबाड्याचे लोणचे*

चिरू/कापू नयेत. कढईत चमचाभर तेल घेऊन त्यात उडीद डाळ, मेथी दाणे, तांदूळ आणि सुक्या मिरच्या तेलावर परतवून घ्याव्यात. परतवलेले हे साहित्य, चिमूटभर हळद आणि खवलेले खोबरे पाणी घालून सरबरीत वाटून घ्यावे. कढईत तेल घालून त्यात मोहरी, हिंग, हळद आणि कढीपत्ता घालून फोडणी करावी. त्यात सोललेले आंबाडे घालावेत. थोडेसे परतून त्यात एक वाटी पाणी घालून, झाकण ठेवून मऊ शिजवून घ्यावेत. आता त्यात वाटण घालावे. ज्या प्रमाणात दाट/पातळ हवे असेल त्या प्रमाणात पाणी घालावे. चवीनुसार मीठ आणि गूळ घालावा.

*टीप : ही भाजी कोकण-गोवा या भागात प्रसिद्ध आहे. भात, पोळी अथवा भाकरी बरोबर स्वादिष्ट लागते.*

■

# अंबाडी

| १ | स्थानिक नाव | अंबाडी, लाल अंबाडी, पांढरी अंबाडी |
|---|---|---|
| २ | शास्त्रीय नाव | *Hibiscus sabdariffa* |
| ३ | कूळ | Malvaceae |
| ४ | इंग्लिश नाव | Rosella, Hibiscus, Jamaica sorrel, Red sorrel |
| ५ | संस्कृत नाव | अम्बस्थकी, अन्वष्ठा |
| ६ | उपयोगी भाग | कोवळी पाने, पुष्पमुकुट, सदल मंडळ, बिया, |
| ७ | उपलब्धीचा काळ | कोवळी पाने - जुलै-ऑगस्ट; पुष्पमुकुट, सदल मंडळ, बिया - जुलै-नोव्हेंबर |
| ८ | झाडाचा प्रकार | झुडूप |
| ९ | अभिवृद्धी | बिया |
| १० | वापर | भाजी, लोणचे, जॅम, सरबत, चहा |

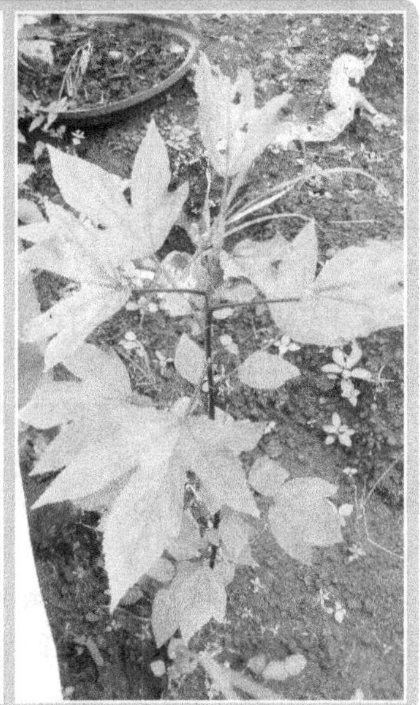

## आढळ :

अंबाडीची झुडुपे कोकण, पश्चिम घाट, मराठवाडा, विदर्भ अशा महाराष्ट्रातील जवळजवळ सगळ्याच भागात आढळतात. सामान्यतः मागील वर्षीचे बी पडून पावसाळ्यात आपोआप ही झुडपे उगवतात. मात्र लागवड करायची झाल्यास परसबागेत किंवा शेताच्या बांधावर केली जाते.

## वनस्पतीची ओळख :

अंबाडी ही वर्षायू झुडूपवर्गीय वनस्पती असून साधारण ९० ते १५० सें.मी. उंचीपर्यंत वाढते. याला अनेक फांद्या असून त्या उभ्या, सरळ तसेच जमिनीला समांतर वाढणाऱ्या असतात. पाने गडद हिरव्या रंगाची असून साधारणतः ४ ते ११ सें.मी लांब व ३ ते ८ सें. मी रुंद असतात. काही पाने लांबट आकाराची येतात तर काही भेंडीच्या पानासारखी, तळाहाताप्रमाणे दिसणारी व ३ ते ५ खंडित भाग असणारी असतात. पानाचा मधला खंडित भाग इतर दोन भागांपेक्षा मोठा असतो. पाने साधी, एका आड एक येणारी, टोकाशी टोकदार असून खाली निमुळती होत गेलेली असतात. फांद्या, पानाच्या शिरा व देठ (६ ते ८ सें.मी. लांब) आकर्षक लाल रंगाची असतात. फुले उभयलिंगी, अकुंठित पुष्पमंजिरीत येणारी, पिवळसर रंगाची असून पानाच्या तसेच फांद्याच्या बगलेतून येतात. फुले साधारण ६ ते ७ सें.मी व्यासाची असतात. फुलांना ५ ते ७ पाकळ्या असून प्रत्येक पाकळीच्या टोकाला गडद लाल रंग असतो. पुष्पमुकुटही गडद लाल रंगाचे असून १ ते ४ सें.मी. लांब असतात. परागीकरणानंतर पुष्पमुकुट जाडसर, मांसल बनतो. देठ १ ते १.५ सें.मी. लांब असतात. अंबाडीला साधारण ऑगस्ट-नोव्हेंबरपर्यंत फुले येतात. फळे ४ ते ६ सें.मी लांबीची व ३ ते ४ सें.मी. व्यासाची असून आकाराने उभट पंचकोनाकृती, शंखाच्या आकाराची, वरच्या बाजूस निमुळती झालेली असतात. फळात काळ्या किंवा करड्या रंगाच्या अनेक बिया असतात. नोव्हेंबरपर्यंत फळे तयार होतात. ही फळे झाडावरच वाळू देतात.

## औषधी गुणधर्म :

अंबाडीची पाने, बिया तसेच पक्क पुष्पमुकुट हे औषधात वापरले जातात. पानामध्ये तसेच पुष्पमुकुटामध्ये मोठ्या प्रमाणात मॅग्रेशियाम आणि लोह असते. तसेच यात 'क' जीवनसत्त्वही मुबलक प्रमाणात असल्याने ते स्कर्वीविरोधक म्हणून वापरले जाते. अंबाडीची फळे थोड्या पाण्यात उकलून ते पाणी खोकला व पोटाची बाधा झाल्यास देतात.

पक्क पुष्पमुकुटापासून बनविलेले सरबत हे पित्तनाशक म्हणून वापरतात. बिया या रेचक, लघवीचे प्रमाण वाढविणाऱ्या तसेच शक्तिवर्धक असून त्याच्या सेवनाने अशक्तपणा कमी होतो. पाने अतिशय चिकट असून ती वेदनाहारक, शीतल तसेच त्वचा नरम करण्यासही वापरली जातात. पानाचा शेक वेदना कमी करण्यासाठी तसेच रक्ताभिसरण सुधारण्यासाठी दिला जातो. औषधी उपयोग करण्यापूर्वी स्थानिक वैदूंचा सल्ला घेणे आवश्यक आहे.

## लागवडीबद्दल माहिती :

अंबाडीची लागवड प्रामुख्याने त्याच्या बियापासून होते. फूल वाळून गेल्यावर त्याच्या खाली अंबाडीचे बोंड तयार होते. त्यात बिया तयार होतात. झाड वाळल्यावर हया बिया गोळा केल्या जातात व पावसाळ्यात परसबागेत गादी वाफ्यावर तसेच इतर पिकासोबत लावल्या जातात.

## पाककृती क्र. १ : अंबाडीच्या पानाची सुकी भाजी

**साहित्य :** २ ते ३ वाट्या अंबाडीची पाने, मोठे उभे चिरलेले कांदे २ ते ३, हिरवी मिरची आणि लसूण यांचे बारीक वाटण दोन-अडीच चमचे किंवा बारीक चिरलेल्या ३ हिरव्या मिरच्या व लसूण पाकळ्या ४-५ , चिमूटभर हिंग, जिरे, मोहरी, तेल, चवीपुरते मीठ, गूळ व शेंगदाण्याचे कूट.

**कृती :** प्रथम अंबाडीची पाने निवडून स्वच्छ धुवून व चिरून घ्यावी. एका कढईत तेल गरम करून जिरे, मोहरी, हिंगाची फोडणी द्यावी. त्यात उभा चिरलेला कांदा आणि मिरची-लसूण वाटण घालून चांगले परतून घ्यावे. या भाजीला कांदा जरा जास्तच घालावा. त्यामुळे चांगली चव येते. नंतर त्यात बारीक चिरलेली अंबाडीची पाने घालून एकजीव करून घ्यावे. शेंगदाण्याचे कूट व गूळ घालावा. ५ ते १० मिनिटे झाकण ठेवून भाजी शिजवून घ्यावी. चवीनुसार मीठ घालावे.

## पाककृती क्र. २. : अंबाडीच्या कोवळ्या पानांची पातळ भाजी

**साहित्य :** १ वाटी अंबाडीची कोवळी पाने, बारीक चिरलेले १-२ कांदे, ठेचलेल्या ४-५ लसूण पाकळ्या, २-३ चमचे लाल मिरची पूड, १ वाटी तूर/मसूर डाळ, थोडे शेंगदाणे, चवीपुरता गूळ, फोडणीसाठी मोहरी, जिरे, चिमूटभर हिंग, हळद, तेल आणि चवीप्रमाणे मीठ.

**कृती :** प्रथम अंबाडीची कोवळी पाने स्वच्छ धुवून घ्यावीत. वरीलपैकी एका डाळीबरोबर शिजवून घ्यावी. एका कढईत तेल गरम करून त्यात मोहरी, जिरे, हिंग, हळद, लसणाची फोडणी तयार करून त्यात बारीक चिरलेला कांदा सोनेरी रंग येईपर्यंत शिजवून घ्यावा. त्यात लाल मिरची पूड, शेंगदाणे घालून नीट परतून घ्यावे. नंतर अंबाडीची पाने घालून शिजवलेली डाळ त्यात घालावी आणि चांगले उकळून घ्यावे. चवीप्रमाणे गूळ व मीठ घालावे.

## पाककृती क्र. ३. : अंबाडीच्या फळाचा चहा (एका कपासाठी)

**साहित्य :** अंबाडीचे वाळलेले, पक्क पुष्पमुकुट २ ते ३, २ चमचे साखर, १ कप पाणी, लिंबाचा रस १ चमचा

**कृती :** प्रथम वाळलेले अंबाडीचे पक्क पुष्पमुकुट घेऊन त्याची पूड करून घ्यावी. ही पूड एका मलमलच्या कापडात बांधून त्याची एक पुरचुंडी तयार करावी. एका पातेल्यात पाणी व साखर उकळून घ्यावे. एका कपात हे पाणी घेऊन त्यात वरील पुरचुंडी ५ ते १० मिनिटे बुडवून ठेवावी. चहाला चांगला रंग आला की काढून घ्यावी. नंतर आवडीप्रमाणे लिंबाचा रस घालावा.

## इतर उपयोग :

अंबाडीची फुले नैसर्गिक रंग बनविण्यासाठी वापरतात. तसेच अंबाडीचे खोड मुळाशी धरून झोडपतात आणि वाळल्यावर त्यांपासून वाख करून त्यांचे दोरखंड वळतात. तसेच याच्या पुष्पमुकुटापासून उत्कृष्ट असे जॅम, जेली व सरबत बनवले जाते. अंबाडीची बोंडे आणि पाने वाळवून ठेवली जातात आणि नंतर कुठल्याही भाजीमध्ये त्याचा वापर केला जातो. खेकड्याचे कालवण करताना याच्या पानाचा वापर आवर्जून केला जातो. कालवणाला चव चांगली येते. सुक्या मच्छीमध्येही वाळलेले पुष्पमुकुट चवीसाठी घातले जाते. ∎

# आसंद

| १ | स्थानिक नाव | आसंद |
|---|---|---|
| २ | शास्त्रीय नाव | *Bridelia airy-shawii P.T.L.i* |
| ३ | कूळ | Phyllanthaceae |
| ४ | इंग्लिश नाव | Spinous Kino Tree |
| ५ | संस्कृत नाव | आसन, असन, एकविरा |
| ६ | उपयोगी भाग | पिकलेली फळे |
| ७ | उपलब्धीचा काळ | डिसेंबर-मार्च |
| ८ | झाडाचा प्रकार | वृक्ष |
| ९ | अभिवृद्धी | बिया, शाकीय वाढ |
| १० | वापर | पिकलेली फळे |

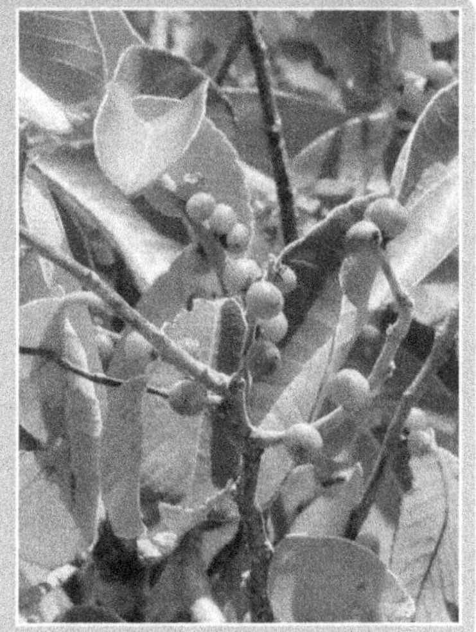

## आढळ :

आसंदाची झाडे महाराष्ट्रातील पानझडी जंगलात आढळतात. कोकण, पश्चिमघाटात तसेच मराठवाड्यातील काही डोंगरकपारीला याची झाडे दिसून येतात.

## वनस्पतीची ओळख :

आसंद हा पानझडी वृक्ष असून साधारण ५ ते ७ मीटर उंच असतो. याला अनेक फांद्या असतात. पाने गडद हिरव्या रंगाची, समोरासमोर येणारी, सर्वसाधारणपणे १० ते २० सें.मी. लांब व ४ ते १० सें.मी. रुंद असतात. पानांचा आकार लांबट असतो आणि पानाच्या कडा क्वचित नागमोडी असतात. आसंदाची पाने जाडसर असून त्यावर १५-२० शिरा आढळतात. आसंदाला लहान-लहान, पिवळ्या रंगाची अनेक फुले येतात. फुले पानाच्या बेचक्यातून येतात. आसंदाची फळे फिक्या हिरव्या रंगाची, १ ते २ सें.मी. व्यास असलेली (हिरव्या वाटाण्याएव्हढी) अगदी लहान असतात. ती पिकल्यावर काळी पडतात. फळात फिक्या हिरव्या किंवा काळ्या गरात लगडलेल्या १ किंवा २ बिया आढळतात. बिया कडक, चपट्या, तपकिरी रंगाच्या असतात. आसंदाला साधारण डिसेंबर ते जानेवारी महिन्यात फुले येऊन फेब्रुवारी-मार्चपर्यंत फळे पिकून तयार होतात.

## औषधी उपयोग :

आसंदाची फळे, बिया, साल औषधात वापरली जाते. याची फळे भूकवर्धक असतात. झाडाची साल लघवीच्या आजारावर अतिशय उपयुक्त आहे. या झाडाची साल व तिळाचे तेल वापरून तयार केलेले तेल संधिवातासारख्या आजारावर उपाय म्हणून वापरले जाते. औषधी उपयोग करण्यापूर्वी स्थानिक वैदूंचा सल्ला घेणे आवश्यक आहे.

## लागवडीबद्दल माहिती :

आसंदाची लागवड त्याच्या बियांपासून केली जाते. फळे पूर्ण पिकल्यावर झाडावरच वाळतात. बिया खाली पडल्यावर पावसाळ्यात त्याच झाडाखाली रुजलेल्या दिसतात.

## इतर उपयोग :

आसंदाची कच्ची तसेच पिकलेली फळे अतिशय चविष्ट, सुमधूर व पौष्टिक असतात. याचे लाकूड अतिशय टणक असून ते घर बांधणीसाठी तसेच फर्निचर बनविण्यासाठी मोठ्या प्रमाणात वापरले जाते.

# उलशी

| १ | स्थानिक नाव | उलशी, उडशा, उल्लूशी, भूलकंद, डुक्कर कंद |
|---|---|---|
| २ | शास्त्रीय नाव | *Dioscorea hispida* |
| ३ | कूळ | Dioscoreaceae |
| ४ | इंग्लिश नाव | Intoxicating Yam, siatic Bitter Yam |
| ५ | संस्कृत नाव | हस्त्यालुका |
| ६ | उपयोगी भाग | कोवळी डिरे, फुलोरा, कंद |
| ७ | उपलब्धीचा काळ | कोवळी डिरे - मे-जुलै; फुलोरा - सप्टेंबर- ऑक्टोबर; कंद - नोव्हेंबर |
| ८ | झाडाचा प्रकार | वेल |
| ९ | अभिवृद्धी | कंद |
| १० | वापर | कोवळ्या डिरांची, कंदाची, फुलांची भाजी |

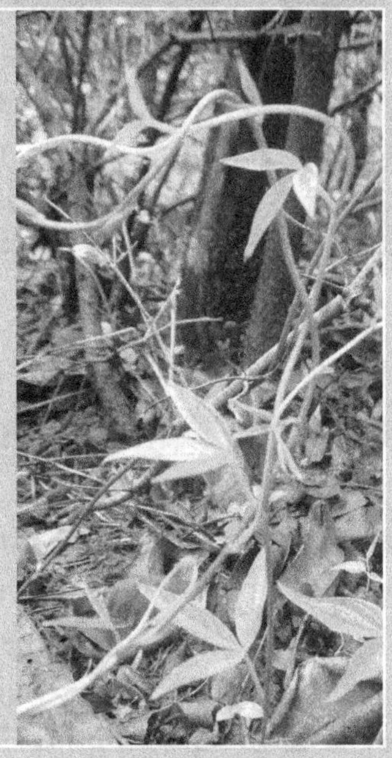

## आढळ :

उलशीचे वेल प्रामुख्याने जंगलात, डोंगराकपारीला, जुन्या झाडावर किंवा काटेरी झुडपावर चढलेले आढळून येतात. काही ठिकाणी रस्त्याच्या कडेला आलेल्या करवंदीच्या जाळीवरही हे वेल वाढलेले पाहावयास मिळतात. महाराष्ट्रात कोकणात तसेच पश्चिमघाटात याचे वेल आढळून येतात. वेल वाळून गेल्यावर जमिनीतील कंद सुप्तावस्थेत जातो व पुढच्या वर्षीच्या पावसाळ्यात कंदाला पुन्हा कोवळी डिरे फुटू लागतात.

## वनस्पतीची ओळख :

उलशी ही वेलवर्गीय वनस्पती असून, कंदापासून तयार होते. हा वेल इतर मोठ्या झाडांच्या आधाराने १० ते १५ फुटापर्यंत उंच वाढतो. साल अतिशय गुळगुळीत, चकाकणारी, गुलाबी-काळपट रंगाची असून त्यावर काळे-तपकिरी ठिपके असतात. याची पाने संयुक्त प्रकारची, एकाआड एक येणारी, खरबरीत, फिक्या हिरव्या रंगाची असून प्रत्येकी ३ पर्णिकायुक्त असतात. एक पर्णिका साधारण

१० ते १५ सें. मी. लांब व ६ ते ९ सें.मी रुंद. असून लंबगोलाकार आकाराची, टोकाशी निमुळती असते. देठ १० ते १५ सें.मी. लांब असतात. फुले एकलिंगी असून नरफुले हिरवट पांढऱ्या रंगाची, अगदी लहान, १० ते १५ सें.मी लांब लोंबकळणाऱ्या पुष्पमंजिरीत झुबक्याने येतात तर मादी फुले लहान लहान मंजिरीतून येतात. फुले पानाच्या बेचक्यातून येतात. फळे ३.५ ते ७ सें.मी. लांब, जाडसर, मऊ, लवयुक्त, १.२ ते १.५ सें.मी. लांब पंखायुक्त असतात. फुले साधारण सप्टेंबर- ऑक्टोबरमध्ये येतात, तर वेलीखाली कंद तयार व्हायला १ ते ३ वर्ष लागतात.

## औषधी गुणधर्म :

उलशीच्या पानापासून बनवलेला काढा शरीरातील लोहाची कमतरता भरून काढण्यासाठी दिला जातो. उलशीच्या कंदातून निघालेला चीक पायांच्या भेगा बुजवण्यासाठी भेगांमध्ये लावून रात्रभर ठेवतात. कंद रेचक म्हणूनही वापरला जातो. तसेच उलशीचा कंद भाजून, कुटून त्याची पेस्ट

"

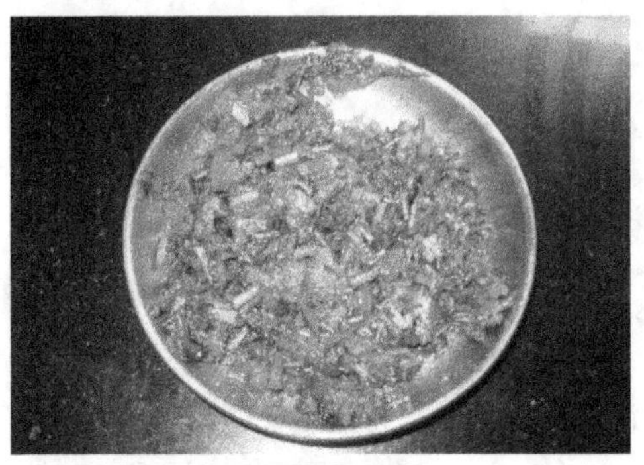

उलशीची भाजी

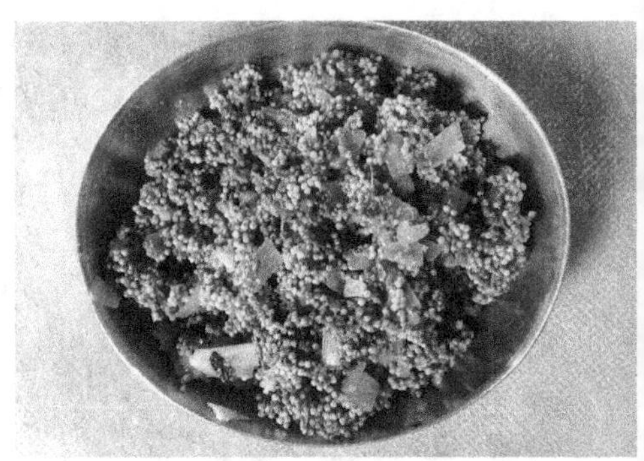

उलशीच्या मोहोराची भाजी

जखमेवर लावली असता आराम पडतो. औषधी उपयोग करण्यापूर्वी स्थानिक वैदूंचा सल्ला घेणे आवश्यक आहे.

**पाककृती क्र. १ : उलशीच्या कोवळ्या डिरांची भाजी**

**साहित्य :** उलशीच्या कोवळ्या डिरांच्या २-३ जुड्या, उभे चिरलेले २-३ कांदे, बारीक चिरलेल्या १-२ हिरव्या मिरच्या, ठेचलेल्या ३-४ लसूण पाकळ्या, १ चमचा हळद, १-२ चमचे लाल मिरची पूड, अर्धा चमचा धणे पूड, फोडणीसाठी जिरे, मोहरी, तेल, कोथिंबीर व चवीपुरते मीठ.

**कृती :** प्रथम उलशीच्या वेलाची कोवळी डिरे स्वच्छ पाण्याने धुवून, बारीक चिरून घ्यावी. नंतर फोडणीसाठी कढईत तेल गरम करून त्यात जिरे, मोहरी घालून त्यात कांदा मंद आचेवर परतवून घ्यावा. नंतर त्यात हिरव्या मिरच्या, ठेचलेल्या लसूण पाकळ्या, लाल मिरची पूड, धणे पूड आणि हळद घालून परतवून घ्यावे. त्यात उलशीची कोवळी डिरे घालून एकत्र करून, झाकण ठेऊन मऊ होईपर्यंत शिजवून घ्यावे. चवीप्रमाणे मीठ घालावे. वरून कोथिंबीर घालावी.

*टीप : भाजी करण्यासाठी केवळ कोवळी डिरे घ्यावीत, पक्क वेलींचा वापर करू नये. या भाजीत आंबटपणासाठी काकडची फळे/बोंडाच्याचा पाला/चिंच यापैकी कोणताही एक जिन्नस वापरावा. या भाजीप्रमाणेच उलशीच्या मोहोराचीही भाजी करता येते. मोहोराची भाजी करताना मोहोर पाण्यात*

*वाफवून घ्यावा. बाकी कृती आणि साहित्य डिरांच्या भाजीप्रमाणेच.*

**पाककृती क्र. २ : उलशीच्या कंदाची भाजी**

**साहित्य :** उलशीचा कंद २५० ग्रॅम, उभे चिरलेले २-३ कांदे, बारीक चिरलेल्या १-२ हिरव्या मिरच्या, लसणाच्या ठेचलेल्या ५-६ पाकळ्या, १ चमचा हळद, १-२ चमचे लाल मिरची पूड, १ चमचा धणे पूड, फोडणीसाठी जिरे, मोहरी, चिमुटभर हिंग, तेल, कोथिंबीर व चवीपुरते मीठ.

**कृती :** उलशीच्या कंदावरील पातळ साल काढून टाकून त्याचे पातळ काप करून घ्यावेत. नंतर ते पाण्याने स्वच्छ करून पातेल्यात शिजण्यास ठेवावे. शिजल्यावर पाणी बदलून एक रात्र पाण्यात ठेवावे व दुसऱ्या दिवशी पुन्हा दोन-तीन वेळा पाण्याने स्वच्छ धुवून घ्यावे. फोडणीसाठी कढईत तेल गरम करून त्यात जिरे, मोहरी, हिंग घालून त्यावर कांदा परतवून घ्यावा. नंतर हिरव्या मिरच्या, लसूण, लाल मिरची पूड, हळद, धणे पूड व कंदाचे काप घालून परतवून घ्यावे. ५ ते १० मिनिटे झाकण ठेवून शिजू द्यावे. नंतर चवीपुरते मीठ घालावे व वरून थोडी कोथिंबीर पेरावी.

*टीप : ही भाजी खाताना खाजू शकते. त्यामुळे या भाजीत आंबटपणासाठी काकडची फळे/बोंडाच्याचा पाला/चिंच यापैकी कोणताही एक जिन्नस वापरावा. कंद शिजवतानाच त्यात वरीलपैकी एक आंबट घालावे.*

# उंबर

| १ | स्थानिक नाव | उंबर, औदुंबर |
|---|---|---|
| २ | शास्त्रीय नाव | *Ficus racemosa* |
| ३ | कूळ | Moraceae |
| ४ | इंग्लिश नाव | Gular Country fig, Cluster fig |
| ५ | संस्कृत नाव | उदुंबर, हेमदुग्ध, पवित्रक |
| ६ | उपयोगी भाग | फळे |
| ७ | उपलब्धीचा काळ | फेब्रुवारी-जून |
| ८ | झाडाचा प्रकार | वृक्ष |
| ९ | अभिवृद्धी | पक्षांच्या विष्ठेतून |
| १० | वापर | फळे, भाजी |

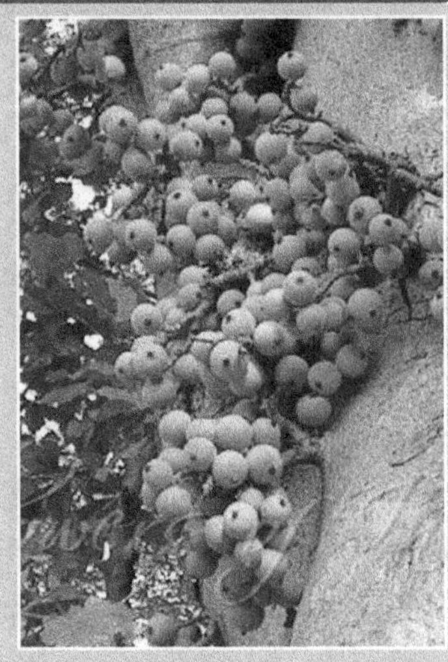

## आढळ :

उंबराचे वृक्ष महाराष्ट्रात सर्वत्र जंगलात, नदीकिनारी, डोंगरकपारीला, रस्त्याच्या कडेला, शेताच्या बांधावर वाढलेले आढळतात. देवळाच्या, धार्मिकस्थानांच्या परिसरात उंबराची लागवडही केली जाते.

## वनस्पतीची ओळख :

उंबराचे वृक्ष १० ते १५ मीटर उंचीपर्यंत वाढतात. खोड मोठे, मजबूत असून फांद्या अनेक, पसरलेल्या, पांढरट-करड्या रंगाच्या, गुळगुळीत असतात. पाने साधी, एकाआड एक, सदाहरित, ७ ते १५ सें.मी. लांब व ३ ते ६ सें.मी. रुंद असून टोकाकडे निमुळती असतात. पानांचे दोन्ही पृष्ठभाग गुळगुळीत असून वरचा भाग चकाकणारा असतो. उंबराची फुले अतिशय लहान असतात. ही फुले गोल आकाराच्या फळासारख्या पुष्पमंजिरीत, झाडाच्या मुख्य खोडावर तसेच फांद्यावर येतात. हिरव्या रंगाची फळे पिकल्यावर लालसर बनतात. फुले एकलिंगी, गोलाकार, फुलाच्या आतील भागात सूक्ष्म नर, मादी व वांझ फुले असतात. नर फुले टोकाकडील वरील बाजूस असतात, तर मादी फुले टोकाकडील बाजूस असतात. नर व मादी फुलांच्या मध्ये वांझ फुले असतात. फळाच्या वरच्या बाजूस देठाच्या खाली लहानसे छिद्र असते. या छिद्रातून परागीभवन करणारे लहान कीटक आत शिरतात व परागीभवन करतात. त्यानंतर फळ वाढू लागते. फळे गोलाकार, नाजूक असून फळाला बाहेरून लव असते. फळे पिकल्यावर लाल होतात. फळात अनेक, लहान, पिवळ्या रंगाच्या बिया असतात.

## औषधी उपयोग :

उंबराचे मूळ, साल, पाने, फळ व चीक औषधात वापरतात. रक्त वाहणाऱ्या सर्व रोगात औषध म्हणून उंबराची पिकलेली फळे वापरतात. लहान मुलांना उलट्या, जुलाब, अशक्तपणावर उंबराचा चीक १० थेंब दुधातून देतात. उंबरच्या मुळातून जे पाणी निघते ते अतिशय पौष्टिक तसेच गोवर व मधुमेहात गुणकारी आहे. उंबराची साल त्वचारोगासाठी वापरली जाते. याच्या कोवळ्या पानांचे चूर्ण मधात मिसळून पित्तावर दिले जाते. औषधी उपयोग करण्यापूर्वी स्थानिक वैदूंचा सल्ला घेणे आवश्यक आहे.

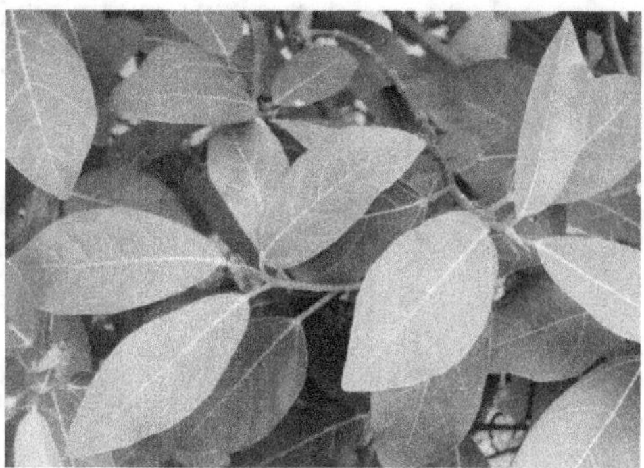

*उंबराची पाने*

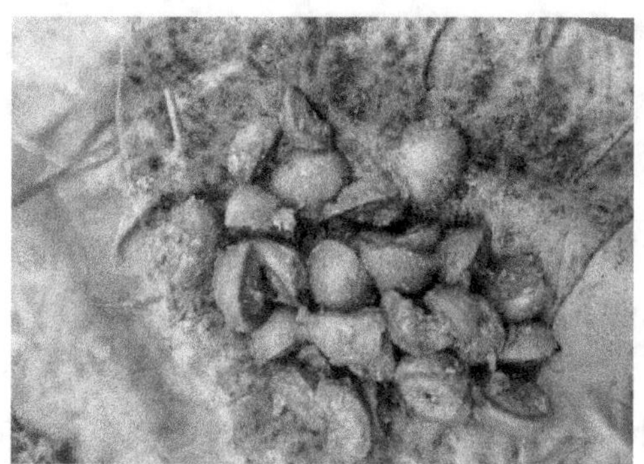

*उंबराच्या कच्च्या फळांची भाजी*

## लागवडीबद्दल माहिती :

उंबराच्या झाडाची अभिवृद्धी बियांपासून होत असून बियांचा प्रसार पक्ष्यांच्या विष्ठेतून तसेच त्यांच्या चोचीतून होत असतो. पक्षी पिकलेले फळ खातात. त्यांची विष्ठा जमिनीवर पडून नवीन झाड उगवते.

## पाककृती क्र. १. : कच्च्या उंबराच्या फळांची भाजी :

**साहित्य :** उंबराची फळे २५० ग्रॅम, बारीक चिरलेले १-२ कांदे, ठेचलेल्या ६-७ लसूण पाकळ्या, १-२ चमचे लाल मिरची पूड, १ चमचा हळद, १ चमचा धणे पूड, फोडणीसाठी हिंग, जिरे, मोहरी, तेल, मीठ चवीप्रमाणे.

**कृती :** प्रथम उंबराची कच्ची फळे स्वच्छ धुवून चिरून घ्यावी. नंतर एका कढईत तेल गरम करून त्यात जिरे, मोहरी, हिंगाची फोडणी करून घ्यावी. फोडणीत कांदा, लसूण चांगला परतून लाल मिरची पूड, हळद, धणे पूड व फळे घालून चांगले परतून घ्यावे. चवीप्रमाणे मीठ घालावे. १० ते १५ मिनिटे झाकण ठेवून शिजवून घ्यावे.

*टीप : काही भागात पिकलेले फळेही खाल्ली जातात.*

∎

# बडद्या

| १ | स्थानिक नाव | बडद्या, बडद, पांढरा सापकांदा, नुरकी |
|---|---|---|
| २ | शास्त्रीय नाव | *Sauromatum venosum (Ait.) Schott* |
| ३ | कूळ | Araceae |
| ४ | इंग्लिश नाव | Corpse flower, Voodoo lily |
| ५ | संस्कृत नाव | उपलब्ध नाही |
| ६ | उपयोगी भाग | कोवळे दांड आणि पाने |
| ७ | उपलब्धीचा काळ | जून-जुलै, |
| ८ | झाडाचा प्रकार | झुडूप |
| ९ | अभिवृद्धी | कंद, बिया |
| १० | वापर | शिजवून भाजी |

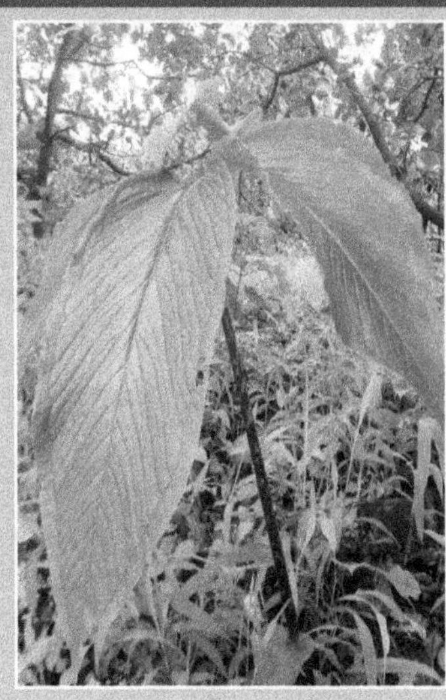

## आढळ :

बडद्या ही वनस्पती महाराष्ट्रात कोकण, पश्चिम घाट, विदर्भ तसेच मराठवाड्यातील काही भागात आढळते. ही वनस्पती जंगलात, रस्त्याच्या कडेला, मोठ्या झाडांच्या खाली व डोंगरकपारीला वाढलेली दिसून येते.

## वनस्पतीचे वर्णन :

बडद्या ही कंदवर्गीय वनस्पती आहे. याचा कंद जमिनीखाली साधारण १३ सें.मी. व्यासाचा वाढतो. पावसाळ्यात या कंदापासून गडद हिरव्या रंगाचे पान तयार होते. पानाचा देठ जमिनीपासून सरळ ५० ते ६० सें.मी. लांब वाढतो. हा भरीव, गोलाकार देठ १ ते २ से.मी. व्यासाचा असून त्यावर काळसर-हिरवे व पांढरट डाग असतात. देठाच्या टोकाशी त्रिविभागी संयुक्त, पसरट पान असते. या पानाचा गोलाकार घेर ५० ते ७० सें.मी. इतका असतो. ऑगस्ट ते सप्टेंबर मध्ये बडद्याला एका आखूड देठावर (१४ ते १८ सें.मी.) पुष्पमंजिरी येतात. फुलांचा रंग गडद लाल-नारंगी असून फळे लहान, गोलाकार, लालसर, गुच्छाने पुष्पदांड्यांच्या टोकावर येतात.

## औषधी गुणधर्म :

बडद्याच्या मुळापासून बनवलेली पेस्ट रक्ताभिसरण सुधारण्यासाठी, वेदना कमी होण्यासाठी, गळवावर, शेक देण्यासाठी उपयुक्त असते. औषधी उपयोग करण्यापूर्वी स्थानिक वैदूंचा सल्ला घेणे आवश्यक आहे.

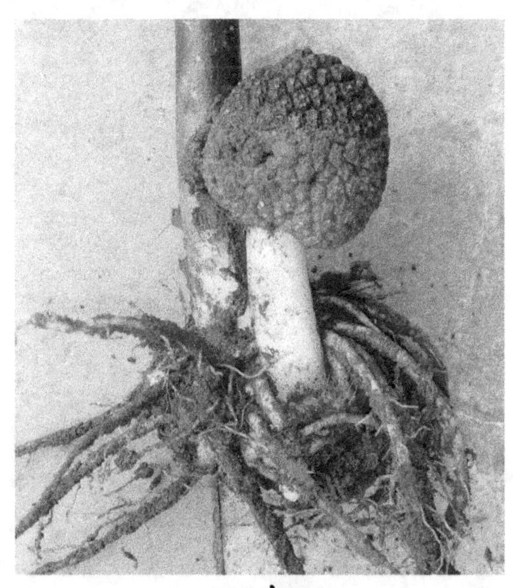

*बडद्याचे फळ*

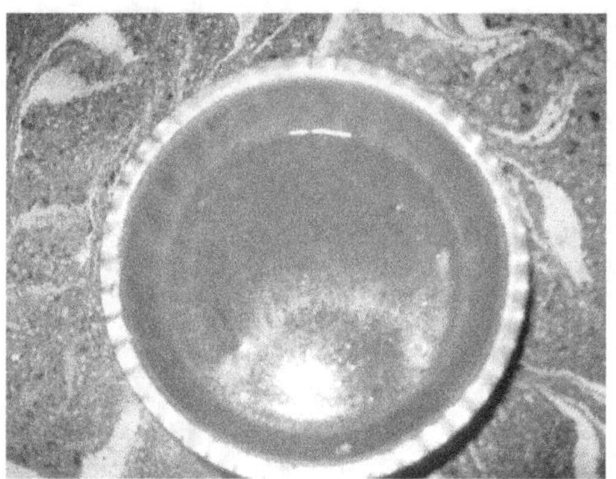

बडड्याची पातळ भाजी

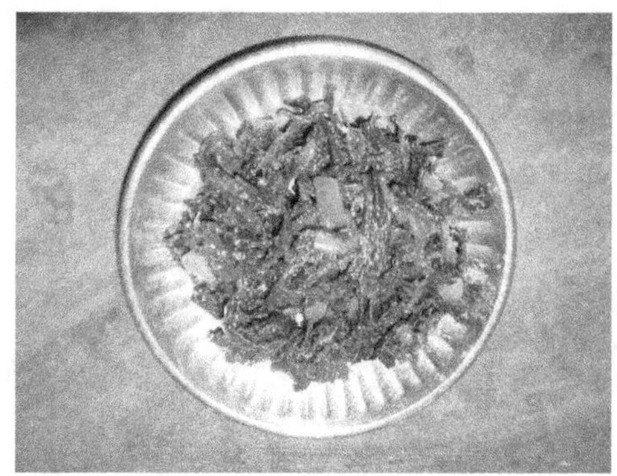

बडड्याच्या पानांची भाजी

## लागवडीबद्दल माहिती :

बडड्याचा कंद त्याच्या झाडाखाली तयार झालेला असतो. पावसाळ्यानंतर झाड वाळून जाते. कंद सुप्तावस्थेत जातो. पावसाळ्याच्या सुरवातीला सुप्तावस्था संपते व कंद लागवडीसाठी वापरता येतो.

## पाककृती : बडड्याच्या कोवळ्या पानाची व दांड्याची भाजी :

**साहित्य :** बडड्याच्या कोवळ्या पानाच्या

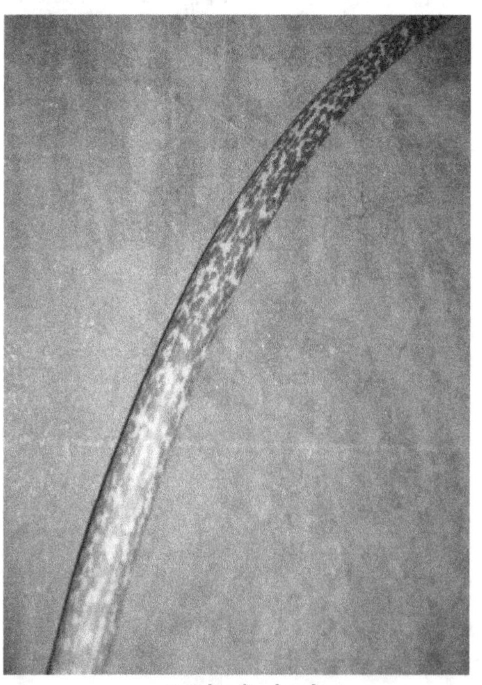

बडड्याचे कोवळे खोड

आणि दांड्याच्या २-३ जुड्या, ३-४ काकडची फळे/बोन्डाराची पाने/आंबोशी/चिंचेचा कोळ, १ वाटी उडीद/मसूर/तूर डाळ, उभे चिरलेले २-३ कांदे, ठेचलेल्या ३-५ लसूण पाकळ्या, १ चमचा हळद, १-२ चमचे लाल मिरची पूड, १ चमचा धणे पूड, आवडीनुसार शेंगदाणे, फोडणीसाठी जिरे, हिंग, मोहरी, तेल, चवीपुरते मीठ व कोथिंबीर.

**कृती :** प्रथम बडड्याची कोवळी पाने आणि दांडे स्वच्छ धुवून घ्यावेत. दांडे सोलून घ्यावेत. पाने आणि दांडे बारीक चिरून घ्यावेत. एका पातेल्यात चिरलेली भाजी, धुतलेली डाळ आणि काकडची फळे/बोन्डाराची पाने/आंबोशी/चिंचेचा कोळ (यापैकी एक) एकत्र शिजवण्यास ठेवावे. नंतर फोडणीसाठी कढईत तेल गरम करून त्यात जिरे, हिंग, मोहरी घालून त्यात बारीक चिरलेला कांदा मंद आचेवर परतवून घ्यावा. नंतर त्यात लसूण, लाल मिरची पूड, हळद, शेंगदाणे घालून परतवून घ्यावे व वरील शिजवलेले मिश्रण घालावे. एक उकळ काढावी व चवीप्रमाणे मीठ घालावे. वरून कोथिंबीर घालावी.

*टीप : ही भाजी थोडी खाजते. त्यामुळे शिजवताना त्यात थोडे आंबट घालावेच लागते. स्थानिक बाजारात बडड्याच्या भाजीसोबत काकडची फळे/बोन्डाराची पाने/आंबोशी सोबतच दिली जातात.*

# बहावा

| १ | स्थानिक नाव | बहावा |
|---|---|---|
| २ | शास्त्रीय नाव | *Cassia fistula Linn.* |
| ३ | कूळ | Fabaceae |
| ४ | इंग्लिशनाव | Indian Laburnum, Golden Shower Tree |
| ५ | संस्कृत नाव | आरग्वध, सुवर्णक, स्वर्णभूष, राजवृक्ष |
| ६ | उपयोगी भाग | पिवळी फुले |
| ७ | उपलब्धीचा काळ | एप्रिल-मे |
| ८ | झाडाचा प्रकार | वृक्ष |
| ९ | अभिवृद्धी | बिया |
| १० | वापर | भाजी |

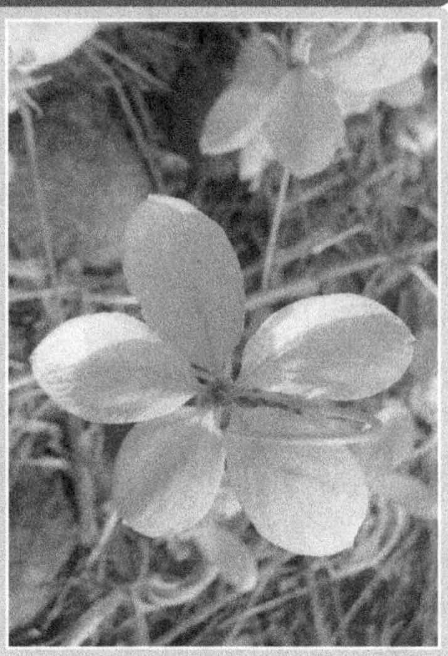

## आढळ :

बहाव्याची झाडे महाराष्ट्रात पश्चिमघाट, सातपुडा, कोकण, मराठवाडा, विदर्भ अशा सर्वच ठिकाणच्या जंगलात नैसर्गिकपणे वाढलेली आढळतात. काही ठिकाणी रस्त्याच्या कडेला तसेच बागेमध्ये ही झाडे शोभेसाठीही लावतात. उन्हाळ्याच्या दिवसात बहाव्याच्या झाडाला बहर येतो आणि झाड पिवळ्या धम्मक फुलांच्या झुपक्याने भरून जाते. फुलांनी बहरलेली ही झाडे अतिशय सुंदर दिसतात.

## वनस्पतीची ओळख :

बहावा हा पानझडी वृक्ष आहे. बहाव्याची झाडे ही बहुवर्षायु, मध्यम आकाराची असून साधारण ८ ते १० मीटर उंच वाढतात. याचे खोड गडद करड्या रंगाचे, सरळ व गुळगुळीत असते. फांद्या खालच्या बाजूस झुकलेल्या असतात. पाने संयुक्त, साधारण २५ सें.मी. लांब असतात. पर्णिकांचा वरचा भाग चकचकीत गडद हिरव्या रंगाचा तर खालच्या भागावर चंदेरी लव असते. फुले पिवळी, ४ सें.मी. व्यासाची, मध्यम आकाराची असतात. फुले झुपक्याने येतात. याच्या फुलांनी लगडलेल्या पुष्पमंजिरी झाडावरून सोडलेल्या फुलांच्या माळांप्रमाणे दिसतात. बहाव्याच्या शेंगा ३० ते ६० सें.मी. लांब, २.५ सें.मी. जाड, गोल नळकांड्याच्या आकाराच्या आणि गुळगुळीत असतात. हिरव्या शेंगा पिकल्यानंतर तांबूस, काळ्या होतात. एका शेंगेमध्ये ४० ते ८० पिवळसर, चकाकणाऱ्या बिया

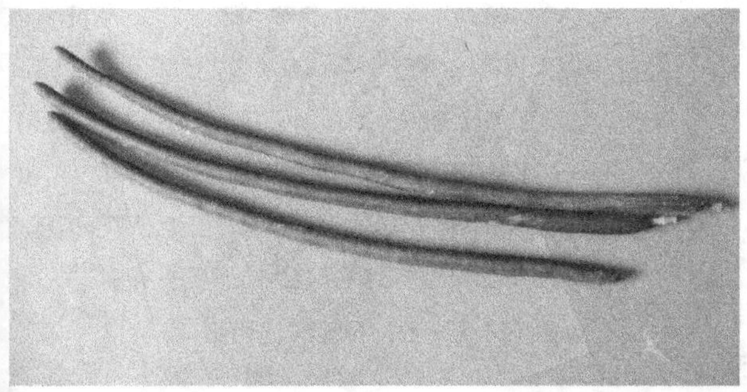

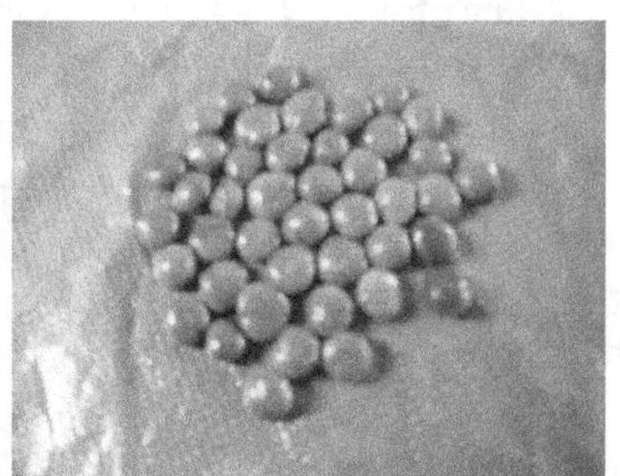

*बहाव्याच्या शेंगा आणि बिया*

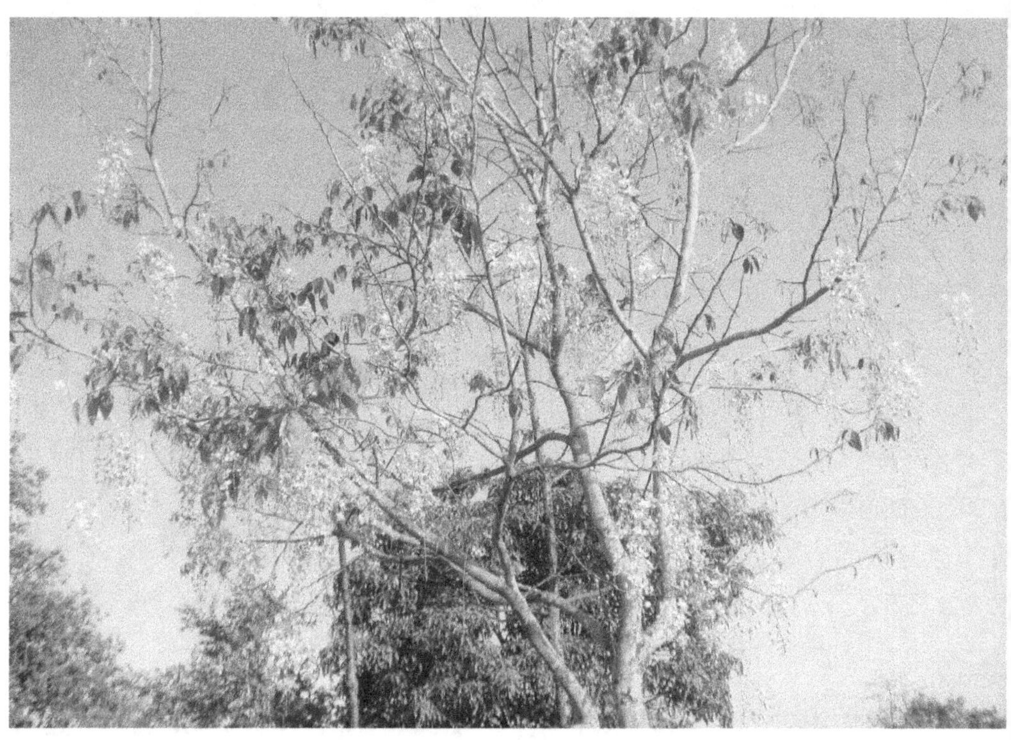

असतात. शेंगांमध्ये असणारा गर गोड असतो. बिया या गरात लगडलेल्या असतात.

## औषधी उपयोग :

रातांधळेपणावर बहाव्याच्या शेंगांचा औषध म्हणून उपयोग केला जातो. औषधी उपयोग करण्यापूर्वी स्थानिक वैद्यांचा सल्ला घेणे आवश्यक आहे.

## लागवडीबद्दल माहिती :

बहाव्याची लागवड बियांपासून करतात. पेरणीपूर्वी बियांना गरम पाण्याची प्रक्रिया करणे आवश्यक असते. त्यासाठी बिया साधारण १५ ते १६ तास उकळत्या पाण्यात टाकून ठेवतात. त्यामुळे हलके बियाणे काढून टाकता येते. असे प्रक्रिया केलेले बियाणे नंतर गादी वाफ्यावर १५ सें.मी. अंतराने जमिनीच्या खाली २ सें.मी. अंतरावर ओळीने पेरतात. १० ते १५ दिवसांत बिया अंकुरतात. रोपे ५ ते ६ सें.मी वाढल्यावर रोपे काढून छोट्या पिशव्यांत लावून ठेवतात. हीच रोपे पुढे मोठ्या प्रमाणात करायच्या लागवडीसाठी वापरतात. या रोपांची लागवड करताना ६ × ५ मी. अंतरावर करतात.

**पाककृती** : बहाव्याच्या फुलांची भाजी

**साहित्य** : बहाव्याची फुले २-३ वाट्या, बारीक चिरलेले कांदे १-२, बारीक चिरलेल्या हिरव्या मिरच्या १-२, लसणाच्या ठेचलेल्या ३-४ पाकळ्या, १ चमचा हळद, १-२ चमचे लाल मिरची पूड, १ चमचा धणे पूड, फोडणीसाठी जिरे, मोहरी, तेल, चवीपुरते मीठ .

**कृती** : प्रथम बहाव्याची फुले चांगली निवडून, देठाचा भाग काढून स्वच्छ धुवून, गरम पाण्यात १० मिनिटे वाफवून घ्यावीत. थंड झाल्यावर फुले पिळून त्यातील जास्तीचे पाणी काढून टाकावे. कढईत तेल गरम करून जिरे मोहरीची फोडणी तयार करावी. नंतर कांदा तेलात चांगला परतून घ्यावा. त्यात लसूण, हिरव्या मिरच्या, हळद, लाल मिरची पूड, धणे पूड व वाफवलेली फुले घालून भाजी ५ मिनिटे चांगली शिजवून घ्यावी.

# बाफळी

| १ | स्थानिक नाव | बाफळी |
|---|---|---|
| २ | शास्त्रीय नाव | *Pimpinella wallichiana Gandhi* |
| ३ | कूळ | Apeaceae |
| ४ | इंग्लिश नाव | Wild carrot, Hill carrot |
| ५ | संस्कृत नाव | उपलब्ध नाही |
| ६ | उपयोगी भाग | कोवळी पाने, बिया, मूळ |
| ७ | उपलब्धीचा काळ | कोवळी पाने - जून-जुलै; बिया - नोव्हेंबर-डिसेंबर |
| ८ | झाडाचा प्रकार | झुडूप |
| ९ | अभिवृद्धी | बिया |
| १० | वापर | भाजी, मूळाचे लोणचे, बियांपासून मसाला बनविण्यासाठी |

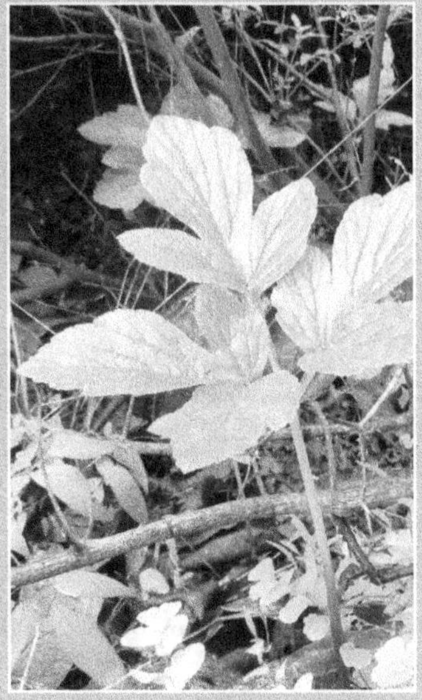

## आढळ :

पावसाच्या सुरवातीला जंगलात फक्त ठराविक ठिकाणीच डोंगरकपारीला ही भाजी उगवलेली दिसते. महाराष्ट्रात पश्चिम घाट व कोकणात काही भागात बाफळीची भाजी आवडीने खाल्ली जाते.

## वनस्पतीची ओळख :

बाफळी ही डोंगरकपारीत, माळरानावर १ - १.५ फूट सरळ वाढणारी सुगंधी वनस्पती आहे. खोड हिरवे असून त्यावर जांभळ्या रंगाच्या छटा असतात. ते आतून पूर्ण पोकळ असते. मुळे पांढरट करड्या रंगाची असून जमिनीत लांब वाढत जातात. मुळे ठेचली असता विशिष्ट सुगंध येतो. पाने संयुक्त, एकाआड एक, त्रिपर्णी असतात. पर्णिका तीन, देठाच्या टोकाशी असतात. पान वरून आणि खालून जाडसर, शिरायुक्त असते. खोड लालसर, जाड, गोलाकार, उभे वाढणारे, व आतून पोकळ असते. फुले पांढरट-पिवळी, नियमित असून गुच्छात येतात. बाफळीची फळे लहान, हिरव्या रंगाची ०.५ ते १ सें.मी लांब व रुंदअसतात. एका फळात दोन

बिया असून त्या वाळल्यावर वापरल्या जातात. बियांना खूप प्रखर वास असतो.

## औषधी उपयोग :

बाफळीची भाजी ही एक सुगंधी औषधी वनस्पती आहे. पोटदुखीवर, पोट साफ होण्यासाठी तसेच कांजिण्या, देवी या रोगांवर या वनस्पतीची पाने व बिया अत्यंत उपयोगी आहेत. शरीरातील उष्णता कमी करण्यासाठीही या भाजीचा वापर केला जातो. याच्या मुळ्याही सुगंधी असून औषधी असतात. औषधी उपयोग करण्यापूर्वी स्थानिक वैदूंचा सल्ला घेणे आवश्यक आहे.

## लागवडीबद्दल माहिती :

बाफळीची लागवड मुळे आणि बियांपासून करतात. हिवाळ्यात तयार झालेली फळे गोळा करून चांगली वाळवून ठेवतात व पावसाळ्यात त्याच्या बिया गादी वाफ्यावर लावून वाढवतात. त्या नंतर परसबागेत लावता येतात. जंगलात पावसाळ्यात खाली पडलेल्या बिया रुजून नवी रोपे तयार होतात. तसेच आधीच्या वर्षींच्या मुळ्यांनाही

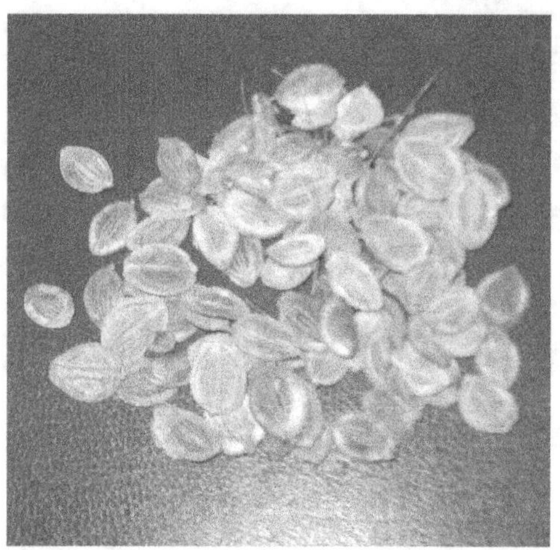

*बाफळीच्या बिया*

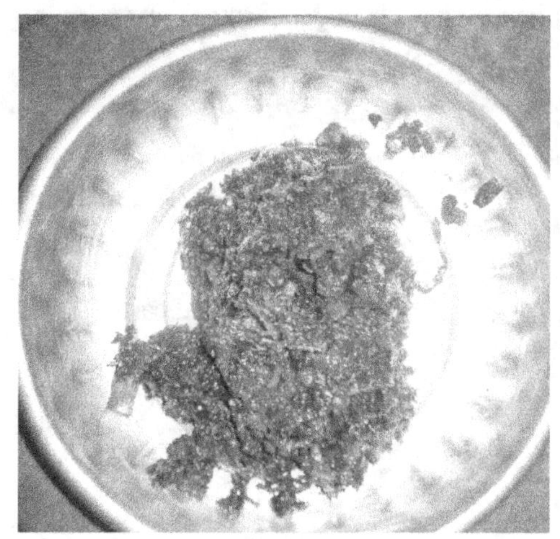

*बाफळीची भाजी*

नव्याने पालवी फुटून रोपे तयार होतात.

## पाककृती : बाफळीच्या कोवळ्या पानांची भाजी :

**साहित्य :** बाफळीच्या कोवळ्या पानांच्या २-३ जुड्या, बारीक चिरलेले ४-५ कांदे, बारीक चिरलेल्या १-२ हिरव्या मिरच्या, बारीक चिरलेल्या ३-४ लसूण पाकळ्या, फोडणीसाठी जिरे, मोहरी, तेल आणि चवीपुरते मीठ.

कृती - प्रथम बाफळीची पाने देठापासून कापून वेगळी करून पाण्याने स्वच्छ धुवून, बारीक चिरून घ्यावी. एका पातेल्यात पाणी उकळून त्यात ही पाने ८-१० मिनिटे शिजवून घ्यावी. गार झाल्यावर पानांतून जास्तीचे पाणी काढून टाकून द्यावे. कढईत तेल गरम करून जिरे, मोहरीची फोडणी द्यावी. नंतर त्यात कांदा परतवून घ्यावा. त्यानंतर त्यात लसूण, हिरव्या मिरच्या घालून चिरलेली भाजी घालावी आणि वाफेवर शिजवून घ्यावी.

*टीप : ही भाजी पोटदुखीसाठी औषध म्हणून उपयुक्त असल्यामुळे पावसाळ्यात एकदा तरी खाल्ली जाते. या भाजीच्या मूळांपासून चविष्ट लोणचे तयार केले जाते. तसेच याच्या बियांना विशिष्ट मसाल्यासारखा वास असल्यामुळे त्यापासून मसालाही बनविला जातो.*

■

# भारंगी

| | | |
|---|---|---|
| १ | स्थानिक नाव | भारंगी, भारंग |
| २ | शास्त्रीय नाव | *Clerodendrum serratum* |
| ३ | कूळ | Verbenaceae |
| ४ | इंग्लिश नाव | Blue-flowered Glory Tree |
| ५ | संस्कृत नाव | भार्ली, भूमिजम्बू, कसघ्निं |
| ६ | उपयोगी भाग | कोवळी पाने, फुले |
| ७ | उपलब्धीचा काळ | कोवळी पाने -जून -ऑगस्ट<br>फुले- सप्टेंबर- ऑक्टोबर |
| ८ | झाडाचा प्रकार | झुडूप |
| ९ | अभिवृद्धी | बिया, शाकीय वाढ |
| १० | वापर | भाजी |

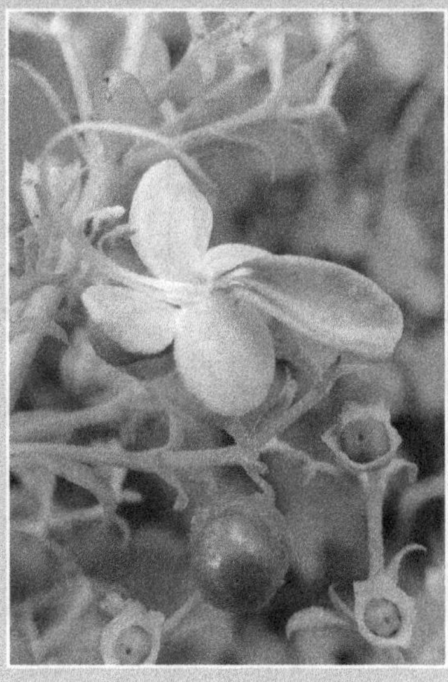

## आढळ :

भारंगीची झुडुपे डोंगरउतारावर, खुरट्या जंगलात, रस्त्याच्या कडेला किंवा मोठ्या झाडाच्या सावलीत वाढतात. महाराष्ट्रात जवळजवळ सगळीकडे ही वनस्पती आढळते. काही भागात शेतकरी बांधावरही पावसाळ्यात याच्या बिया लावतात.

## वनस्पतीची ओळख :

भारंगी ही बहुवार्षिक वनस्पती असून ते ३ ते ४ फुटापर्यंत वाढते. भारंगीचे खोड गुळगुळीत असून पाने साधी, समोरासमोर येणारी असतात. पाने १० ते १५ सें.मी. लांब व ५ ते ८ सें.मी. रुंद, दोन्ही टोकाशी निमुळती होत जाणारी आणि कातरलेल्या कडा असलेली असतात. भारंगीच्या झाडाला साधारण ऑगस्ट-सप्टेंबर निळसर पांढरी किंवा फिक्या जांभळ्या रंगाची अनेक फुले येतात. फुले फांदीच्या टोकाशी गुच्छ्यात येणारी असतात. याची फळे गोल, चकचकीत, चार गोलाकार भागात विभागलेली असतात. पिकलेली फळे काळसर-जांभळ्या रंगाची असतात.

## औषधी उपयोग :

कफ आणि ज्वर या त्रासांवर उपाय म्हणून भारंगीच्या मुळाचा उपयोग केला जातो. कफ जास्त वाढल्यास होणाऱ्या दम्यासाठीही भारंगमूळ, ज्येष्ठमध, बेहडा व अडुळसाची पाने यांचा काढा करून देतात. सर्दी व घशातील शोष यावर भारंगीचे मूळ सुंठ किंवा वेखंडाबरोबर देतात. पोट साफ होण्यासाठी या पानापासून तयार केलेली भाजी खाल्ली जाते. औषधी उपयोग करण्यापूर्वी स्थानिक वैदूंचा सल्ला घेणे आवश्यक आहे.

## लागवडीबद्दल माहिती :

भारंगीची वाढ जुन्या तसेच मध्यम वयाच्या फांद्यापासून केली जाते. या फांद्या १० ते १५ सें.मी. लांबीच्या कापून प्लास्टिकच्या पिशवीत लावल्या जातात. लवकर मुळे फुटण्यासाठी या फांद्याना ४०० पीपीएम आय.बी.ए या संजीवकामध्ये बुडवून ठेवले जाते.

## पाककृती क्र. १ : भारंगीच्या कोवळ्या पानांची भाजी

**साहित्य :** भारंगीच्या कोवळ्या पानांच्या ३-४

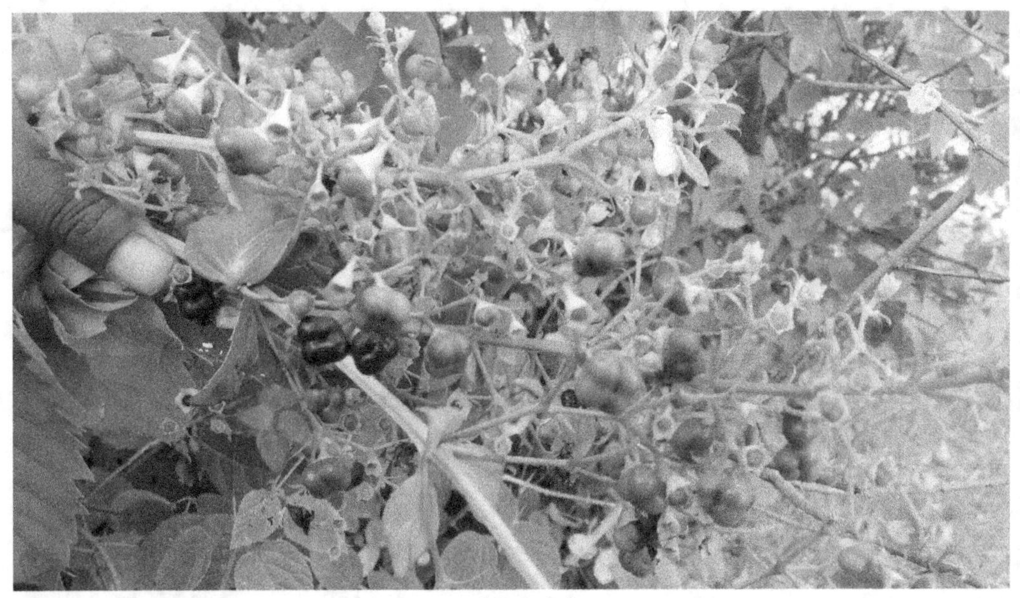

भारंगीची फळे

जुडया, बारीक चिरलेले २-३ कांदे, लसणाच्या ठेचलेल्या ५-७ पाकळ्या, बारीक चिरलेल्या ४-५ हिरव्या मिरच्या, चवीपुरते मीठ, फोडणीसाठी तेल, जिरे, मोहरी

**कृती :** प्रथम भारंगीची कोवळी पाने तोडून स्वच्छ धुवून एका पातेल्यात शिजवून पिळून घ्यावी. कढईत तेल गरम करून जिरे, मोहरीची फोडणी करून त्यात बारीक चिरलेला कांदा मंद आचेवर परतून घ्यावा. नंतर त्यात लसूण, चिरलेल्या हिरव्या मिरच्या घालाव्या. वरून भारंगीची पाने घालून चांगले परतून घ्यावे. ३-५ मिनिटे झाकण ठेवून भाजी शिजवून घ्यावी. चवीप्रमाणे मीठ घालावे.

**पाककृती क्र. २ : भारंगीच्या फुलांची भाजी**

**साहित्य :** भारंगीची फुले ४-५ वाट्या, बारीक चिरलेले २-३ कांदे, लसणाच्या ठेचलेल्या ६-८ पाकळ्या, १ चमचा हळद, १-२ चमचे लाल तिखट, १ चमचा धणे पूड, चवीपुरते मीठ, फोडणीसाठी तेल, जिरे, हिंग, मोहरी

**कृती :** प्रथम भारंगीची फुले स्वच्छ धुवून घेऊन एका पातेल्यात वाफवून, पिळून घ्यावी. कढईत तेल गरम करून जिरे, मोहरी, हिंगाची फोडणी करून घ्यावी. त्यात बारीक चिरलेला कांदा मंद आचेवर शिजवून त्यात लसूण, हळद, लाल मिरची पूड, धणे पूड घालून चांगले परतून घ्यावे. ३-५ मिनिटे झाकण ठेवून भाजी मंद आचेवर शिजवून घ्यावी. चवीप्रमाणे मीठ घालावे.

# भोकर

| १ | स्थानिक नाव | भोकर/शेलुट/शेलटी/भोकरी |
|---|---|---|
| २ | शास्त्रीय नाव | *Cordia dichotoma Forest.f* |
| ३ | कूळ | Boraginaceae |
| ४ | संस्कृत नाव | श्लेशमान्तक, भुकर, बुंदर |
| ५ | इंग्लिश नाव | Indian Cherry, Gum Berry, Soap Berry |
| ६ | उपयोगी भाग | फुले, कोवळी पाने आणि फळे |
| ७ | उपलब्धीचा काळ | फुले-मार्च, कोवळी पाने-जानेवारी-फेब्रुवारी, कोवळी फळे-एप्रिल-मे |
| ८ | झाडाचा प्रकार | वृक्ष |
| ९ | अभिवृद्धी | बिया |
| १० | वापर | भाजी, लोणचे |

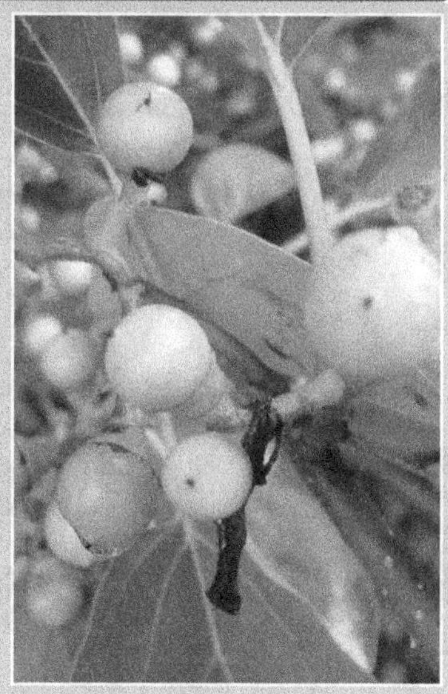

## आढळ :

महाराष्ट्रात पश्चिमघाट, कोकण, सातपुडा या ठिकाणी भोकराचे वृक्ष नैसर्गिकपणे जंगलात वाढलेले आढळतात. काही भागात शेताच्या बांधावर, रस्त्याच्या कडेलाही याचे वृक्ष दिसून येतात.

## वनस्पतीची ओळख :

भोकराची झाडे साधारण १० ते १२ मीटर उंचीपर्यंत वाढतात. साल धुरकट रंगाची असून खडबडीत असते. पाने साधी, एका आड एक, अंडाकृती, ७ ते १० सें.मी. लांब व ६ ते ९ सें.मी. रुंद असून गुळगुळीत आणि चकाकणारी असतात. फुले लहान, पांढरी एकलिंगी असतात. पानाच्या बेचक्यातून लोंबणाऱ्या घोसांत फुले येतात. याच्या पुष्पमंजिरी २.५ ते ५ सें.मी. इतक्या लांब असतात. फळे गोलाकार, चकचकीत, आकाराने बोराएवढी असून फिक्या हिरव्या रंगाची याची फळे पिकल्यावर फिक्या गुलाबी रंगाची होतात. प्रत्येक फळाच्या आत बुळबुळीत चिकट द्रवाने भरलेल्या १ ते ४ बिया असतात.

## औषधी गुणधर्म :

भोकराचे साल व फळे यांचा वापर औषध म्हणून केला जातो. मुतखडा पडण्यासाठी भोकराच्या पिकलेल्या फळांचा काढा १०-१५ दिवस पिण्यासाठी देतात. सालीचा रस खोबरेल तेलाबरोबर आतड्याच्या व पोटाच्या दुखण्यावर औषध म्हणून उपयुक्त आहे. औषधी उपयोग करण्यापूर्वी स्थानिक वैदूंचा सल्ला घेणे आवश्यक आहे.

## लागवडीबद्दल माहिती :

भोकराची लागवड बियांपासून केली जाते. बिया चांगल्या सुकवून गादी वाफ्यावर लावल्यानंतर ३ ते ४ आठवड्यांनी रोपे उगवतात व ५ ते ६ आठवड्यांत रोपे लावण्यास तयार होतात. रोपांची उगवण लवकर होण्यासाठी लागवडीपूर्वी जड उपकरणाने बियांवरील आवरण फोडून घेतले तर उगवण लवकर होते.

## पाककृती क्र. १ : भोकराच्या कोवळ्या पाल्याची/ फुलांची/फळांची भाजी

**साहित्य :** भोकराचा कोवळा पाला/फुले/फळे

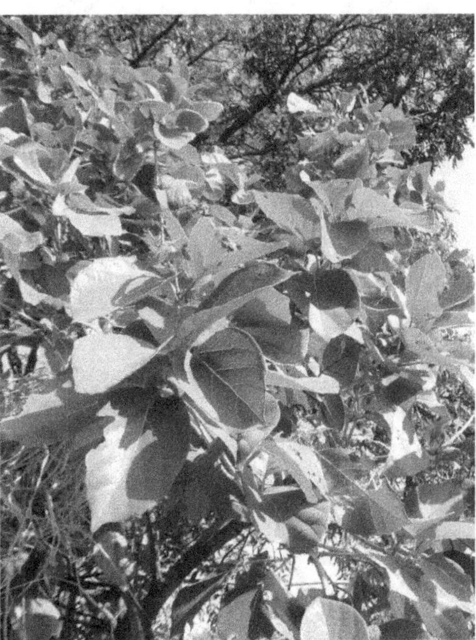

*भोकरीचे झाड*

२-३ वाट्या, बारीक चिरलेले २-३ कांदे, लसणाच्या ठेचलेल्या ३-५ पाकळ्या, १ चमचा हळद, बारीक चिरलेल्या १-२ हिरव्या मिरच्या, अर्धा चमचा धणे पूड, फोडणीसाठी जिरे, मोहरी, हिंग, तेल व चवीपुरते मीठ.

**कृती :** प्रथम भोकराचा कोवळा पाला पाण्याने स्वच्छ धुवून व बारीक चिरून घ्यावा. एका पातेल्यात पाणी उकळून त्यात हा पाला १० मिनिटे वाफवून घ्यावा व थंड झाल्यावर पिळून घ्यावा. कढईत तेल गरम करून जिरे, हिंग, मोहरीची फोडणी तयार करावी. त्यात कांदा व लसूण चांगला परतून घ्यावा. नंतर त्यात हळद, हिरव्या मिरचीचे तुकडे, धणे पूड व वाफवलेली भाजी घालून चांगले परतवून घ्यावे व चवीप्रमाणे मीठ घालावे.

*टीप : भाजी करताना फुलांमधील देठाचा भाग तसेच फळांतील बिया काढून टाकाव्या.*

**पाककृती क्र. २ : भरलेली भोकराच्या कोवळ्या फळाची भाजी**

**साहित्य :** भोकराची कोवळी फळे १०-१२, शेंगदाण्याचे कूट किंवा तिळाचे कूट ३-४ चमचे, ३-४ चमचे बेसन पीठ, लसणाच्या ठेचलेल्या ३-५ पाकळ्या, दीड चमचा हळद, ३ चमचे लाल मिरची पूड, दीड चमचा धणे पूड, फोडणीसाठी जिरे, मोहरी, हिंग, तेल, चवीपुरते मीठ व बारीक चिरलेली कोथिंबीर.

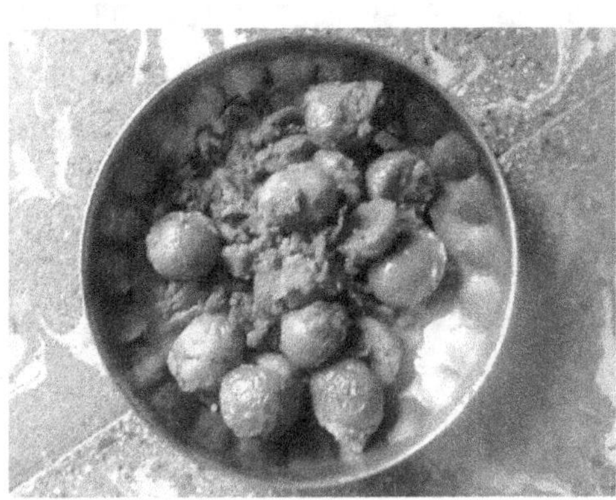

**कृती :** प्रथम भोकराच्या फळांचे देठ काढून टाकून फळे स्वच्छ पाण्याने धुवून घ्यावी. बारीक काडीच्या सहाय्याने फळांतील बिया व चिकट गर काढून टाकावा. एका ताटलीत वरील सर्व जिन्नस घालून एकजीव करून घ्यावे व ते मिश्रण फळांत भरावे. एका कढईत तेल गरम करून जिरे, हिंग, मोहरीची फोडणी तयार करावी व त्यात हे भरलेली फळे मऊ होईपर्यंत शिजवून घ्यावी.

*टीप : भोकराच्या फळापासून चविष्ट असे लोणचे तयार करता येते. तसेच भोकराची फळे बिया काढून वाळवून ठेवली जातात. पावसाळ्यात भाजी करण्यासाठी याचा वापर केला जातो.*

# बोंडारा

| १ | स्थानिक नाव | बोंडारा |
|---|---|---|
| २ | शास्त्रीय नाव | *Lagerstromea parviflora Roxb.* |
| ३ | कूळ | Lythraceae |
| ४ | इंग्लिश नाव | Small Flowered Crape Myrtle |
| ५ | संस्कृत नाव | उपलब्ध नाही |
| ६ | उपयोगी भाग | कोवळी पाने |
| ७ | उपलब्धीचा काळ | वर्षभर |
| ८ | झाडाचा प्रकार | वृक्ष |
| ९ | अभिवृद्धी | बिया, शाकीय वाढ |
| १० | वापर | भाजी |

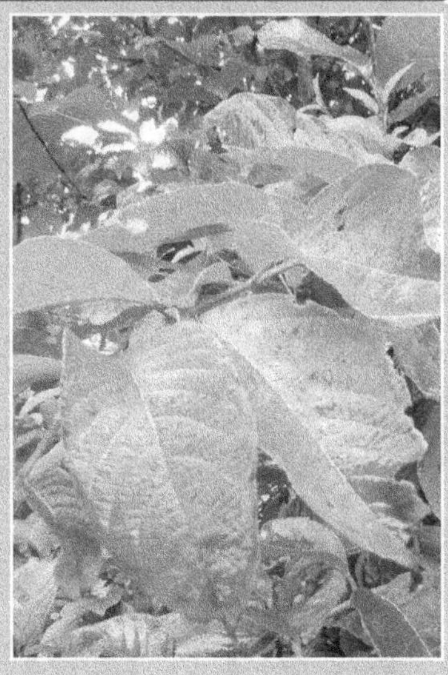

## आढळ :

बोंडाराची झाडे महाराष्ट्रात कोकण तसेच पश्चिम घाटातील पुणे, नाशिक, अहमदनगर, औरंगाबाद अशा अनेक ठिकाणी जंगलातील डोंगरकपारीला तसेच रस्त्याच्या कडेला उगवलेली आढळतात.

## वनस्पतीची ओळख :

बोंडारा ही पानझडी, वृक्षवर्गीय वनस्पती असून साधारण १५ मीटर उंचीपर्यंत वाढते. या वृक्षाची साल तपकिरी किंवा करड्या रंगाची असून सालीवर उभ्या सुरकुत्या पडलेल्या दिसून येतात. कालांतराने सालीचा पातळ पापुद्रा निघालेला दिसून येतो. पाने साधी, समोरासमोर येणारी तसेच लंबवर्तुळाकार आकाराची व उपपर्ण असणारी असतात. देठ ५ मि.मी. लांब तर पाने ३ ते ८ सें.मी. लांब व २ ते ३ सें.मी. रुंद तसेच दातेरी कडा असणारी असतात. फुले द्विलिंगी, २ मि.मी. आकाराची, ६ पाकळ्यांची, पांढऱ्या रंगाची, सुवासिक असतात. फळे ३ सें.मी. लांब असून लांबट आकाराची असून कच्ची असताना हिरवी तर पिकल्यावर तपकिरी रंगाची होतात. एका फळात अनेक बिया असतात. एप्रिलमध्ये फुले येऊन मे-जूनमध्ये फळे तयार होतात. पावसाळ्यात येणारी कोवळी पाने खाण्यासाठी वापरली जातात.

## औषधी उपयोग :

बोंडाराची पाने, फुले, मूळ व साल औषधात वापरतात. बोंडाराच्या मुळाचा उपयोग मुतखड्यावर आणि सालीचा उपयोग खरूज तसेच इतर त्वचारोगावर औषध म्हणून केला जातो. फुप्फुसनलिका दाह, मधुमेह तसेच संधिवातात बोंडाराच्या सालीची पेस्ट वापरली जाते. जुलाब होत असल्यास उकडलेली कोवळी पाने शिजवलेल्या भाताबरोबर खाण्यास देतात. डोळे लाल पडल्यास बोंडाराची पाने पापण्यावर ठेवली जातात. त्याने आराम मिळतो. शेळीला अपचन झाल्यास बोंडाराची फुले व पानाची पेस्ट करून खाण्यास दिली जाते. औषधी उपयोग करण्यापूर्वी स्थानिक वैदूंचा सल्ला घेणे आवश्यक आहे.

## लागवडीबद्दल माहिती :

बोंडाराची लागवड बिया तसेच फांद्यापासून केली जाते. चांगल्या तयार झालेल्या बिया गोळा

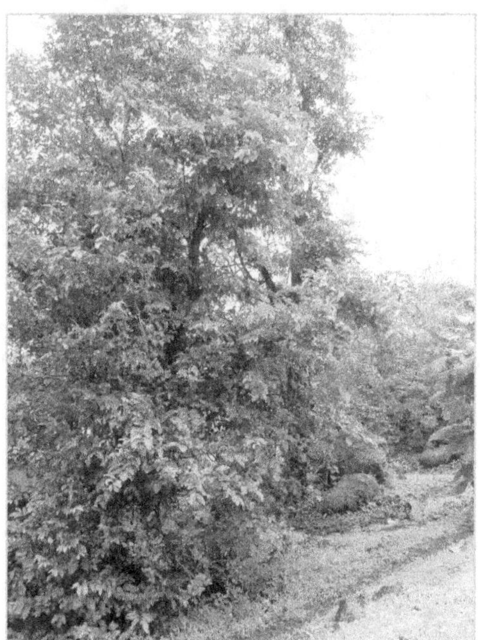

करून स्वच्छ धुवून, वाळवून घ्याव्या. पावसाळ्यात गादी वाफ्यावर लावून रोपे तयार करावी. साधारण मध्यम जाडीच्या फांद्या लावण्यासाठी वापराव्या. त्या पिशवीत वाढवून तयार रोपे माळरानावर तसेच पडीक जागी लावावीत.

### इतर उपयोग :

बोंडाराच्या झाडाचे लाकूड अतिशय टिकाऊ आणि मजबूत असल्यामुळे शेती उपयोगी अवजारे व फर्निचर बनवण्यासाठी ते वापरले जाते. तसेच जळाऊ लाकूड म्हणूनही याचा वापर केला जातो. या झाडापासून खाण्यायोग्य डिंक गोळा केला जातो.

याच्या झाडावर अर्थेरीया पफिया (Antheraea paphia) प्रजातीच्या अळ्या सोडल्या जातात आणि त्यापासून 'तसर' प्रकारचे रेशीम तयार केले जाते.

### पाककृती क्र. १ : बोंडाराच्या पानांची पातळ भाजी

**साहित्य :-** बोंडाराची ४-५ पाने, बारीक चिरलेले १-२ कांदे, लसणाच्या ठेचलेल्या ३-५ पाकळ्या, १ चमचा हळद, २-३ चमचे लाल मिरची पूड, १ वाटी तूर/मसूर/मूग डाळ, थोडे शेंगदाणे, १ चमचा धणे पूड, चवीपुरता गूळ, फोडणीसाठी मोहरी, जिरे, हिंग, तेल, मीठ चवीप्रमाणे.

**कृती :** बोंडाराची पाने स्वच्छ धुवून वरीलपैकी एका डाळीसोबत शिजवून चांगले घोटून घ्यावी. एका कढईत तेल गरम करून त्यात मोहरी, जिरे, हिंग, लसणाची फोडणी तयार करून त्यात बारीक चिरलेला कांदा सोनेरी रंग येईपर्यंत परतून घ्यावा. त्यात लाल मिरची पूड, धणे पूड, हळद, शेंगदाणे घालून नीट परतून घ्यावे. नंतर शिजवलेले वरील सर्व जिन्नस घालून चांगले उकळून घ्यावे. चवीप्रमाणे गूळ व मीठ घालावे.

*टीप : याची पाने खाज येणाऱ्या कुठल्याही भाजी तसेच कंदासोबत शिजवतात. त्यामुळे त्या भाज्या खाजत नाहीत. पावसाळ्यात अशा खाजणाऱ्या भाज्यांबरोबर ही बोंडाराची पाने दिली जातात.*

■

# चाईचा वेल

| १ | स्थानिक नाव | चाईचा वेल, शेंडवेल, शेंदूर वेल, मांदा, येलेरगडू, करांदा |
|---|---|---|
| २ | शास्त्रीय नाव | *Dioscorea pentaphylla* |
| ३ | कूळ | Discoreaceae |
| ४ | इंग्लिश नाव | Five Leaf Yam, Mountain yam, Prickly yam, Wild yam |
| ५ | संस्कृत नाव | कन्टकालूक |
| ६ | उपयोगी भाग | कोवळी डिरे, फुलोरा, कंद |
| ७ | उपलब्धीचा काळ | कोवळी डिरे - मे-जून; फुलोरा - सप्टेंबर-ऑक्टोबर; कंद - नोव्हेंबर-डिसेंबर |
| ८ | झाडाचा प्रकार | वेल |
| ९ | अभिवृद्धी | कंद |
| १० | वापर | भाजी |

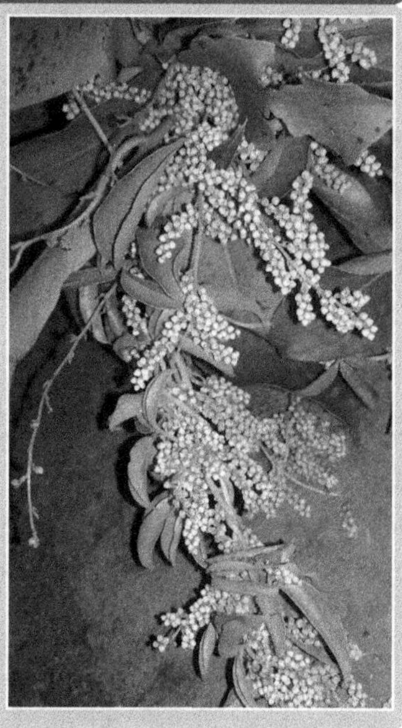

**आढळ :**

महाराष्ट्रात प्रामुख्याने कोकण, पश्चिम घाट या परिसरात मोठ्या प्रमाणावर तर पालघर जिल्ह्यात मोखाडा, जव्हार, वाडा, विक्रमगड, डहाणू, नाशिक जिल्ह्यात हर्सूल, पेठ, सुरगाणा, अहमदनगर जिल्ह्यात अकोले तसेच पुणे जिल्ह्यात जुन्नर, मावळ या भागांतील जंगलात ही वनस्पती मुबलक प्रमाणात आढळते. पावसाळ्याच्या सुरवातीला या वेली डोंगरकपारीला वाढलेल्या दिसून येतात.

**वनस्पतीची ओळख :**

पूर्ण वाढ झालेल्या मोठ्या वेलींना कंद येतात. हे कंद लंबगोलाकार असतात आणि जमिनीखाली खोलवर वाढलेले असतात. पावसाळा संपल्यावर काही दिवसांत कंद पूर्णपणे वाळून जातो. पण वेलीच्या खाली वाळलेल्या अवस्थेत तसाच राहतो. पुढच्या वर्षी पाऊस सुरू होताच जमिनीतून पुन्हा ही वेल उगवू लागते. ही कोवळी डिरे आदिवासी लोक आपल्या आहारात वापरतात. या वनस्पतीचे खोड नाजूक आणि आधाराने वाढणारे असते. दुसऱ्या मोठ्या झाडांच्या आधाराने ही वेल १५ ते २० फुटांपर्यंत वाढते. जुन्या झालेल्या खोडास लहान काटे येतात. या वेलीची पाने संयुक्त असून पर्णिका गुळगुळीत, मोठी, ५ ते १० से. मी. लांब व ३ ते ५ से. मी. रुंद असते. पानांची रचना एका आड एक अशी असते. पानांचा देठ २ ते ७ से. मी. लांब तर पर्णिकांचे देठ अगदी लहान असतात. चाईच्या वेलीची फुले अगदी लहान, नियमित, रंगाने हिरवट पांढरी असून एकलिंगी असतात. नर फुले आणि मादी फुले वेगवेगळ्या वेलींवर येतात. फुले लांब लोंबणाऱ्या पुष्पमंजिरीत झुपक्यांनी येतात. मुख्य पुष्पमंजिरी अर्धा ते एक फूट लांब असते. तीन वांझ पुंकेसरांमध्ये वांझ बीजांडकोषाची विभागणी असते. मादी फुले हिरवट रंगाची आणि पानाच्या बेचक्यातून खाली ५ ते १५ से. मी. लांब लोंबणाऱ्या पुष्पमंजिरीत येतात. बीजांडकोष लंबगोलाकार असून तो तीन विभागी आणि तीन कप्प्यांचा असतो. या वेलीची फळे त्रिकोनी आकाराची असतात. लांब, चपट्या अशा अनेक छोट्या बिया फळात असतात.

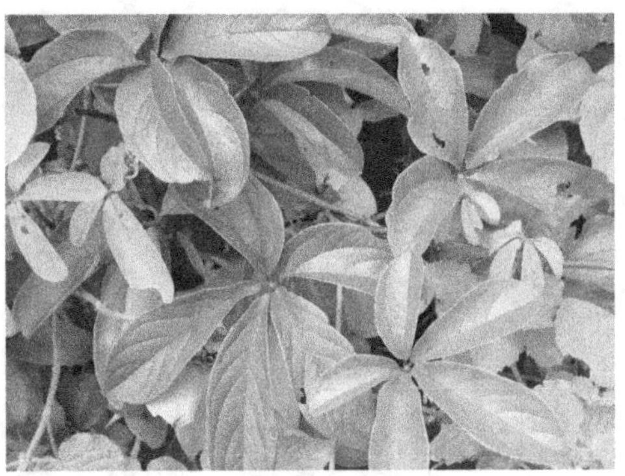

*चाईची पाने*

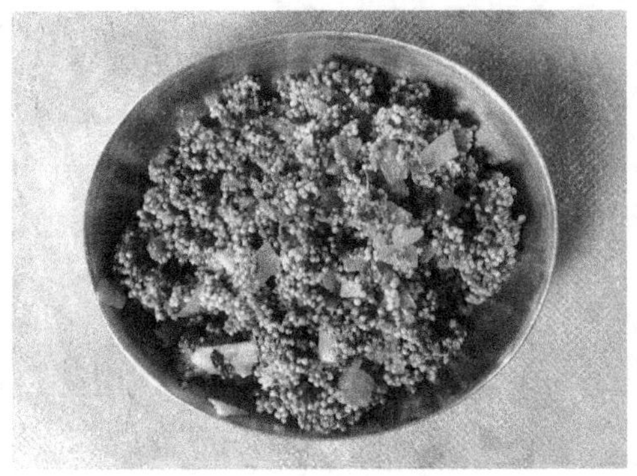

*चाईच्या मोहोराची भाजी*

## औषधी गुणधर्म :

या वेलीचे कंद कापून सूज आल्यास त्यावर औषध म्हणून लावतात. आजारपणात शक्ती येण्यासाठी कंद भाजून खायला देतात. औषधी उपयोग करण्यापूर्वी स्थानिक वैदूंचा सल्ला घेणे आवश्यक आहे.

## लागवडीबद्दल माहिती :

चाईचा वेल जंगलात मोठ्या झाडाच्या आधाराने वाढतो. वेलीच्या बुंध्याशी जमिनीखाली त्याचा कंद तयार होतो. पावसाळ्यानंतर वेल सुकून गेल्यावर कंद सुप्तावस्थेत जातो आणि योग्य वातावरणात पुन्हा अंकुरतो.

## पाककृती क्र. १ : चाईच्या मोहोराची भाजी :

साधारण सप्टेंबर-ऑक्टोबर मध्ये चाईच्या वेलाला मोहोर येण्यास सुरवात होते.

**साहित्य :** चाईचा मोहोर, उभे चिरलेले २-३ कांदे, बारीक चिरलेल्या लसणाच्या ३-४ पाकळ्या, बारीक चिरलेल्या १-२ हिरव्या मिरच्या, १ चमचा हळद, १-२ चमचे लाल मिरची पूड, कोथिंबीर, चवीपुरते मीठ, फोडणीसाठी तेल, जिरे, मोहरी

**कृती :** चाईचा मोहोर पाण्याने स्वच्छ धुवून घ्यावा. देठे काढून मंजिऱ्या तेव्हढ्या घ्याव्यात. एका पातेल्यात पाणी घेऊन त्यात त्या वाफवून घ्याव्या. थंड झाल्यावर त्यातले पाणी काढून टाकावे. फोडणीसाठी कढईत तेल गरम करून त्यात जिरे, मोहरी घालावी.

फोडणीत कांदा घालून परतवून घ्यावे. नंतर त्यात लसूण, हिरव्या मिरच्या, लाल मिरची पूड घालून सारखे करावे व त्यात मोहोर घालून शिजवून घ्यावे. चवीप्रमाणे मीठ घालावे. वरून कोथिंबीर घालावी.

*टीप : चाईच्या मोहोराच्या भाजीप्रमाणेच चाईच्या कोवळ्या डिराचीदेखील भाजी करतात. त्यासाठी चाईच्या मोहोराऐवजी कोवळी डिरे पाण्याने स्वच्छ धुवून आणि चिरून घ्यावीत. बाकी साहित्य आणि कृती मोहोराच्या भाजीसारखीच करावी.*

## पाककृती क्र. २ : चाईच्या कंदाची भाजी :

**साहित्य :** चाईचे ३-४ कंद, बारीक चिरलेले ३-४ कांदे, बारीक चिरलेल्या १-२ हिरव्या मिरच्या, १ चमचा हळद, १-२ चमचे लाल मिरची पूड, कोथिंबीर, चवीप्रमाणे मीठ, फोडणीसाठी तेल, जिरे, मोहरी.

**कृती :** प्रथम चाईच्या कंदांची साल काढून त्याचे बारीक तुकडे करून घ्यावेत. ते पाण्यात शिजवून घ्यावेत. नंतर कढईत तेल गरम करून त्यात जिरे, मोहरी घालून चिरलेला कांदा घालावा आणि परतवून घ्यावा. नंतर त्यात हळद, लाल मिरची पूड आणि चवीप्रमाणे मीठ घालावे आणि भाजी शिजू द्यावी. शिजलेल्या भाजीवर कोथिंबीर पेरावी.

■

# चंदनबटवा

| १ | स्थानिक नाव | चंदनबटवा, चाकवत |
|---|---|---|
| २ | शास्त्रीय नाव | *Chenopodium album L.* |
| ३ | कूळ | maranthaceae Bathua, Fat Hen, Lamb's Quarters, White Goose foot |
| ४ | इंग्लिश नाव | Bathua, Fat Hen, Lamb's Quarters, White Goose foot |
| ५ | संस्कृत नाव | वास्तुक |
| ६ | उपयोगी भाग | कोवळी पाने |
| ७ | उपलब्धीचा काळ | वर्षभर |
| ८ | झाडाचा प्रकार | झुडूप |
| ९ | अभिवृद्धी | बिया |
| १० | वापर | भाजी |

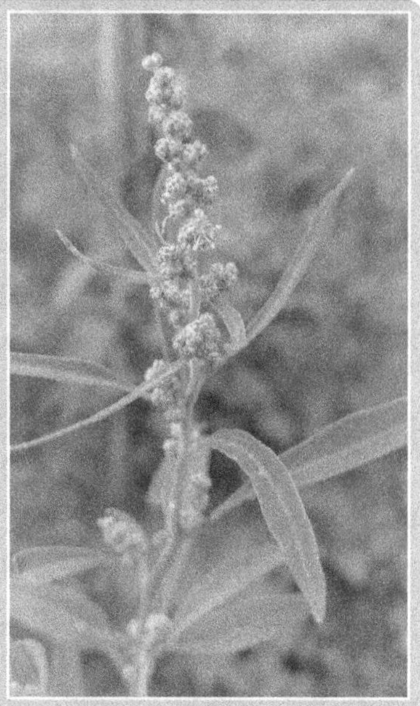

## आढळ :

चंदनबटवा ही वनस्पती शेतात मुख्य पिकासोबत वाढणाऱ्या गवताचा प्रकार आहे. ते शेतात इतर पिकासोबत सरी-वरंब्यावर, परसबागेत तसेच ओलावा असणाऱ्या ठिकाणी सहज उगवते. भारतात सगळीकडे चंदनबटव्याची झुडुपे शेतात सर्वत्र वाढलेली दिसतात. महाराष्ट्रातील कोकण, पश्चिमघाट, विदर्भ तसेच मराठवाड्यातील काही जिल्ह्यांत शेतात याची लागवडदेखील केली जाते.

## वनस्पतीची ओळख :

चंदनबटवा ही रोपवर्गीय, वार्षिक वनस्पती सुमारे ५० ते १२० सें. मी. पर्यंत वाढते. चंदनबटव्याचे खोड कोवळे, गोलाकार, सरळ, ताठ वाढणारे, गुलाबी-जांभळट छटा असणारे असते. पाने साधी, तळाकडील पाने समोरासमोर येणारी तर वरील पाने एका आड एक येणारी असतात. पाने लंबट, पातळ, ३ ते ९ सें. मी. लांब, २ ते ५ सें. मी. रुंद त्रिकोणाकृती, टोकाकडे निमुळती असतात. पानाच्या कडा कातरलेल्या असून कोवळ्या पानांना गुलाबी छटा असते. तसेच पूर्ण वनस्पतीवर बारीक नाजूक लव असते. पाने चवीला काहीशी आंबट असतात. फुले लहान, हिरवट रंगाची, नियमित, एकलिंगी असून पानाच्या बेचक्यातून तसेच फांद्याच्या टोकाशी येणारी, १० ते १५ सें.मी. लांब, संयुक्त पुष्पमंजिरीत येणारी असतात. पाकळ्या फक्त नर फुलात तर मादी फुले पाकळ्याविरहीत असतात. पाकळ्या ३ ते ५ फिक्या हिरव्या रंगाच्या असून एकमेकास चिकटलेल्या असतात. फळे गोलाकार चपटी, १.५ ते २ मि.मी. व्यास असणारी, गडद तपकिरी रंगाची असतात. फळात एक बी असून ती अर्धगोलाकार, पारदर्शी पापुद्रयात असते. फुले ऑगस्ट ते सप्टेंबरमध्ये या काळात येतात तर ऑक्टोबरपर्यंत बिया तयार होतात. बिया ३ वर्ष लावण्यासाठी योग्य असतात.

## औषधी उपयोग :

चंदनबटव्याची कोवळी पाने, बिया या औषध म्हणून वापरल्या जातात. पोटाच्या विकारात तसेच लहान मुलांच्या पोटात जंत झाले असल्यास त्यावर औषध म्हणून चंदनबटव्याची भाजी खाण्यास देतात. मुळव्याधीसाठीही उपाय म्हणून चंदनबटव्याची भाजी खाण्यास दिली जाते. पाने खाल्ल्याने उत्तेजक क्रिया

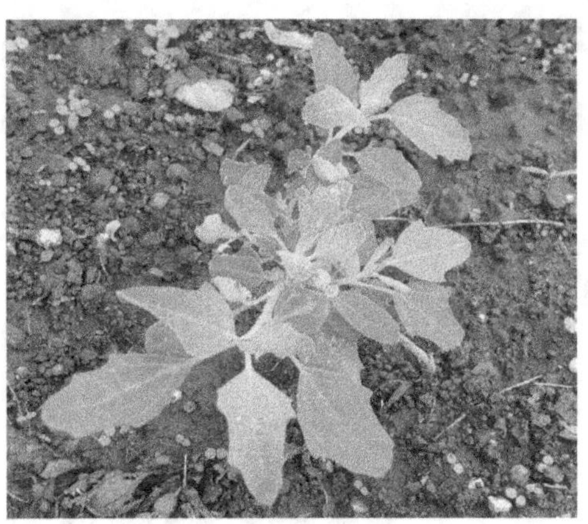

चंदनबटव्याचे झाड

घडून येते. त्यामुळे पक्षाघात, मेंदूचे व मज्जातंतूचे विकार यासाठी ही भाजी उपयुक्त ठरते. पाने रेचक, वमनकारक असल्यामुळे थकवा घालवण्यासाठी तसेच संधिवातात औषध म्हणून वापरली जातात. औषधी उपयोग करण्यापूर्वी स्थानिक वैदूंचा सल्ला घेणे आवश्यक आहे.

## लागवडीबद्दल माहिती :

चंदनबटवाची वाढ बिया तसेच कोवळ्या फांद्यांपासून होते. पूर्ण तयार फुले वाळली की त्यातील बिया खाली पडून पुढल्या वर्षी पावसाळ्यात त्याची नवीन रोपे तयार होतात. कोवळ्या फांद्या खुडून ओल्या जमिनीत लावल्या तरी त्याला मूळ फुटून नवीन रोप तयार होते.

## पाककृती क्र. १. : चंदनबटव्याची पातळ भाजी:

**साहित्य :** १ जुडी चंदनबटव्याची भाजी, १ ते दीड चमचा आलं-हिरवी मिरची वाटण, अर्धी वाटी बेसन पीठ, पाव वाटी शेंगदाणे, २ चमचे हरभऱ्याची डाळ, एक वाटी ताक, फोडणीसाठी अर्धा चमचा हळद, चिमूटभर हिंग, जिरे, मोहरी, व तेल, चवीपुरते मीठ, किंचित साखर.

**कृती :** भाजी निवडून पाने स्वच्छ पाण्याने धुवून, चिरून घ्यावी. प्रेशर कुकरमध्ये ही चिरलेली भाजी, शेंगदाणे, हरभऱ्याची डाळ थोडे पाणी घालून मऊ शिजवून घ्यावी. घोटून एकजीव करावी. एका कढईत तेल गरम करून जिरे, मोहरी, हिंगाची फोडणी द्यावी.

त्यावर आलं-हिरवी मिरचीचे वाटण परतून घ्यावे व वरील घोटून एकजीव केलेले मिश्रण फोडणीत घालावे. ताकात बेसन कालवून ते भाजीत घालावे. आवश्यकतेनुसार पाणी घालून पातळ करावे. एक उकळी काढून घ्यावी. चवीप्रमाणे साखर, मीठ घालावे.

*टीप : या भाजीत ताकाऐवजी चिंचेचा कोळ घातला तरी चालतो. चिंचेचा कोळ घातल्यास गोडीसाठी गूळ घालावा. मात्र आंबटपणासाठी ताक वापरले असल्यास साखरच घालावी. ताकात गूळ कधीही घालू नये.*

## पाककृती क्र. २. : चंदनबटव्याच्या कोवळ्या पानांची भाजी :

**साहित्य :** १ जुडी चंदनबटव्याची भाजी, बारीक चिरलेला १ मोठा कांदा, चिरलेल्या २ हिरव्या मिरच्या, चिमूटभर हिंग, जिरे, मोहरी, तेल, चवीपुरते मीठ, आवश्यकतेनुसार शेंगदाण्याचे कूट.

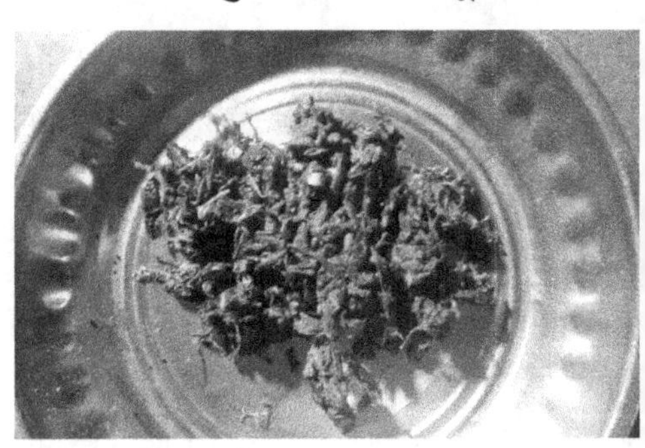

**कृती :** चंदनबटव्याची पाने निवडून स्वच्छ धुवून घ्यावी. एका कढईत तेल गरम करून जिरे, मोहरी, हिंगाची फोडणी द्यावी. बारीक चिरलेला कांदा मिरची घालून चांगला परतून घ्यावा. नंतर त्यात बारीक चिरलेली पाने घालून एकजीव करून घ्यावे. शेंगदाण्याचे कूट आणि मीठ घालावे. ५ मिनिटे झाकण ठेवून भाजी शिजवून घ्यावी.

## इतर उपयोग :

गौरी-गणपतीच्या भाज्यांमध्ये चंदनबटव्याची भाजी आवर्जून करतात. त्या हंगामात ही भाजी मोठ्या प्रमाणात उपलब्धही असते.

# चिवळ

| १ | स्थानिक नाव | चिवळ, लहान घोळ, रानघोळ |
|---|---|---|
| २ | शास्त्रीय नाव | *Portulaca quadrifida* |
| ३ | कूळ | Portulaceae |
| ४ | इंग्लिश नाव | Chicken weed, Wild purslane, Ten O'clock Plant |
| ५ | संस्कृत नाव | लोनि |
| ६ | उपयोगी भाग | कोवळी पाने, लहान फुले |
| ७ | उपलब्धीचा काळ | कोवळी पाने- जुलै- ऑगस्ट , (पाण्याच्या जागी वर्षभर सुद्धा ही भाजी येऊ शकते) |
| ८ | झाडाचा प्रकार | पसरट झुडूप |
| ९ | अभिवृद्धी | बिया, तंतुमय मुळे |
| १० | वापर | भाजी |

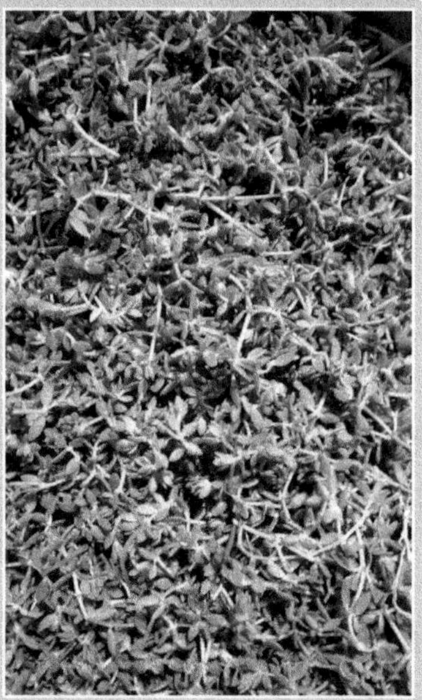

## आढळ :

चिवळ ही वनस्पती भारतात तसेच महाराष्ट्रात सगळीकडे उगवते. महाराष्ट्रात प्रामुख्याने पश्चिम घाट, कोकण तसेच विदर्भातील पाणथळ जागेत, शेतात तसेच परसबागेत चिवळ ही वनस्पती तण म्हणून मोठ्या प्रमाणात वाढते.

## वनस्पतीचे वर्णन :

चिवळ ही वर्षायु वनस्पती असून जमिनीवर पसरत वाढते. वनस्पतीचे खोड अगदी नाजूक, फिक्या गुलाबी रंगाचे असून, फांद्या अनेक व जमिनीवर साधारण ३० ते ३५ सें.मी. पर्यंत पसरत वाढतात. पेरावर बारीक लव असून त्यापासून तंतुमय मुळे फुटतात. फांद्या जिथे जमिनीला टेकतात तिथेच नवीन मुळे येऊन नवीन फांद्या येतात. पाने साधी, समोरासमोर येणारी ०.३ ते ०.६ सें.मी. लांब, व ०.२ ते ०.४ सें.मी. रुंद, लंबगोलाकार, जाडसर, अगदी लहान देठ असलेली असतात. याला येणारी फुले द्विलिंगी, नियमित असतात आणि फुलांना पाकळ्या ४ असतात. फुलांच्या भोवती चार पाने असतात. फुलांचे देठ अगदी लहान असतात. फुले नेहमी सकाळी १०च्या दरम्यान उमलतात म्हणून त्याला इंग्रजी मध्ये 'Ten o'clock plant' असेही म्हणतात. याची फळे लहान ०.३ ते ०.४ सें. मी. लांब, शंखाकृती आकाराची असतात. फळात काळसर तपकिरी रंगाच्या, गोलाकार पण खडबडीत अशा अगदी लहान, असंख्य बिया असतात. या वनस्पतीला नोव्हेंबर ते डिसेंबर महिन्यात फुले येतात तर जानेवारीमध्ये फळे व बिया तयार होतात.

## औषधी गुणधर्म :

चिवळाची भाजी ही वेदनाहारक व वेदनाशामक आहे. मार लागल्यास, ठेच लागल्यास, सूज व वेदना कमी करण्यासाठी चिवळाची कच्ची भाजी वाटून ती जखमेवर बांधतात. जुलाब, ताप, संधिवातात याच्या पानापासून बनवलेली भाजी खाण्यास देतात. तसेच गजकर्ण, व्रण, त्वचारोगावर पानाचा लेप औषध म्हणून लावला जातो. या वनस्पतीची भाजी मुळव्याधीवर गुणकारी आहे. शरीराची उष्णता कमी करण्यासाठी तसेच लघवी साफ होण्यासाठी चिवळाची भाजी उपयुक्त आहे.

औषधी उपयोग करण्यापूर्वी स्थानिक वैदूंचा सल्ला घेणे आवश्यक आहे.

## लागवडीबद्दल माहिती :

चिवळाची वाढ बियांमुळे होते. पूर्ण तयार फुले वाळली की त्यातील बिया खाली पडून पुढल्या वर्षी पावसाळ्यात नवीन रोपे तयार होतात. तसेच पाणी असल्यास वर्षभरही हे झुडूप वाढते.

## पाककृती क्र. १ : चिवळाच्या कोवळ्या पानांची भाजी :

**साहित्य :** चिवळाची भाजी ३-४ वाट्या, बारीक उभे चिरलेले २-३ कांदे, ठेचलेल्या ६-७ लसूण पाकळ्या, बारीक चिरलेल्या १-२ हिरव्या मिरच्या, अर्धा चमचा हळद, चवीपुरती चिंच किंवा आमसूल, फोडणीसाठी जिरे, मोहरी, चिमूटभर हिंग, तेल, मीठ व गूळ चवीप्रमाणे.

**कृती :** प्रथम चिवळाची कोवळी पाने पाण्याने स्वच्छ धुवून घ्यावीत. फोडणीसाठी कढईत तेल गरम करून त्यात जिरे, मोहरी, हिंगाची फोडणी करून त्यात लसूण, उभा चिरलेला कांदा मंद आचेवर लालसर शिजवून घ्यावा. त्यात बारीक चिरलेल्या हिरव्या मिरच्या, चवीप्रमाणे चिंचेचा कोळ किंवा आमसूल, गूळ व चिवळाची पाने घालून चांगली परतवून घ्यावी. झाकण ठेवून ५ ते १० मिनिटे मंद आचेवर शिजवून घ्यावी.

चवीप्रमाणे मीठ घालावे.

## पाककृती क्र. २ : चिवळाच्या कोवळ्या पानाची डाळीचे पीठ घालून भाजी :

**साहित्य :** १-२ वाट्या चिवळाची भाजी, २-३ मोठे चमचे डाळीचे पीठ बारीक चिरलेले १-२ कांदे, २-३ चमचे मिरची-आल-लसूण वाटण, १ चमचा लाल मिरची पूड (आवश्यक असल्यास), अर्धा चमचा हळद, फोडणीसाठी जिरे, मोहरी, चिमूटभर हिंग, तेल, मीठ चवीप्रमाणे.

**कृती :** प्रथम चिवळाची कोवळी पाने पाण्याने स्वच्छ धुवून, पाणी निथळल्यावर बारीक चिरून घ्यावीत. फोडणीसाठी कढईत तेल गरम करून त्यात जिरे, मोहरी, मिरची-आल-लसूण वाटण, हिंगाची फोडणी करून त्यात बारीक चिरलेला कांदा मंद आचेवर लालसर शिजवून घ्यावा. नंतर भाजी घालून चांगली परतवून घ्यावी. भाजीला पाणी सुटले की वरून डाळीचे पीठ लावावे व भाजी चांगली परतून घ्यावी. झाकण ठेवून ५ ते १० मिनिटे मंद आचेवर शिजवून घ्यावी व चवीप्रमाणे मीठ घालावे.

*टीप : काही भागात ही भाजी ज्वारीच्या पिठात कालवून त्याचे गोळे बनवून कोंबड्याना खाण्यास देतात.*

# चिचुर्डी

| १ | स्थानिक नाव | चिचुर्डी, रानवांगी, चिचर्डी, डोरली, मोठी रिंगणी |
|---|---|---|
| २ | शास्त्रीय नाव | *Solanum anguivi Lam* |
| ३ | कूळ | Solanaceae |
| ४ | इंग्लिश नाव | Forest Bitterberry, frican Eggplant, Poison Berry |
| ५ | संस्कृत नाव | बृहती, कंटकारिका, वन वृंतकी, हिंगुली |
| ६ | उपयोगी भाग | कोवळी फळे |
| ७ | उपलब्धीचा काळ | ऑगस्ट - ऑक्टोबर |
| ८ | झाडाचा प्रकार | झुडूप |
| ९ | अभिवृद्धी | बिया |
| १० | वापर | भाजी |

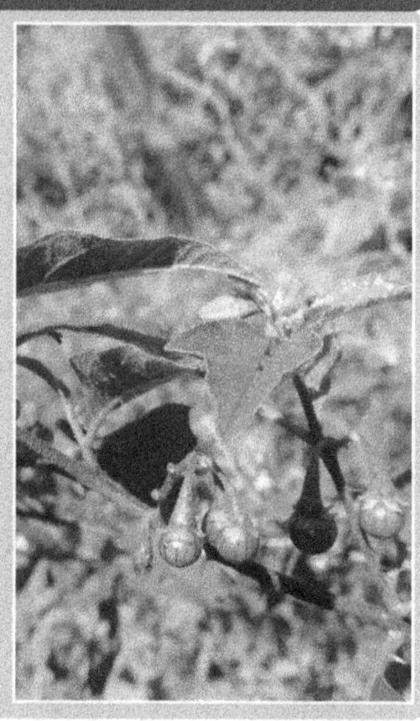

## आढळ :

चिचुर्डी ही वनस्पती महाराष्ट्रात खास करून कोकणात व पश्चिम घाटात आढळते. जंगलात, माळरानावर तसेच पडीक जमिनीवरही चिचुर्डीची झुडुपे वाढलेली दिसतात.

## वनस्पतीची ओळख :

चिचुर्डी ही वर्षायु काटेरी वनस्पती असून साधारण ५० ते ६० सें.मी. उंचीपर्यंत वाढते. याचे खोड काळपट हिरव्या रंगाचे असून त्याला अनेक फांद्या असतात. पाने साधी, एकाआड एक, पानाच्या कडा दातेरी, पाने टोकाकडे निमुळती असून ७ ते १० सें.मी. लांब व ५ ते ७ सें.मी. रुंद असतात. पानाच्या शिरांवर व उपशिरावर लहान-लहान काटे असतात. फुले लहान, फिक्या जांभळ्या रंगाची, नियमित, द्विलिंगी, पानाच्या बेचक्यातून ४-५ च्या गुच्छात येतात. फुलांचा देठ १ ते २ सें.मी. लांब असतो. फळे हिरवी, गोलाकार, लहान वाटण्याएवढी असतात. पिकल्यानंतर ती पिवळी पडतात. चिचुर्डीच्या बिया अनेक लहान, गोलाकार, चपट्या असतात. याची फळे ऑगस्ट ऑक्टोबरमध्ये तयार होतात.

## औषधी वनस्पती :

चिचुर्डीचे सर्व भाग औषधी आहेत. याचे मूळ दशमुळांपैकी एक आहे. त्यामुळेच या वनस्पतीला महत्त्व आहे. ही वनस्पती कडू असून याच्या पानाचा काढा मधाबरोबर दिल्यास पोटाच्या समस्या दूर होण्यास मदत होते. दाढ दुखत असल्यास चिचुर्डीच्या फळाची पेस्ट कापसात घालून दाढेवर ठेवतात. यामुळे वेदनेला आराम पडतो. तसेच याच्या काढ्याचा उपयोग किडलेले दात, दातदुखी यावरही केला जातो. पानांचा रस कफ, सर्दी, दमा, पोटदुखी यावर उपयुक्त आहे. औषधी उपयोग करण्यापूर्वी स्थानिक वैदूंचा सल्ला घेणे आवश्यक आहे.

## पाककृती १ : चिचुर्डीच्या कोवळ्या फळाची भाजून भाजी:

**साहित्य :** चिचुर्डीची कोवळी फळे २-३

वाट्या, बारीक चिरलेले २-३ कांदे, बारीक चिरलेल्या १-२ हिरव्या मिरच्या, बारीक चिरलेल्या ३-४ लसूण पाकळ्या, १ चमचा हळद, २-३ चमचे लाल मिरची पूड, फोडणीसाठी जिरे, मोहरी, तेल, चवीपुरते मीठ.

**कृती :** प्रथम चिचुर्डीच्या फळांचे देठ काढून टाकून फळे पाण्याने स्वच्छ धुवून घ्यावीत. नंतर तवा गरम करून त्यावर ही फळे भाजून घ्यावी. एखाद्या जड भांड्याने अथवा बत्त्याने ही फळे ठेचून घ्यावी. कढईत तेल गरम करून जिरे, मोहरीची फोडणी तयार करावी. नंतर त्यावर कांदा परतवून घ्यावा. नंतर त्यात लसूण, हिरव्या मिरच्या, हळद, लाल मिरची पूड व ठेचलेली फळे घालून वाफेवर शिजवून घ्यावी. चवीप्रमाणे

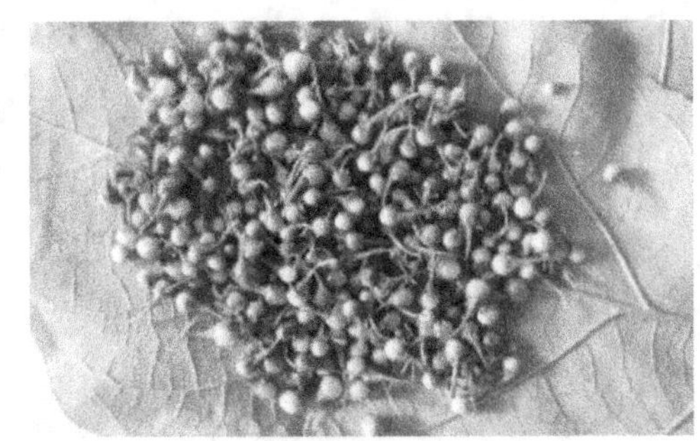

*चिचुर्डीची फळे*

मीठ घालावे.

*टीप : चिचुर्डीची फळे भाजून न घेतादेखील ही भाजी करता येते. साहित्य आणि कृती वरील भाजीप्रमाणेच.*

∎

# चिरट

| १ | स्थानिक नाव | चिरटे, कारिटे, कार्टें, कोटीं, चिडीं, शेंदाड |
|---|---|---|
| २ | शास्त्रीय नाव | *Cucumis trigonus* |
| ३ | कूळ | Cucurbitaceae |
| ४ | इंग्लिश नाव | Midnapore Creeper, Common Night Glory |
| ५ | संस्कृत नाव | बहुफल, चित्रा, चित्रवल्ली, लहूचीर्भित्ता |
| ६ | उपयोगी भाग | फळे |
| ७ | उपलब्धीचा काळ | सप्टेंबर-नोव्हेंबर |
| ८ | झाडाचा प्रकार | वेल |
| ९ | अभिवृद्धी | बिया |
| १० | वापर | औषध |

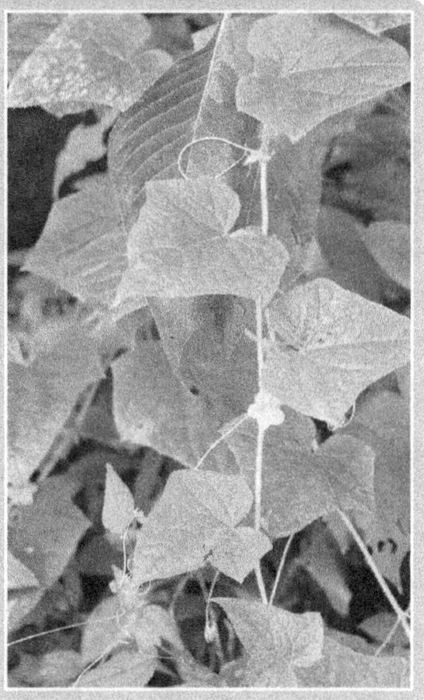

## आढळ :

चिरट ही वनस्पती भारतात जवळजवळ सगळीकडेच मोठ्या प्रमाणात आढळते. महाराष्ट्रात ही वनस्पती नदीच्या किनारी, रस्त्याच्या कडेला, शेताच्या बांधावर, पडीक जमीन तसेच माळरानावर मोठ्या प्रमाणात पसरत जाते.

## वनस्पतीची ओळख :

चिरट ही वार्षिक वेलवर्गीय वनस्पती असून जमिनीवर तसेच इतर लहान झुडुपवर्गीय वनस्पतीवर १.५ ते २ मीटरपर्यंत पसरत वाढते. याच्या पसरत जाणाऱ्या फांद्या बारीक आणि काटेरी लवयुक्त असतात. पाने साधी, फिक्या हिरव्या रंगाची, ३ ते ६ सें. मी. लांबीची, एकाआड एक येतात. पाने हस्ताकृती (५ खाचांची) असून पानावरच्या खाचा गोलाकार तसेच अंडाकृती आकाराच्या असतात. पानांवर खाली-वर बारीक, खरखरीत लव असते. पानाच्या कडा दातेरी असतात. देठ २ ते ६ सें. मी. लांब असतात. फुले पिवळ्या रंगाची, एकलिंगी, ५ पाकळ्यांची असून पानाच्या बेचक्यातून येतात. नर फुले १ ते ३ च्या संख्येत गुच्छ्यात येतात. ही फुले ०.५ ते २.० सें.मी. व्यासाची असतात. तर, मादी फुले लंबगोलाकार आकाराची, ४ ते ५ सें.मी.

व्यासाची आणि एकाकी येतात. याची गोलकार फळे हिरव्या रंगाची असून त्यावर पांढरे पट्टे असतात. फळे कोवळी असताना त्यावर बारीक काटे येतात व फळ जसजसे मोठे होते तसे या काट्यांतील अंतर वाढत जाते. फळे पिकल्यावर पांढरट-पिवळी पडतात व हे काटे पडून जातात. फुले साधारण ऑगस्ट ते सप्टेंबर महिन्यात येतात तर फळे ऑक्टोबर ते नोव्हेंबरपर्यंत तयार होतात. प्रत्येक फळात गरात लगडलेल्या अनेक चपट्या, ५ मि. मी. लांब, २ मि. मी. रुंद, १ मि. मी. जाडीच्या, पांढऱ्या रंगाच्या बिया असतात. हे फळ चवीला अतिशय कडू असते.

## वनस्पतीची सांस्कृतिक ओळख :

दिवाळीत नरकचतुर्दशीच्या दिवशी पहाटे अभ्यंगस्नानापूर्वी हे फळ फोडण्याची परंपरा आहे. नरकचतुर्दशीच्या दिवशी हे फळ नरकासुर या राक्षसाचे प्रतीक मानले जाते. या दिवशी भगवान श्रीकृष्णाने नरकासुराचा वध केला म्हणून पहाटे लवकर उठून अभ्यंगस्नानापूर्वी घराबाहेर किंवा तुळशी वृंदावनाजवळ डाव्या पायाच्या अंगठ्याने चिरट ठेचले जाते. त्यातून बाहेर पडणारा रस हे नरकासुराच्या रक्ताचे रुपक आहे. चिरट फोडल्यानंतर त्याचा रस जिभेला तर त्याची बी कपाळाला

लावण्याची पद्धत आहे. चिरट फोडून नरकासुराचा प्रतिकात्मक वध करत त्याच्या रूपात असलेली सारी कटुता, दुष्टता नाहीशी करावी आणि त्यानंतर मंगल स्नानाने पवित्र होऊन दिवाळीचा सण साजरा करावा अशी चिरट फोडण्यामागची कल्पना आहे. पण चिरट डाव्या पायाने फोडल्याचा परिणाम आयुर्वेदामध्ये विशेष महत्त्वचा मानला गेला आहे. त्यानुसार डाव्या पायाच्या ग्रंथीची नाळ ही थेट मेंदूपर्यंत असते असा उल्लेख आहे. त्यांचा गंध नाकापर्यंत पोहोचविणे, जिभेला लावणे यालाही आयुर्वेदात महत्त्व आहे. रक्ताभिसरणाची क्रिया या गंधामुळे तीव्र होते हा त्या मागचा आयुर्वेदिक दृष्टिकोन आहे.

**औषधी उपयोग :**

चिरटाच्या बिया, फळ आणि मूळ औषधात वापरले जाते. याच्या बिया कफनाशक, पित्तशामक असून ते जुलाब, खोकला, बद्धकोष्ठता यासारख्या विकारांवरही अतिशय उपयुक्त आहे. फळे चवीला अतिशय कडू असून ते रेचक म्हणूनही वापरले जाते. फळाच्या गरापासून कफनाशक तसेच कृमिनाशक औषध बनवले जाते. लोखंड किंवा अन्य शस्त्र लागून जर आपल्या शरीराच्या कुठल्याही भागाला सूज आली असेल तर चिरट फोडून त्यावर लावल्यास सूज उतरते. औषधी उपयोग करण्यापूर्वी स्थानिक वैदूंचा सल्ला घेणे आवश्यक आहे.

**इतर उपयोग :**

चिरटाच्या बियांपासून जळण्यासाठी उत्तम तेल तयार केले जाते.

■

# चुंच

| १ | स्थानिक नाव | चुंच, क्षुद्र चुंच, मोठी चुंच, बनपात |
|---|---|---|
| २ | शास्त्रीय नाव | *Corchorus olitorius* |
| ३ | कूळ | Tiliaceae |
| ४ | इंग्लिश नाव | White Jute, Bristly-Leaved Jew's Mallow, Nalta Jute, Tossa Jute Jew's mallow |
| ५ | संस्कृत नाव | महाचुंच, पट्टशाकः |
| ६ | उपयोगी भाग | कोवळी पाने |
| ७ | उपलब्धीचा काळ | कोवळी पाने:- ऑगस्ट-सप्टेंबर |
| ८ | झाडाचा प्रकार | झुडूप |
| ९ | अभिवृद्धी | बिया |
| १० | वापर | भाजी |

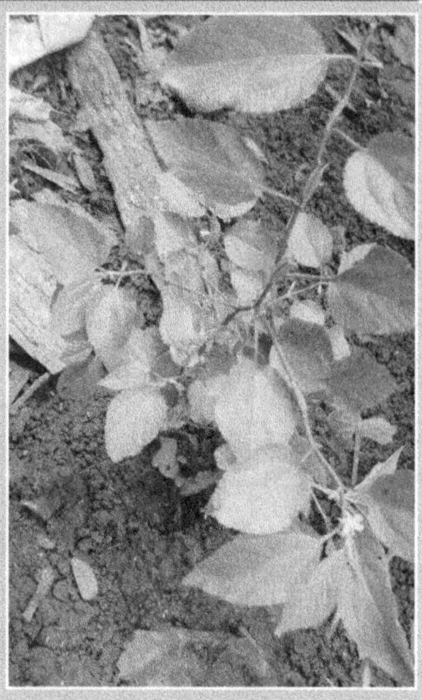

## आढळ :

पावसाळ्यात नियमित पावसाला सुरुवात झाल्यावर इतर अनेक गवतांच्या प्रकाराप्रमाणे चुंच वनस्पतीची लहान लहान रोपेही रस्त्याच्या कडेला, शेतात तसेच परसबागेत उगवू लागतात. महाराष्ट्रातील बहुतेक सगळ्याच जिल्ह्यांमध्ये चुंचची झुडुपे आढळतात.

## वनस्पतीची ओळख :

चुंच ही वार्षिक, तणवर्गीय वनस्पती असून सरासरी ५० ते ८० सें.मी पर्यंत उंच वाढते. खोड नाजूक असून कोवळे असताना हिरवे व कालांतराने लालसर हिरवे होते तर फांद्या अनेक असून मजबूत असतात. पाने ५ ते ८ सें. मी लांब, तर २ ते ५ सें. मी रुंद, लांबट, कडा दातेरी व टोकाशी टोकदार असतात. पानाचे देठ २ ते २.५ सें.मी लांब वाढते. पानाच्या बगलेतून फुले येतात. फिक्या पिवळ्या रंगाची ही फुले ३ ते ५ मिमी आकाराची आणि ५ पाकळ्यांची असतात. फळे एक किंवा जोडीने फांदीच्या तसेच पानाच्या बगलेतून येतात.

या वनस्पतीची शेंग ३ ते ६ सें.मी. लांब व १ सें.मी व्यासाची, पातळ, ३ कप्पेयुक्त, दंडगोलाकार असते. वरील आवरणावर उभ्या कडा असतात. शेंगांमध्ये काळपट तपकिरी रंगाच्या अनेक बारीक बिया असतात. साधारण सप्टेंबर ते ऑक्टोबरमध्ये फुले येऊन नोव्हेंबरपर्यंत शेंगा तयार होतात.

## औषधी उपयोग :

चुंचची पाने, कोवळी फळे तसेच मूळ औषधात वापरले जाते. पाने ही भूकशामक, पाचक, उत्तेजक, उपशामक (वेदना कमी करणारी) तसेच पोटफुगी कमी करणारी असून पानाचा काढा हगवण, ताप, अंगदुखी यासारख्या आजारावर उपयुक्त आहे. चुंचच्या मुळापासून तसेच कच्च्या फळापासून तयार केलेला काढा जुलाबावर उपयुक्त आहे. तसेच पानापासून केलेला काढा शक्तिवर्धक व भूकवर्धक आहे. औषधी उपयोग करण्यापूर्वी स्थानिक वैदूंचा सल्ला घेणे आवश्यक आहे.

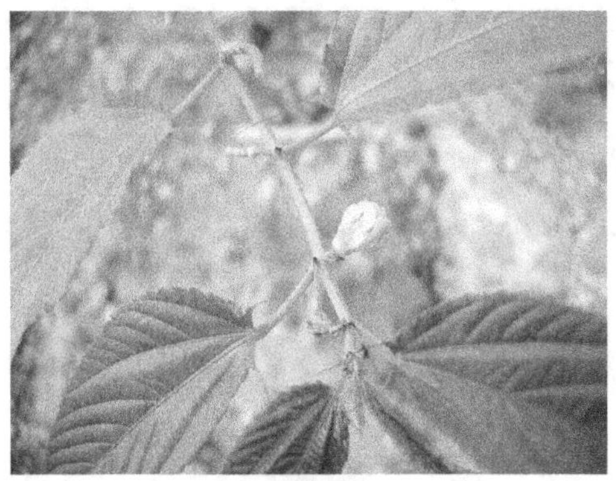

चुंचचे फूल

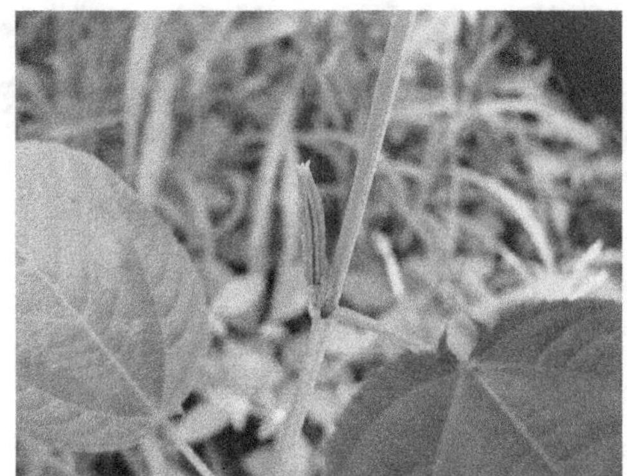

चुंचची शेंग

## लागवडीबद्दल माहिती :

चुंचची वाढ बियांमुळे होते. पूर्ण तयार फुले वाळली की त्यातील बिया खाली पडून पुढल्या वर्षी पावसाळ्यात चुंचची नवीन रोपे तयार होतात.

## पाककृती : चुंचच्या कोवळ्या पानांची भाजी :

**साहित्य :** १ जुडी चुंचची भाजी, बारीक चिरलेला १ मोठा कांदा, १-२ हिरव्या मिरच्या, ठेचलेल्या ४ ते ५ लसूण पाकळ्या, जिरे, मोहरी, तेल, चवीपुरते मीठ

**कृती :** चुंचची कोवळी पाने निवडून स्वच्छ धुवून व बारीक चिरून घ्यावी. एका कढईत तेल गरम करून जिरे, मोहरीची फोडणी द्यावी, त्यात बारीक चिरलेला कांदा लालसर होईपर्यंत परतून घ्यावा. नंतर त्यात ठेचलेल्या लसूण पाकळ्या, चिरलेल्या हिरव्या मिरच्या घालून परतून घ्यावे. नंतर त्यात बारीक चिरलेली पाने घालून भाजी एकजीव करून घ्यावी. ५ मिनिटे झाकण ठेवून वाफेवर ही भाजी शिजवून घ्यावी. चवीनुसार मीठ घालावे.

*टीप : ही भाजी थोडी चिकट असते.*

# डोंगरजिरा

| १ | स्थानिक नाव | डोंगरजिरा, रानजिरे |
|---|---|---|
| २ | शास्त्रीय नाव | *Pimpinella tomentosa* |
| ३ | कूळ | piaceae |
| ४ | इंग्लिश नाव | Wild Parsle, Wallich Hogweed, Hairy Hogweed |
| ५ | संस्कृत नाव | इला, बास्पिका |
| ६ | उपयोगी भाग | कोवळा पाला, बिया |
| ७ | उपलब्धीचा काळ | कोवळा पाला जुलै ऑगस्ट; बिया- सप्टेंबर - नोव्हेंबर |
| ८ | झाडाचा प्रकार | झुडूप |
| ९ | अभिवृद्धी | बिया |
| १० | वापर | भाजी, भजी, बियांपासून मसाला |

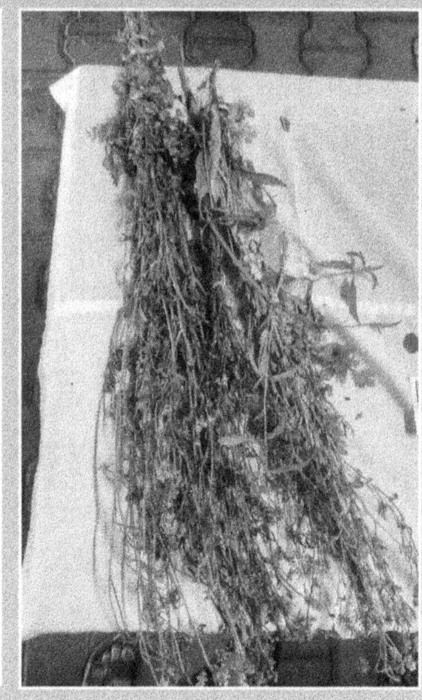

## आढळ :

डोंगरजिरा या वनस्पतीचे झुडूप महाराष्ट्रात अहमदनगर, नाशिक, पुणे, रायगड, रत्नागिरी, सातारा, सिंधुदुर्ग, ठाणे, पालघर या जिल्ह्यांत आढळते. काही भागात परसबागेत याची लागवड केली जाते तर काही ठिकाणी ही झुडुपे शेताच्या बांधावर आणि शेतातील उडीद, तूर, खुरासणी अशा पिकांबरोबर वाढलेली दिसून येतात. जंगलात मात्र हे झुडूप क्वचितच दिसते.

## वनस्पतीची ओळख :

डोंगरजिन्याचे झुडूप साधारण ६०-१०० सें.मी. उंच वाढते. याला अनेक फांद्या असून त्यावर बारीक लव असते. देठ साधारण १५ सेमी. लांब असतात. देठाच्या दोन्ही बाजूंना ८ ते १५ सें. मी. लांब अशी कोथिंबिरीच्या पानाच्या आकाराची दोन-दोन पाने असतात. ९ ते १६ फुले, पांढऱ्या रंगाची, गुच्छांत येतात. फळे ३ मिमी. लांब असून २ मिमी. रुंद असतात. फुले सप्टेंबर-ऑक्टोंबर महिन्यात येतात तर डिसेंबरपर्यंत फळे तयार होतात.

## औषधी उपयोग :

डोंगरजिन्याची पाने आणि बिया औषध म्हणून वापरल्या जातात. पोट दुखत असेल तर आराम पडण्यासाठी याची पाने आणि बिया यापासून बनवलेला काढा पिण्यासाठी दिला जातो. औषधी उपयोग करण्यापूर्वी स्थानिक वैदूंचा सल्ला घेणे आवश्यक आहे.

## पाककृती क्र. १. : डोंगरजिन्याच्या पानाची भजी:

**साहित्य :** डोंगरजिन्याच्या पानांच्या १-२ जुड्या, एक ते दीड वाटी बेसन पीठ, ४-५ चमचे तांदळाचे पीठ, ठेचलेल्या लसणाच्या ५-६ पाकळ्या, कुटलेल्या २-३ लाल मिरच्या, १ चमचा ओवा, १ चमचा हळद, तळण्यासाठी तेल, चवीपुरते मीठ.

**कृती :** प्रथम डोंगरजिन्याचा पाला स्वच्छ धुवून चिरून घ्यावा. बेसन आणि तांदळाचे पीठ एकत्र करून त्यात कुटलेल्या लाल मिरच्या, हळद, ओवा, चवीपुरते मीठ घालावे. त्यात चिरलेली डोंगरजिन्याची पाने घालून मिश्रण सैलसर कालवून

 घ्यावे. नंतर एका कढईत तेल तापायला ठेवून त्यात कालवलेल्या पिठाची भजी सोडून खरपूस तळून घ्यावी. ही भजी रुचकर लागतात.

**पाककृती क्र. २. : डोंगरजिन्याची पाने घालून केलेली डाळ :**

**साहित्य :** १ वाटी डोंगरजिन्याची पाने, १ वाटी उडीद/मूग/मसूर/तूर/हरभरा डाळ, १ चमचा हळद, चिरलेल्या १-२ हिरव्या मिरच्या, ठेचलेल्या लसणाच्या ३-५ पाकव्या, फोडणीसाठी जिरे, मोहरी, कढीपत्ता, हिंग आणि चवीपुरते मीठ

**कृती :** डोंगरजिन्याची पाने स्वच्छ धुवून, चिरून घ्यावी. नंतर कुकरमध्ये वरीलपैकी कोणतीही एक डाळ आणि चिरलेली पाने हळद घालून शिजवून घ्यावी. नंतर एका कढईत तेल गरम करून जिरे, मोहरी, हिंग, कढीपत्ता, लसूण व मिरचीची फोडणी

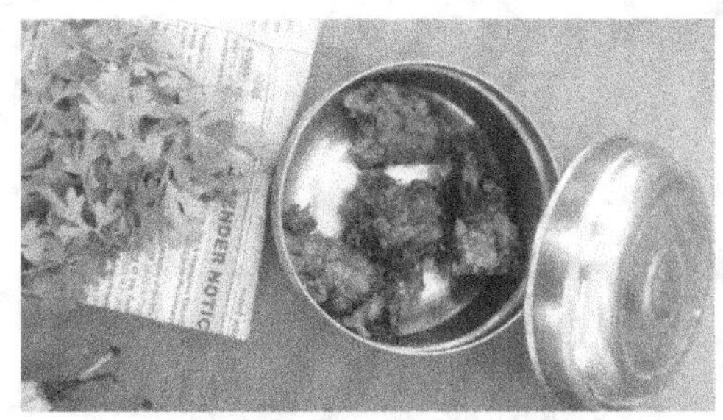

डोंगरजिन्याच्या पानाची भजी

करावी. त्यात शिजवलेली व घोटलेली डाळ घालून चवीप्रमाणे मीठ घालावे. एक उकळी काढावी.

*टीप : डोंगरजिन्याच्या बियांना उत्कृष्ट वास असल्यामुळे त्यापासून मसाले बनवता येतात. उडीद डाळीपासून बनवलेल्या बेसनात याच्या वाळलेल्या पानाचा किंवा बियांचा वापर केला जातो.*

# दिवा

| १ | स्थानिक नाव | दिवा, दिवेली, पांढरा कांदा, |
|---|---|---|
| २ | शास्त्रीय नाव | *Risaema Myrrayi* |
| ३ | कूळ | Raceae |
| ४ | इंग्लिश नाव | Honey Suckle Mistletoe, Neem mistletoe, White Chinese Cobra Lily, Murray's Cobra Lily |
| ५ | संस्कृत नाव | उपलब्ध नाही |
| ६ | उपयोगी भाग | कोवळी पाने, देठ, कंद |
| ७ | उपलब्धीचा काळ | कोवळी पाने, देठ : जुलै-ऑगस्ट, कंद : डिसेंबर-जानेवारी |
| ८ | झाडाचा प्रकार | झुडूप |
| ९ | अभिवृद्धी | कंद |
| १० | वापर | भाजी |

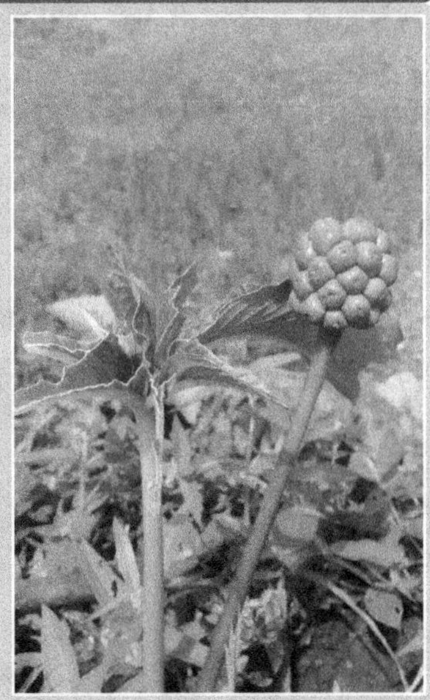

## आढळ :

दिवा ही वनस्पती महाराष्ट्रातील बहुतेक जंगलात मोठ्या प्रमाणात दिसून येते. कोकणातील रायगड, ठाणे, पालघर, सिंधुदुर्ग तसेच पश्चिमघाटातील नाशिक, अहमदनगर, पुणे येथील बहुतेक जंगलात, डोंगकपारीला, रस्त्याच्या कडेला ही वनस्पती मोठ्या प्रमाणात उगवते.

## वनस्पतीची ओळख :

दिवा ही कंदवर्गीय वनस्पती साधारण ३० ते ५० सें.मी. उंच वाढते. याचा कंद करड्या रंगाचा, जमिनीखाली साधारण १० ते १२ सें.मी. व्यासाचा वाढतो. पावसाळ्यात या कंदापासून गडद हिरव्या रंगाचे पान तयार होते. पाने साधी, देठाच्या टोकाशी ५ ते ७ संयुक्त व पसरट अशी येतात. पानाचा देठ जमिनीपासून सरळ, लांब, गोलाकार ०.५ ते १ सें.मी. व्यासाचे असतो. देठ भरीव असून त्यावर पांढरट पट्टे असतात. या पानाचा गोलाकार घेर ५० ते ७० सें.मी. इतका असतो. या वनस्पतीची फुले पांढऱ्या रंगाची, दिव्याच्या आकाराची असतात. फुलांचे भागही वातीसारखे दिसतात. म्हणून त्याला दिवा किंवा दिवेली असे म्हटले जाते. फुलाचा व्यास साधारण ६ सें.मी. असतो.

## औषधी गुणधर्म :

दिव्याचे कंद, पाने औषधात वापरली जातात. याचा कंद भूकशामक म्हणून वापरला जातो. हा सकाळी शिजवून खाल्ला तर दिवसभर काही खाले नाही तरी चालते असे काही स्थानिक लोकांचे म्हणणे आहे. अर्धशिशीचा त्रास होत असेल तर याच्या पानांची भाजी खाल्ली जाते. औषधी उपयोग करण्यापूर्वी स्थानिक वैदूंचा सल्ला घेणे आवश्यक आहे.

## लागवडीबद्दल माहिती :

दिव्याचा कंद त्याच्या झाडाखाली तयार झालेला असतो. पावसाळ्यानंतर झाड वाळून जाते. कंद सुप्तावस्थेत असतो. पावसाळ्याच्या सुरवातीला योग्य वातावरण मिळाले की सुप्तावस्था संपते व कंद लागवडीसाठी तयार होतो.

**पाककृती क्र. १ : दिव्याच्या कोवळ्या पानाची व दांड्याची भाजी :**

**साहित्य :** दिव्याची २-३ कोवळी पाने आणि दांडे, उभे चिरलेले २-३ कांदे, ठेचलेल्या ५-६ लसूण पाकळ्या, फोडणीसाठी जिरे, हिंग मोहरी, तेल, चवीपुरते मीठ.

**कृती :** प्रथम दिव्याची पाने आणि दांडे स्वच्छ धुवून घ्यावेत. दांडे सोलून घेऊन पाने आणि दांडे बारीक चिरून घ्यावे. एका पातेल्यात चिरलेली भाजी पाण्यात थोडी शिजवून घ्यावी. थंड झाल्यावर पिळून घ्यावी. नंतर फोडणीसाठी कढईत तेल गरम करून त्यात जिरे, हिंग, मोहरी टाकून त्यात बारीक चिरलेला कांदा मंद आचेवर शिजवून घ्यावा. नंतर, त्यात वरील शिजवून, पिळून घेतलेली भाजी

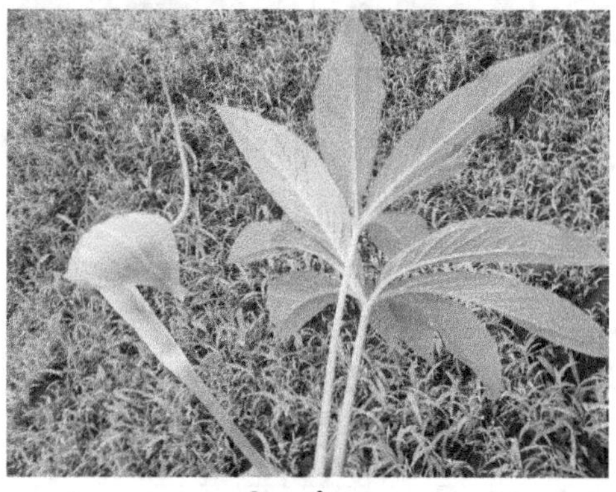

*दिव्याचे फूल*

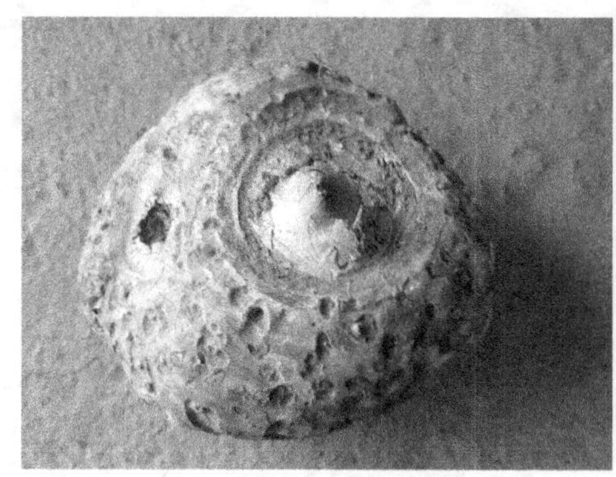

*दिव्याचा कंद*

घालावी व चांगली परतवून घ्यावी व चवीप्रमाणे मीठ घालावे.

**पाककृतीक्र. २ : दिव्याचाशिजवलेला/भाजलेला कंद**

**साहित्य :** दिव्याचा १० ते १५ से.मी लांबीचा एक कंद, चवीपुरते मीठ, गरजेपुरते पाणी.

**कृती :** प्रथम कंद पाण्याने स्वच्छ धुवून साफ करून घ्यावा. कंदावरील साल सोलून काढून टाकावी. कंदाचे चौकोनी तुकडे करून घ्यावे. एका पातेल्यात पाणी घेऊन त्यात हे तुकडे शिजवून घ्यावे. चवीपुरते मीठ घालावे.

*टीप : कंदाचे तुकडे खूप शिजवून घ्यावे, नाहीतर ते खाताना खाज येवू शकते.*

# फणस

| १ | स्थानिक नाव | फणस, फणसी |
|---|---|---|
| २ | शास्त्रीय नाव | *Rtocarpus Heterophyllus* |
| ३ | कूळ | Moraceae |
| ४ | इंग्रजी नाव | Jackfruit, Jackfruit tree, Jak, Jaca |
| ५ | संस्कृत नाव | पनसम् |
| ६ | उपयोगी भाग | कोवळे फळ, पिकलेले फळ, बिया |
| ७ | उपलब्धीचा काळ | कोवळे फळ : मार्च- एप्रिल, पिकलेले फळ : एप्रिल-मे, बिया : मे-जून |
| ८ | झाडाचा प्रकार | झाड |
| ९ | अभिवृद्धी | बिया |
| १० | वापर | कच्च्या फळाची भाजी, पिकलेले फळ, बिया भाजून किंवा उकडून |

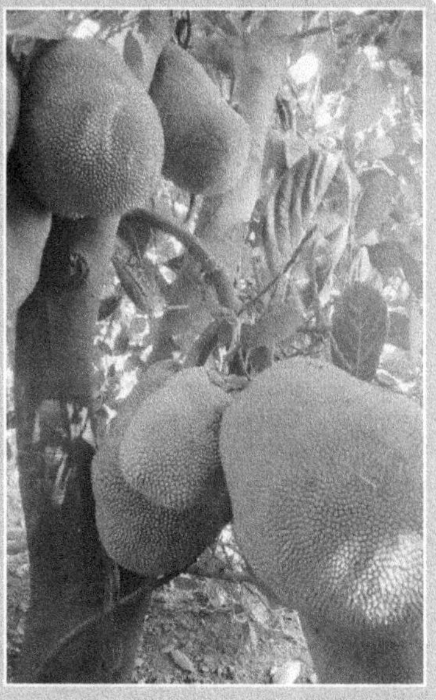

## आढळ :

फणसाचे सदाहरित वृक्ष भारतात तसेच महाराष्ट्रारातील सगळ्याच जंगलात, शेताच्या बांधावर आढळून येतात. विशेषतः कोकणात, पश्चिमघाटात तसेच दक्षिण भारतातील गोवा, कर्नाटक, तामिळनाडू व केरळ या राज्यांमध्ये फणसाची झाडे मोठ्या प्रमाणात आढळतात. फणस हे उद्यानवानिकीसाठी अत्यंत उपयुक्त झाड आहे.

## वनस्पतीची ओळख :

फणस हे मध्यम ते मोठ्या आकाराचे पानझडी झाड असून जंगलात नैसर्गिकपणे उगवते तसेच काही प्रमाणात याची लागवडही केली जाते. सर्व फळांमध्ये फणसाचे फळ आकाराने, वजनाने सर्वांत मोठे असून ते प्रामुख्याने झाडाच्या बुंध्यापासून लागायला सुरवात होते. फणसाचे झाड १० ते २० मीटर उंच वाढते. खोडाचा घेर मोठा असून, साल काळसर करड्या रंगाची असते. या झाडाला विस्तीर्ण पसरलेल्या, अनेक फांद्या असतात. पाने साधी, एक आड एक येणारी, जाडसर, गडद हिरव्या रंगाची व चकचकीत असतात. झाडाच्या सर्व भागातून चिकट, पांढऱ्या रंगाचा चीक येतो. पाने सदाहरित प्रकारची लंबवर्तुळाकार, अंडाकृती ७ ते १५ सें.मी. लांब व ४ ते ६.५ सें.मी. रुंद असून देठ १ ते २.५ सें.मी. लांब असतो. फांदीच्या टोकाशी पिवळसर रंगाची उपपर्णे येतात. नर व मादी फुले लंबगोलाकार पुष्पमंजिरीत एकाच झाडावर येतात. नर पुष्पमंजिच्या आकाराने लहान, पानांच्या बेचक्यातून येणाऱ्या, तर मादी पुष्पमंजिच्या आकाराने मोठ्या असून एकाकी किंवा गुच्छ्याने फांद्यावर तसेच झाडाच्या मुख्य खोडावर येणाऱ्या असतात. फुले लहान-मोठ्या झाकलेल्या हिरव्या गड्डूत तयार होतात. मादी गड्डूच्या पृष्ठभागावर लहान भरगच्च काटेरी आवरण असून परागीकरणानंतर मादी गड्डू आकाराने बरेच मोठे होऊन फळे तयार होतात. फळे आकाराने बरीच मोठी, लंबगोलाकार, २० ते ५५ सें. मी. लांब व २० ते ३० सें. मी रुंद, हिरव्या रंगाची असतात. फळावर जाडसर, काटेरी आवरण असते. एक फळ साधारण ७ ते ३० किलो वजनाचे, असते. फळाच्या आत मादी फुलापासून खाण्यायोग्य गरे तयार होतात. प्रत्येक गऱ्यात एक

बी असते. एका फळात १०० ते १५० बिया असून त्या फिक्या तपकिरी रंगाच्या, ३ ते ४ सें. मी. लांब १.५ ते ३ सें. मी. रुंद. असतात.

## औषधी गुणधर्म :

फणसाचे मूळ, साल, फळाचा गर, बी यामध्ये औषधी गुणधर्म आहेत. फणसाचे गरे व आठव्ळ्या यामध्ये अ आणि क ही जीवनसत्त्वे, थियामीन, पोटॅशियम, कॅल्शियम, रिबोफ्लाविन, नियासिन सारखी पोषकतत्त्वे आहेत. शिवाय पोटॅशिअम, सोडिअम, कॅल्शिअम, झिंक आणि लोह अशी महत्त्वपूर्ण खनिजे भरपूर प्रमाणात उपलब्ध असतात. पिकलेल्या फणसात सुमारे आणि ६३ ते ७०% पर्यंत जलांश असतो. पोषणमूल्याच्या दृष्टीने त्यात १०.५ ते १३.५% प्रथिने, २२ ते २५% कर्बोदके, सुमारे १४ % पर्यंत शर्करा असून फणसात अत्यंत कमी म्हणजे ०.०९ ते ०.१२% स्निग्धांश असतो. तसेच फणसाच्या बी मध्ये सुमारे ४५ ते ५०% पर्यंत जलांश असून ०.४ ते ०.५% स्निग्धांश, १४ ते १६% प्रथिने आणि ३१ ते ३५% पर्यंत कर्बोदके असतात. फणसामध्ये असलेले 'अ' जीवनसत्त्व हे डोळ्यांच्या आरोग्यासाठी व त्वचेसाठीही उत्तम आहे. फणसामध्ये फायबरची मात्रा जास्त असून गरांच्या सेवनाने हृदयाचे आरोग्य तसेच पचनक्रिया व रक्ताभिसरण क्रिया चांगली राहण्यास मदत होते. गरांच्या सेवनाने पचनाशी संबंधित तक्रारी देखील दूर होतात. फणसामध्ये कॅलरीजचे प्रमाण अतिशय कमी असून, त्यामध्ये असलेले पोटॅशियम रक्तदाबावर नियंत्रण ठेवण्यास मदत करते. फणसाच्या सेवनाने पोटामधील अल्सर दूर होण्यास मदत होते. फणसाच्या पानापासून बनवलेले चूर्ण पोटामधल्या अल्सरच्या आजारावर औषध म्हणून दिले जाते. फणसाच्या मुळापासून बनवलेला काढा दम्यावर गुणकारी आहे. फणसामध्ये असलेली सूक्ष्मखनिजे आणि तांबे ही तत्त्वे थायरॉइडच्या चयापचयासाठी प्रभावी आहेत. फणसाच्या सालीतून निघणारा चीक सांधेदुखीवर आराम मिळण्यासाठी उपयुक्त

असून शरीरावर कुठेही सूज आल्यास किंवा लहान घाव असल्यास, हा चीक त्यावर औषध म्हणून लावतात. उष्णतेमुळे वारंवार तोंड येत असल्यास फणसाच्या झाडाची कोवळी हिरवी पाने काही सेकंद चावून थुंकून टाकावीत, पानांच्या रसामुळे तोंडातील अल्सर, किंवा उष्णतेमुळे आलेले तोंड कमी होण्यास मदत होते. औषधी उपयोग करण्यापूर्वी स्थानिक वैदंचा सल्ला घेणे आवश्यक आहे.

## लागवडीबद्दल माहिती :

फणसाची वाढ बियांपासून होते. तसेच फलधारणा लवकर होण्यासाठी भेट कलम, गुटी कलम, अंकुर कलम तसेच ठिगळ कलम पद्धतीने डोळा भरून यापैकी एका पद्धतीने लागवड केली जाते. यापैकी अंकुर कलम व ठिगळ पद्धतीने डोळा भरणे या पद्धतीने ८० ते ८५ टक्के चांगली रोपे तयार होतात.

## पाककृती क्र. १ : फणसाचे वेफर्स :

फणसापासून वेफर्स तयार करण्यासाठी प्रथम पूर्ण वाढ झालेला तसेच ७५ टक्के पक्क फणस निवडावा. त्याचे छोटे छोटे तुकडे करून फक्त गरे बाजूला करून घ्यावे. गरामधून आठळी बाजूला करून गराचे ५ मि.मी. जाडीचे उभे काप करून घ्यावे. कापलेले गरे खोबरेल तेलात सोनेरी रंग येईपर्यंत तळून घ्यावेत. तळत असतानाच मिठाचे पाणी करून ते तळणीत घालावे म्हणजे एकसमान मीठ सगळ्या कापांना लागते. नंतर हे वेफर्स हवाबंद डब्यात भरून ठेवावे.

## पाककृती क्र. २ : कच्च्या फणसाचे लोणचे :

**साहित्य :** कच्च्या फणसाच्या गराच्या फोडी १ किलो, मोहरीडाळ ५० ग्रॅम, बडीशेप २५ ग्रॅम, मेथी बी १० ग्रॅम, लाल मिरची पूड २० ग्रॅम, हिंग ५ ग्रॅम, लवंग ५ ते १०, काळीमिरी १० ते १५, मीठ १२० ग्रॅम, तेल ४५० ग्रॅम

**कृती :** मोहरीडाळ कढईत भाजून घेऊन गार करून मिक्सरच्या साहाय्याने जाडसर भरड करावी. लवंग, बडीशेप, मेथी बी वेगवेगळे भाजून त्याची

जाडसर भरड करावी. एका भांड्यात कच्च्या फणसाच्या गराच्या फोडींना मीठ, मोहरीडाळीची भरड, लाल मिरची पूड, मसाल्यांची भरड एकत्रित लावावी. या मिश्रणात तापवून कोमट केलेले तेल घालावे व फोडी चांगल्या हलवून घ्याव्या. नंतर मिश्रण स्वच्छ काचेच्या बरणीत भरावे. फोडी पूर्णपणे बुडतील या बेताने तेल घालावे.

## पाककृती क्र. ३ : कच्च्या फणसाची पातळ भाजी :

**साहित्य :** एक छोटा कच्चा फणस, उभे चिरलेले २ मोठे कांदे, आलं-लसूण वाटण ५-६ चमचे, कापलेल्या २ ते ३ हिरव्या मिरच्या, एक छोटा तुकडा सुके खोबरे, १ चमचा हळद, १ ते दीड चमचा लाल मिरची पूड, १ चमचा गरम मसाला, फोडणीसाठी जिरे, हिंग, कढीपत्ता, तेल आणि सजावटीसाठी कोथिंबीर.

**कृती :** प्रथम हाताला व सुरीला तेल लावून फणस कापून घ्यावा. फणसाचा काटेरी भाग कापून काढून टाकावा आणि आतल्या भागाचे कापून छोटे- छोटे तुकडे करून स्वच्छ पाण्याने धुवून घ्यावे. एका कुकरमध्ये थोडे पाणी व तुकडे घेऊन २ शिट्ट्या काढून घ्याव्या. एका कढईत तेलात कांदा, हिरव्या मिरच्या, बारीक कापलेले सुके खोबरे परतून घ्यावे व मिक्सरमध्ये घालून बारीक वाटण करून घ्यावे. पुन्हा कढईत तेल घालून जिरे, हिंग कढीपत्ता, कांदा, परतून घ्यावा. नंतर आलं-लसूण व वरील वाटण घालून तेल सुटेपर्यंत परतून घ्यावे. हळद, लाल मिरची पूड व गरम मसाला घालावा.

नंतर शिजवलेले फणसाचे तुकडे पाण्यासहित घालून मिश्रण चांगले एकजीव करावे व वाफेवर ५ ते ७ मिनिटे शिजवून एक उकळी काढून घ्यावी. चवीप्रमाणे मीठ घालावे. वरून कोथिंबीर घालावी.

## पाककृती क्र. ४ : कच्च्या फणसाची सुकी भाजी :

**साहित्य :** एक छोटा कच्चा फणस, १ ते २ हिरव्या मिरच्या, ओला खवलेला नारळ एक वाटी, १ चमचा हळद, १ ते दीड चमचा धणे पूड, फोडणीसाठी जिरे, हिंग, कढीपत्ता, तेल, चवीप्रमाणे मीठ आणि गूळ, सजावटीसाठी कोथिंबीर.

**कृती :** प्रथम हाताला व सुरीला तेल लावून फणस कापून घ्यावा. फणसाचा काटेरी भाग कापून काढून टाकावा आणि आतल्या भागाचे कापून छोटे- छोटे तुकडे करून स्वच्छ पाण्याने धुवून घ्यावे. एका कुकरमध्ये थोडे पाणी व तुकडे घेऊन २ शिट्ट्या काढून घ्याव्या. नंतर शिजलेल्या फोडी कुस्करून त्यांना हळद व मीठ चोळून घ्यावे. एका कढईत तेलात जिरे, मोहरी, हिंगाची फोडणी करून त्यात हिरव्या मिरच्या घालाव्या. नंतर त्यात चवीप्रमाणे मीठ, गूळ, धणे पूड घालावी व कुस्करलेल्या फोडी घालून सर्व मिश्रण चांगले एकजीव करून झाकण ठेवून ५ मिनिटे शिजवून घ्यावे. नंतर वरून कोथिंबीर व खवलेला, ओला नारळ घालावा.

■

# फांद

| १ | स्थानिक नाव | फांद, फांजी, फांज, सांजवेल |
|---|---|---|
| २ | शास्त्रीय नाव | *Rivea Hypocrateriformis* |
| ३ | कूळ | Convolvulaceae |
| ४ | इंग्रजी नाव | Midnapore Creeper, Common Night Glory |
| ५ | संस्कृत नाव | फांग |
| ६ | उपयोगी भाग | कोवळी पाने |
| ७ | उपलब्धीचा काळ | जुलै-सप्टेंबर |
| ८ | झाडाचा प्रकार | झुडुपवर्गीय वेल |
| ९ | अभिवृद्धी | बिया |
| १० | वापर | भाजी, मुटकुळे |

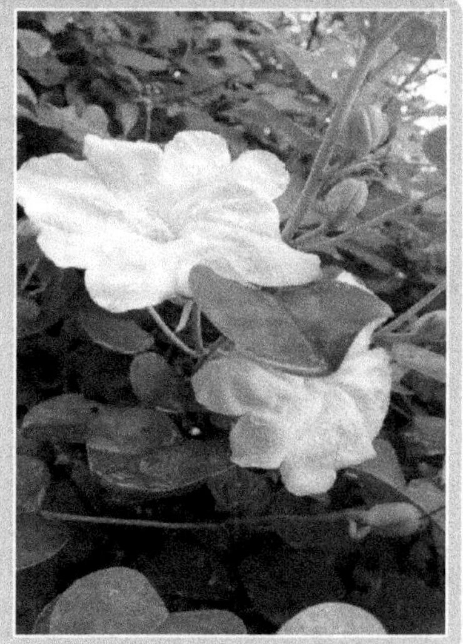

## आढळ :

फांद ही वनस्पती भारतातील काही ठराविक जंगलात उगवते. महाराष्ट्रात ही वनस्पती नदीच्या किनारी, रस्त्याच्या कडेला, शेताच्या बांधावर तसेच माळरानावर आढळते. कोकण, अहमदनगर, नांदेड, यवतमाळ या जिल्ह्यात काही प्रमाणात उगवते.

## वनस्पतीची ओळख :

फांद ही झुडुपवर्गीय वेल असून याचे खोड गोलाकार, मऊ, करड्या रंगाचे असून, अनेक फांद्यायुक्त असते. फांद्या इतर झाडांच्या आधाराने पसरणाऱ्या फांद्यांवर नाजूक, मऊसर लव असते. पाने साधी, एक आड एक, २ ते ३ सें.मी. लांब व २ ते ५ सें.मी. रुंद वाढणारी, हृदयाकृती आकाराची असतात. पानांचा वरचा पृष्ठभाग गुळगुळीत तर खालील भाग नाजूक, लवयुक्त असतो. फुले रंगाने पांढरी, सुवासिक, द्विलिंगी, नियमित, ६ सें.मी. व्यासाची व पानांच्या बेचक्यातून एकाकी येणारी असतात. देठ साधारण २ ते ५ सें.मी. लांब असतो. जुलै ते सप्टेंबरच्या दरम्यान फुले येतात. फुले दुपारनंतर कोमेजून तपकिरी रंगाची होतात. फळे गोलाकार १ ते १.५ सें.मी. व्यासाची असतात. फळे साधारण नोव्हेंबर-डिसेंबरपर्यंत तयार होतात.

बिया तपकिरी रंगाच्या असून एका फळात २ ते ४ बिया असतात. बिया १.५ सें.मी. लांब व १ सें.मी. रुंद असतात.

## औषधी उपयोग :

फांदचे मूळ व पाने औषधात वापरली जातात. आयुर्वेदिक चिकित्सा पद्धतीनुसार गर्भधारणेच्या सुरवातीच्या काळात घेतल्यास हे गर्भनिरोधक म्हणून काम करते. फांदची पाने अतिशय पौष्टिक असून ती अनेक खनिजांनी युक्त आहेत. त्यामुळे याची कोवळी पाने भाजीसाठी वापरली जातात. लहान मुलांच्या अंगावर पुरळ उठल्यास पाने व फांद्यापासून तयार केलेला रस औषध म्हणून अंगाला चोळतात. तसेच खोकला, मलेरिया, डोकेदुखी व त्वचारोगावरही फांद उपयुक्त आहे. पानांपासून तयार केलेले तेल संधिवातावर तसेच टाळूवरील आजारावर औषध म्हणून वापरतात. औषधी उपयोग करण्यापूर्वी स्थानिक वैदूंचा सल्ला घेणे आवश्यक आहे.

## लागवडीबद्दल माहिती :

फांदच्या बिया लागवडीसाठी वापरण्यात येतात. फुले येऊन गेल्यावर फळे तयार होतात. ही फळे

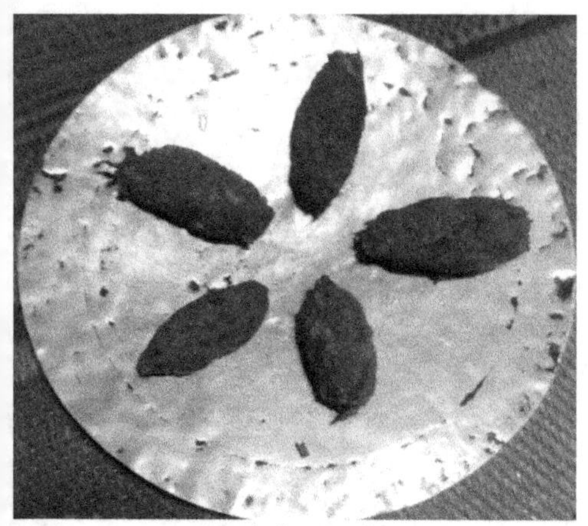

फांदचे मुटकुळे

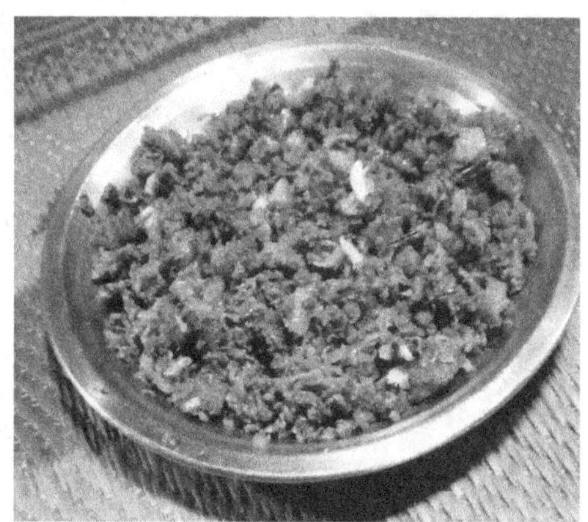

फांदचे परतवलेले मुटकुळे

वाळल्यावर त्यात असलेल्या बिया गोळा करून त्या लागवडीसाठी वापरतात. पावसाळ्यात गादी वाफ्यावर रोपे तयार करून घेऊन व ती मोकळ्या माळरानावर तसेच रस्त्याच्या कडेला लावण्यासाठी वापरली जातात.

## पाककृती क्र. १ : फांदच्या कोवळ्या पानांचे मुटकुळे :

**साहित्य :** ३-४ वाट्या फांदची कोवळी पाने, अर्धी वाटी बेसनपीठ, १ वाटी ज्वारी किंवा बाजरीचे पीठ, हिरवी मिरची-लसूण वाटण २-३ चमचे, १ ते दीड चमचा हळद, १-२ चमचे लाल मिरची पूड, १ चमचा धणे पूड, किंवा बारीक चिरलेली कोथिंबीर, फोडणीसाठी जिरे, मोहरी, तेल, चवीपुरते मीठ .

**कृती :** प्रथम फांदची पाने स्वच्छ धुवून बारीक चिरून घ्यावी. त्यात बेसन, ज्वारी किंवा बाजरीचे पीठ, हिरवी मिरची-लसूण वाटण, हळद, लाल मिरची पूड, मीठ, धणे पूड किंवा बारीक चिरलेली कोथिंबीर घालून सगळे मिश्रण एकजीव करून घ्यावे. नंतर थोडे-थोडे पाणी घालून चांगले मळून त्याचे छोटे छोटे मुटकुळे तयार करून घ्यावे. एका पातेल्यात पाणी उकळत ठेवावे. एका ताटाला थोडेसे तेल लावून त्यात हे मुटकुळे ठेऊन ते वाफवून घ्यावे. हवे असल्यास वाफवलेल्या मुटकुळ्यांचे कापून दोन, तीन भाग करावेत. एका कढईत जिरे,

मोहरीची फोडणी तयार करून त्यात हे मुटकुळे लालसर होईपर्यंत परतून घ्यावे. हे मुटकुळे तेलावर न परतता तसेच खाण्यासही छान लागतात.

## पाककृती क्र. २: फांदच्या कोवळ्या पानांची भाजी :

**साहित्य :** फांदची कोवळी पाने ३-४ वाट्या, बारीक चिरलेला कांदा १-२, ठेचलेल्या लसूण पाकळ्या ४-५, कापलेल्या हिरव्या मिरच्या १ ते २, १ चमचा हळद, शेंगदाण्याचे कूट १-२ चमचे, फोडणीसाठी मोहरी, जिरे, हिंग, तेल, चवीप्रमाणे मीठ.

**कृती :-** फांदची कोवळी पाने व देठ धुवून बारीक चिरून घ्यावीत. एका कढईत तेल गरम करून त्यात मोहरी, जिरे, हिंगाची फोडणी तयार करून त्यात बारीक चिरलेला कांदा सोनेरी रंग येईपर्यंत शिजवून घ्यावा. नंतर त्यात हळद व बारीक चिरलेली फांदची पाने घालून परतवून घ्यावे. थोडे शिजत आले की शेंगदाण्याचे कूट घालून झाकण ठेवून मऊ होईपर्यंत नीट शिजवून घ्यावे. चवीप्रमाणे मीठ घालावे.

*टीप : काही ठिकाणी फांदची कोवळी पाने थोड्या पाण्यात शिजवून ते मिश्रण बाजरी किंवा ज्वारीच्या पिठात मळून त्याच्या भाकऱ्या करण्याची पद्धत आहे.*

# गाळ फळ

| | | |
|---|---|---|
| १ | स्थानिक नाव | गाळ फळ, गेल |
| २ | शास्त्रीय नाव | *Catunaregum spinosa (Thunb) Keay* |
| ३ | कूळ | Rubiaceae |
| ४ | इंग्लिश नाव | False Guava, Mountain Pomegranate, Spiny Randia, Thorny Bone-pple |
| ५ | संस्कृत नाव | मदन, पिण्ड, शल्पक |
| ६ | उपयोगी भाग | कोवळी फळे |
| ७ | उपलब्धीचा काळ | मार्च-जून |
| ८ | झाडाचा प्रकार | काटेरी वृक्ष |
| ९ | अभिवृद्धी | बिया |
| १० | वापर | भाजी |

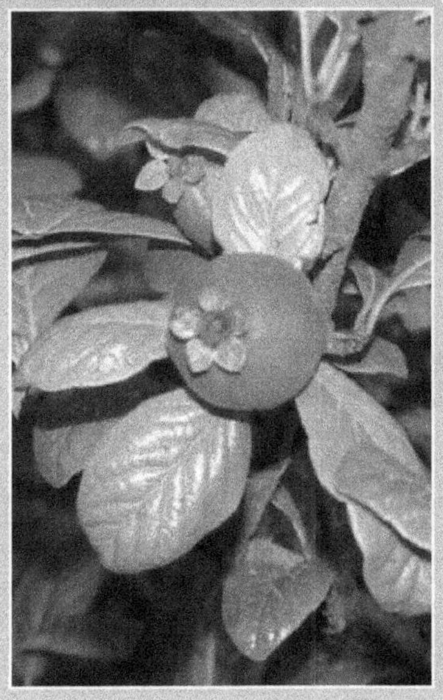

## आढळ :

गाळ फळाची मध्यम उंचीची पानझडी झाडे महाराष्ट्रातील बहुतेक जंगलात आढळतात. कोकणातील पालघर, ठाणे, रायगड या भागातील जंगलात माळरानावर ही झाडे येतात. पश्चिम घाटातील जंगलातही काही प्रमाणात याची झाडे दिसून येतात.

## वनस्पतीची ओळख :

गाळ फळाची झाडे साधारण ७ ते ८ मीटर ऊंच वाढतात. झाडाची साल मऊ, काळपट करड्या रंगाची असते. फांद्या मजबूत असून त्यावर १ ते ५ सें.मी. लांब दुहेरी काटे असतात. पाने साधी, गडद हिरव्या रंगाची, समोरासमोर येणारी, २.५ ते ७.५ सें.मी. लांब व १.२५ ते ७ सें.मी. रुंद व अंडाकृती आकाराची असतात. फुले सुवासिक, २ ते २.५ सें.मी. व्यासाची, पांढरी, रात्री उमलणारी असतात. देठ २ ते ५ मि.मी. लांब असतो. झाडाच्या विशिष्ट रंग व वासामुळे परागीभवन करणारे अनेक कीटक (मधमाशी, फुलपाखरे इ.) त्या झाडाभोवती घोंगावतात. फळे अंडाकृती किंवा गोलाकार आकाराची, २.५ ते ३.५ सें.मी. लांब असतात. फळात पांढऱ्या गरात लगडलेल्या अनेक लहान बिया असतात. त्या लांबीला २ ते ३ मि.मी. असून चपट्या आकाराच्या असतात. फुले मार्च ते एप्रिल मध्ये येणारी तर फळे मे ते जूनमध्ये तयार होतात.

## औषधी वनस्पती :

गाळाचे फळ, साल, मूळ औषधात वापरले जाते. फळाची साल ही वान्तिकारक असल्यामुळे पोटात काही अपायकारक घटक गेल्यास खाण्यास देतात. सालीपासून बनवलेला काढा तापावर पिण्यास दिला जातो. तसेच तापामध्ये सांधे, हातपाय दुखत असल्यास मूळ व सालापासून बनवलेली पेस्ट सांध्यांना लावली जाते. फळातील गर व बियांपासून बनवलेली पेस्ट गाल आणि घसा सुजल्यावर लावतात. औषधी उपयोग करण्यापूर्वी स्थानिक वैदूंचा सल्ला घेणे आवश्यक आहे.

## लागवडीबद्दल माहिती :

गाळाची लागवड बियांपासूनच केली जाते. पिकलेली फळे गोळा करून गरातून बिया काढून

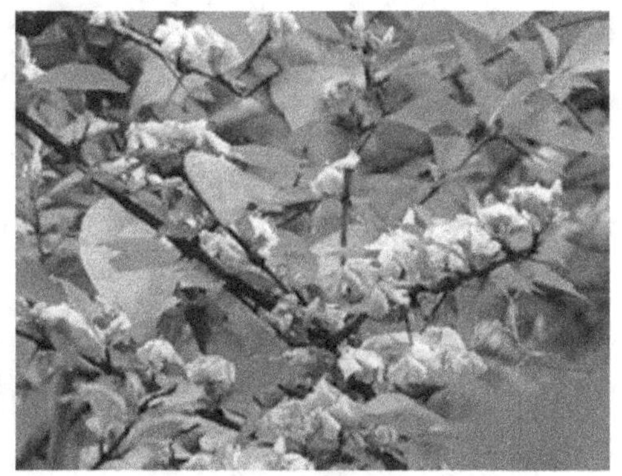

गाळचे झाड

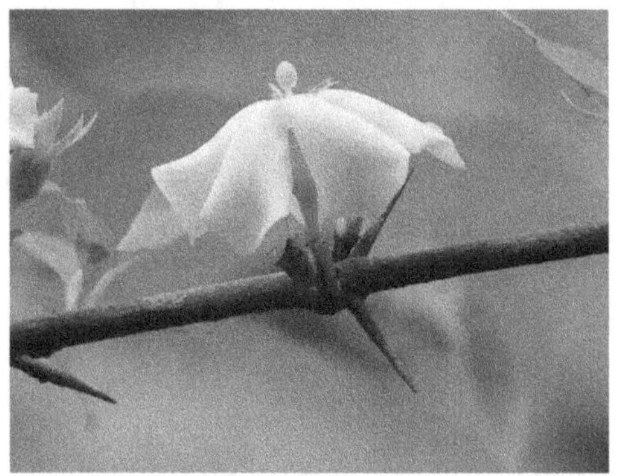

गाळचे फूल

उन्हात नीट वाळवून गादी वाफ्यावर रोपे तयार करून नंतर ती रोपे शेताच्या बांधावर तसेच माळरानावर लावली जातात.

## इतर उपयोग :

याच्या पिकलेल्या फळांचा वापर मासे पकडण्यासाठी केला जातो. याच्या फळाचा गर जर पाण्यात मिसळल्यास त्याचा फेस होतो त्यामुळे गर व सालीचा वापर कपडे धुण्यासाठी केला जातो.

## पाककृती क्र. १ : गाळाच्या कोवळ्या फळांची भाजी :

**साहित्य :** गाळाची कोवळी फळे ५ ते ६, बारीक चिरलेले २-३ कांदे, १-२ बारीक चिरलेल्या हिरव्या मिरच्या, बारीक ठेचलेल्या लसूण पाकळ्या ४-५, १ चमचा हळद, १ चमचा धणे पूड, २ चमचे लाल मिरची पूड, फोडणीसाठी जिरे, मोहरी, तेल, कढीपत्ता, चवीपुरते मीठ .

**कृती :** प्रथम गाळाच्या फळांचे देठ व साल काढून पाण्याने स्वच्छ धुवून त्याचे बारीक तुकडे करून आतील बिया काढून टाकाव्यात. कढईत तेल गरम करून जिरे, मोहरी कडीपत्त्याची फोडणी तयार करावी. नंतर कांदा तेलात चांगला परतवून घ्यावा. त्यात लसूण, हिरव्या मिरच्या, हळद, लाल मिरची पूड, धणे पूड व फळांचे तुकडे घालावेत व

भाजी वाफेवर शिजवून घ्यावी. चवीप्रमाणे मीठ घालावे.

## पाककृती क्रं. २ : भरलेली गाळाची फळे :

**साहित्य :** गाळाची कोवळी फळे ५ ते ६, २-३ बारीक चिरलेले कांदे, २ ते ३ चमचे आलं-लसूण-कोथिंबीर-हिरवी मिरची वाटण, १ चमचा हळद, १ चमचा धणे पूड, २-३ चमचे लाल मिरची पूड, ४ ते ५ चमचे डाळीचे पीठ किंवा शेंगदाण्याचे कूट, फोडणीसाठी जिरे, मोहरी, तेल, कढीपत्ता, चवीपुरते मीठ.

**कृती :** प्रथम गाळाच्या फळांचे देठ व साल काढून पाण्याने स्वच्छ धुवून ४ कापा करून आतील बिया काढून घ्याव्या. वरील वाटण व डाळीचे पीठ किंवा शेंगदाण्याचे कूट, लाल मिरची पूड, हळद, चवीप्रमाणे मीठ एकत्र करून घ्यावे. हे तयार मिश्रण त्या फळांमध्ये भरून घ्यावे. कढईत तेल गरम करून जिरे, मोहरी कढीपत्त्याची फोडणी तयार करावी. नंतर कांदा तेलात चांगला परतवून घ्यावा व ही भरलेली गाळाची फळे झाकण ठेवून वाफेवर शिजवून घ्यावी.

*टीप : ही फळे पिकल्यानंतर खाण्यासाठी वापरणे अपायकारक आहे.*

■

# गोमेटी

| १ | स्थानिक नाव | गोमेटी, जंगली तोंडली |
|---|---|---|
| २ | शास्त्रीय नाव | *Solena hetrophylla* |
| ३ | कूळ | Cucurbitaceae |
| ४ | इंग्लिश नाव | Creeping Cucumber, Diversely-Leaved Melothria |
| ५ | संस्कृत नाव | अम्लवेतस |
| ६ | उपयोगी भाग | कोवळी फळे |
| ७ | उपलब्धीचा काळ | ऑगस्ट -सप्टेंबर |
| ८ | झाडाचा प्रकार | वेल |
| ९ | अभिवृद्धी | बिया |
| १० | वापर | भाजी |

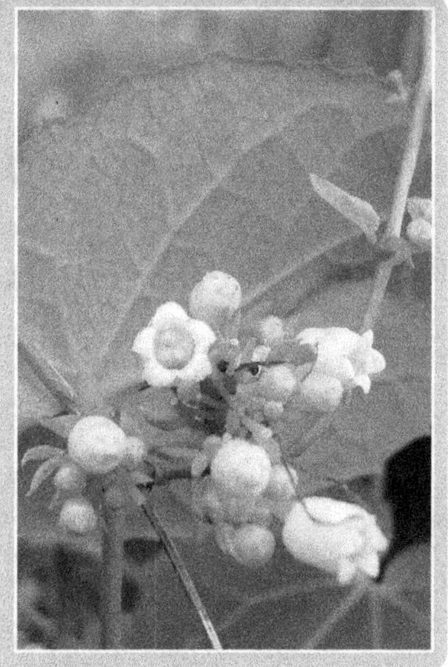

## आढळ :

गोमेटीचे वेल शेताच्या बांधावर, माळरानावर तसेच काटेरी कुंपणावर वाढलेले दिसतात. महाराष्ट्रात कोकणात रायगड, ठाणे, पालघर तसेच पश्चिम घाटात नाशिक, अहमदनगर, पुणे इथल्या जंगलात हे वेल आढळतात.

## वनस्पतीचे वर्णन :

गोमेटीचे खोड हिरवट रंगाचे असून १.५-२ सें. मी. व्यासाचे असते. या वेलीला अनेक फांद्या येतात. पाने साधी, एकाआड एक येणारी, हृदयाकृती, ८-१२ से. मी. लांब तर १ ते ५ से. मी. रुंद असून रंगाने गडद हिरवी, चकाकणारी, टोकदार असतात. पानांना दातेरी कडा असतात. पानाचे देठ आखूड असते. गोमेटीची फुले पांढरट-पिवळी, पानांच्या बेचक्यातून १०-१२ च्या संख्येने पुष्पदांड्यावर येतात. फळांना शिरा असतात. फळे आकाराने लांबट, २ ते ६ सें. मी. लांब तर २ ते ५ सें. मी. रुंद असून पिकल्यावर लालसर नारंगी होतात. याला करड्या-पांढऱ्या, गोल आकाराच्या, गुळगुळीत असणाऱ्या अनेक बिया असतात. गोमेटीला साधारण जून ते सप्टेंबरमध्ये फुले व फळे येतात.

## औषधी गुणधर्म :

गोमेटीचे फळ आणि बिया आतड्याच्या, श्वसनाच्या तसेच रक्तवाहिन्यांच्या आजारांवर उपयुक्त आहेत. याच्या मुळाची पावडर लहान मुलांना भूक वाढीसाठी वापरतात. गोमेटीची फळे निखाऱ्यात भाजून त्याचा गर चिखलामुळे होणाऱ्या पायाच्या जखमांवर लावल्यास या जखमा बऱ्या होतात. त्यामुळे स्थानिक शेतकरी लोक गोमेटीचा वापर मोठ्या प्रमाणात करतात. औषधी उपयोग करण्यापूर्वी स्थानिक वैदूंचा सल्ला घेणे आवश्यक आहे.

## पाककृती : गोमेटीच्या कोवळ्या फळांची भाजी:

**साहित्य :** २ वाट्या गोमेटीची कोवळी फळे, बारीक चिरलेले १-२ कांदे, ठेचलेल्या ४-५ लसूण पाकळ्या, १ चमचा हळद, १-२ चमचे लाल मिरची पूड, अर्धा चमचा धणे पूड, कोथिंबीर, चवीप्रमाणे मीठ, फोडणीसाठी तेल, जिरे, मोहरी, हिंग

**कृती :** प्रथम गोमेटीची फळे पाण्याने स्वच्छ धुवून त्यांचा देठाचा आणि टोकाचा भाग कापून टाकावा. फळांच्या गोल किंवा उभ्या फोडी कराव्या. एका कढईत तेल गरम करून जिरे, मोहरी, हिंगाची फोडणी देऊन कांदा व लसूण लालसर होईपर्यंत परतवून घ्यावा. नंतर त्यात हळद, लाल मिरची पूड, धणे पूड आणि गोमेटीच्या फळाचे काप घालून झाकण ठेऊन शिजवून घ्यावे. चवीपुरते मीठ घालावे. वरून थोडी कोथिंबीर पेरावी. ∎

# घुगुरवळ

| १ | स्थानिक नाव | घुगुरवळ, बाभुळी तांबट, अठरुन, तांबूट |
|---|---|---|
| २ | शास्त्रीय नाव | *Flacaurtia indica (Burm. F.) Merr* |
| ३ | कूळ | Salicaceae |
| ४ | इंग्लिश नाव | Governor's plum, Madagascar plum, Batoko palm, Ramontchi, Madagascar Plum, Governor's Plum |
| ५ | संस्कृत नाव | श्रुतवृक्ष, विकांटका, स्वदुकांताका, अघोरी |
| ६ | उपयोगी भाग | पिकलेली फळे |
| ७ | उपलब्धीचा काळ | फेब्रुवारी-एप्रिल |
| ८ | झाडाचा प्रकार | काटेरी झाड |
| ९ | अभिवृद्धी | बिया |
| १० | वापर | पिकलेली फळे |

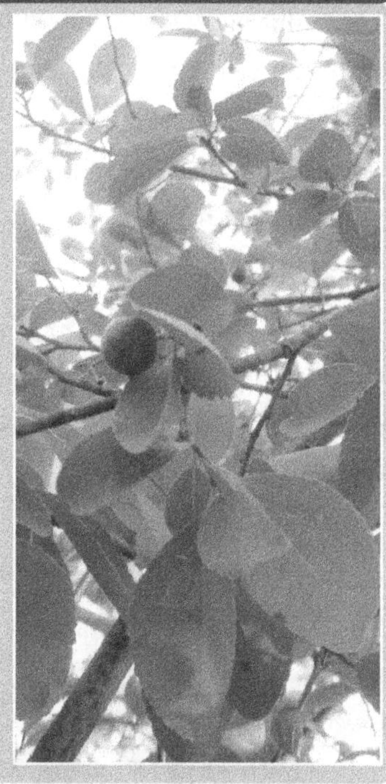

## आढळ :

घुगुरवळाची काटेरी झाडे महाराष्ट्रातील पानझडी प्रकारच्या जंगलात आढळतात. कोकणात ठाणे, पालघर, रायगड तसेच पश्चिमघाटात नाशिक, अहमदनगर, पुणे येथील डोंगराळ भागात रस्त्याच्या कडेला, शेताच्या बांधावर ही झाडे वाढलेली दिसतात.

## वनस्पतीची ओळख :

घुगुरवळाचे काटेरी झुडूप साधारण ३ ते ५ मीटर उंच वाढते, तर झाड १० मीटर पर्यंत उंच वाढू शकते. झाडाची साल फिक्या करड्या रंगाची असून ढलपी पडून गेल्यावर नवी येणारी साल गडद रंगाची असते. फांद्यांच्या बगलेतून एकेरी किंवा दुहेरी काटे येतात. कालांतराने हे काटे नवीन फांदीत रूपांतरित होतात. पाने साधी, एकाआड एक येणारी, १.५ ते ५ सें. मी. लांब व १ ते ३ सें. मी. रुंद, गोलाकार किंवा लांबट आकाराची असतात. याची कोवळी पाने लालसर असून नंतर फिक्या हिरव्या रंगाची होतात. पानाच्या कडा दातेरी असतात. फुले एकलिंगी, हिरवट-पिवळ्या रंगाची असतात. नर फुले ०.५ ते १ सें. मी. लांब, पुष्पगुच्छात येणारी, तर मादी फुले छोट्या फुलोऱ्यात येतात. फळे गोल किंवा अंडाकृती आकाराची, ०.५ ते २ सें. मी. लांब असून पिकल्यानंतर लालसर-अबोली रंगाची होतात. फळात ३ ते ५ बिया असून त्या पिवळसर

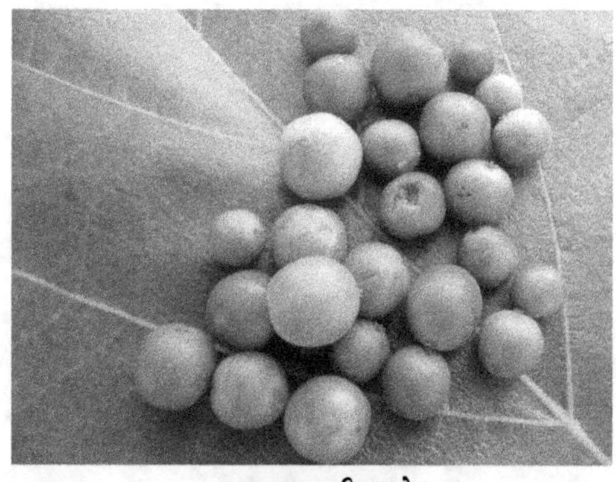

घुगुरवळाची फळे

पांढऱ्या रंगाच्या असतात व गडद पिवळ्या गरात लगडलेल्या असतात. घुगुरवळाला साधारण डिसेंबर ते मार्च महिन्यात फुले येऊन मे-ऑगस्टपर्यंत फळे खाण्यायोग्य होतात. मादागास्कारचे राज्यपाल Flacourt (१६०७-६०) यांच्या स्मृतिप्रीत्यर्थ घुगुरवळाच्या या प्रजातीला Flacourtia असे नाव देण्यात आले आहे.

## औषधी उपयोग :

घुगुरवळाची साल, पाने, मूळ याचा उपयोग अनेक आजारांवर औषध म्हणून केला जातो. साल, पाने व मूळ यापासून बनवलेला काढा ताप, जुलाब, सूज कमी करण्यासाठी दिला जातो. पानाचा वापर सर्पदंशावर औषध म्हणून केला जातो. पानाचा वापर दमा, कफ, पोटफुगी कमी करण्यासाठी तसेच कृमीनाशक म्हणून केला जातो. घश्याची घरघर कमी करण्यासाठी घुगुरवळाच्या सालीपासून बनवलेला काढयाचा वापर केला जातो. औषधी उपयोग करण्यापूर्वी स्थानिक वैदूंचा सल्ला घेणे आवश्यक आहे.

## इतर उपयोग :

घुगुरवळाची पिकलेली, आंबट-गोड फळे

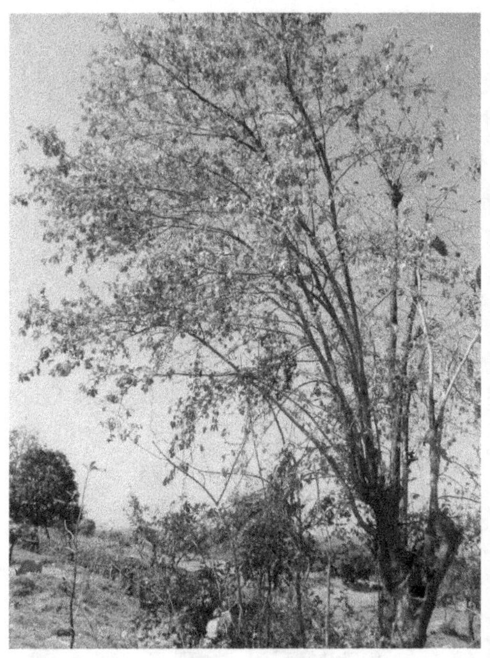

घुगुरवळाचे झाड

खाण्यासाठी वापरतात. घुगुरवळाचे झाड काटेरी असल्यामुळे याच्या फांद्या शेताभोवती कुंपण करण्यासाठी वापरतात. काही भागात घुगुरवळाचे लोणचेही करतात.

# घोळ

| १ | स्थानिक नाव | घोळ, भुईघोळ, मोठी घोळ, घोळू |
|---|---|---|
| २ | शास्त्रीय नाव | *Portulaca oleraceae* |
| ३ | कूळ | Portulacaceae |
| ४ | इंग्लिश नाव | Garden purselane, Common purselane, Little hogweed, Pigweed, Purslane |
| ५ | संस्कृत नाव | ब्रिहालोनी, लोनमळा, लोनिका |
| ६ | उपयोगी भाग | कोवळी पाने |
| ७ | उपलब्धीचा काळ | कोवळी पाने व फांद्या - जुलै-ऑगस्ट, वर्षभर |
| ८ | झाडाचा प्रकार | पसरट झुडूप |
| ९ | अभिवृद्धी | बिया |
| १० | वापर | भाजी |

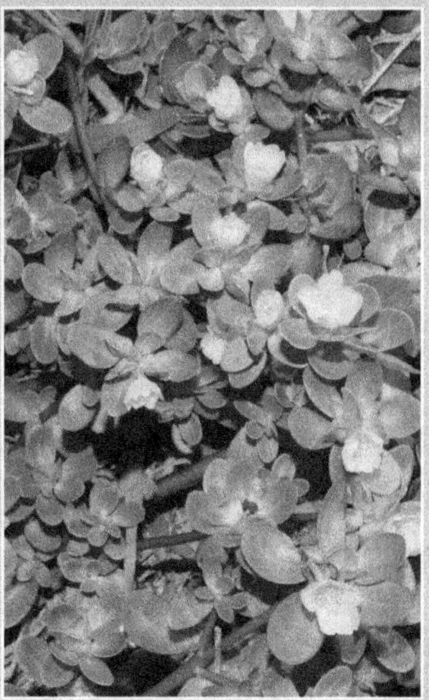

## आढळ :

घोळ ही रोपवर्गीय वनस्पती ओलसर, पाणथळ जागेत, शेतात, परसबागेत, बागेत तण म्हणून वाढते. ही वनस्पती जमिनीवर पसरत वाढते. महाराष्ट्रात जवळ जवळ सगळ्याच ठिकाणी घोळ ही वनस्पती रस्त्याच्या कडेला, पाण्याच्या ठिकाणी उगवलेली दिसते.

## वनस्पतीचे वर्णन :

घोळ ही वनस्पती मुख्यत्वेकरून शेतात तसेच परसबागेत इतर झाडासोबत वाढणारे वर्षायु गवत असून या वनस्पतीचे खोड नाजूक, कोवळे, रसदार व जाडसर व फिक्कट लालसर गुलाबी रंगाचे असते. फांद्या अनेक असून त्या जमिनीला समांतर ३० ते ४० सें.मी. लांब पसरत जाणाऱ्या असतात. पाने साधी, रसदार व जाडसर, लंबवर्तुळाकार, एका आड एक येणारी असून खोडाच्या पेरापेरात तसेच फांद्याच्या टोकावर समोरासमोर येतात. पाने हिरवट गुलाबी रंगाची, देठरहित, टोकाशी गोलाकार व १ ते ३ सें.मी. लांब ०.३ ते १.५ सें.मी. रुंद असतात. पानाच्या कडा लाल रंगाच्या तर

फुले पिवळी, ०.५ ते १ सें.मी व्यास असणारी, लहान, द्विलिंगी, नियमित व फांद्याच्या टोकावर तसेच पानाच्या बेचक्यात एक-एक किंवा गुच्छात येणारी असतात. फळे लहान, ०.५ ते ०.७ सें.मी लांब, शंखाकृति आकाराची. बिया अनेक, लहान, काळ्या रंगाच्या, गोलाकार, खरबरीत असतात. जमिनीत ओलावा असल्यास घोळ ही वनस्पती वर्षभरही वाढू शकते. साधारण ऑगस्ट-सप्टेंबरमध्ये फुले येऊन नोव्हेंबरपर्यंत फळे व बिया तयार होतात. तयार झालेल्या बिया आपोआप खाली पडून थोड्या ओलाव्यावरही रुजून नवीन रोपे तयार होतात.

## औषधी गुणधर्म :

घोळचे पूर्ण झाड औषधात वापरले जाते. पाने व रसदार फांद्यापासून बनवलेला काढा (२० ते ३० मिली पर्यंत) अडकलेली लघवी मोकळी करण्यासाठी दिला जातो. पूर्ण वाळलेल्या झाडापासून बनवलेली पूड काविळीमध्ये रिकाम्या पोटी २ ते ३ चमचे १ आठवड्यापर्यंत देतात. घोळाच्या भाजीत लोहाचे प्रमाण जास्त असते म्हणून दम्यात, खोकल्यात

ही भाजी खाण्यासाठी देतात. औषधी उपयोग करण्यापूर्वी स्थानिक वैदूंचा सल्ला घेणे आवश्यक आहे.

## लागवडीबद्दल माहिती :

घोळची वाढ बिया तसेच कोवळ्या फांद्यामुळे होते. पूर्ण तयार फुले वाळली की त्यातील बिया खाली पडून पुढल्या वर्षी पावसाळ्यात नवीन रोपे तयार होतात. कोवळ्या फांद्या खुडून ओल्या जमिनीत लावल्या तरी त्याला मूळ फुटून नवीन रोप तयार होते

## पाककृती क्र. १ : घोळाच्या कोवळ्या पानांची भाजी :

**साहित्य :** घोळ भाजीच्या जुड्या २-३, उभे चिरलेले २-३ कांदे, ठेचलेल्या लसूण पाकळ्या ४-५, बारीक चिरलेल्या १-२ हिरव्या मिरच्या, अर्धा चमचा हळद, चवीपुरती चिंच किंवा आमसूल, फोडणीसाठी जिरे, मोहरी, चिमुटभर हिंग, तेल, मीठ चवीप्रमाणे, थोडा गूळ.

**कृती :** प्रथम घोळ भाजीची कोवळी पाने व देठ खुडून, पाण्याने स्वच्छ धुवून घ्यावीत. फोडणीसाठी कढईत तेल गरम करून त्यात जिरे, मोहरी, लसूण, हिंगाची फोडणी करून त्यात उभा चिरलेला कांदा मंद आचेवर लालसर शिजवून घ्यावा, त्यात बारीक चिरलेल्या हिरव्या मिरच्या तसेच ही भाजी चवीला थोडी आंबट असल्यामुळे चवीप्रमाणे चिंचेचा कोळ किंवा आमसूल व गूळ घालून भाजी चांगली परतवून घ्यावी. ५ मिनिटे झाकण ठेवून शिजवून घ्यावी व चवीप्रमाणे मीठ घालावे.

*टीप : काही भागात या भाजीमध्ये फुलेही घालतात. फुलामुळे भाजी अतिशय रुचकर लागते. तसेच घोळ भाजीची पाने तूर, मूग किंवा मसुरच्या डाळीबरोबर शिजवूनही पातळ भाजी केली जाते.*

# हुम्भ

| १ | स्थानिक नाव | हुम्भ, हुंब, ठोस्का |
|---|---|---|
| २ | शास्त्रीय नाव | *Miliusa tomentosa (Roxb.) Sinclair* |
| ३ | कूळ | Annonaceae |
| ४ | इंग्रजी नाव | Tomentose Miliusa, Hoom |
| ५ | संस्कृत नाव | उपलब्ध नाही |
| ६ | उपयोगी भाग | कोवळी पाने, फुले, पिकलेली फळे |
| ७ | उपलब्धीचा काळ | कोवळी पाने : मार्च-एप्रिल, फुले : एप्रिल-मे, फळे : मे-जुलै |
| ८ | झाडाचा प्रकार | वृक्ष |
| ९ | अभिवृद्धी | बिया |
| १० | वापर | पिकलेले फळ |

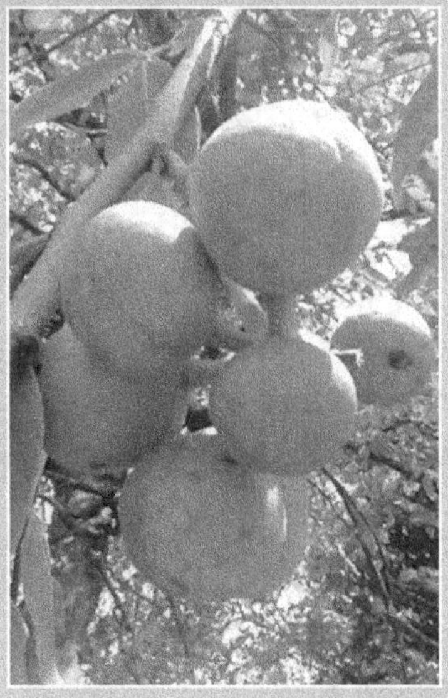

## आढळ :

हुंभाची पानझडी झाडे जवळजवळ संपूर्ण महाराष्ट्रात आढळतात. महाराष्ट्राच्या डोंगराळ भागातील घनदाट जंगलात तसेच शेताच्या बांधावर, रस्त्याच्या कडेला व देवराईच्या भागात हुंभाची झाडे मोठ्या प्रमाणात वाढतात.

## वनस्पतीची ओळख :

हुंभाची पानझडी झाडे साधारण १५ ते २० सें.मी. उंच वाढतात. झाडाची साल गडद करड्या रंगाची असून, उभ्या भेगायुक्त कोवळ्या सालीवर बारीक, तपकिरी रंगाची लव असते. पाने जाड, गडद हिरव्या रंगाची, अंडाकृती आकाराची असून, ५ ते १० सें. मी. लांब, २ ते ५ सें. मी. रुंद, वरून मऊ खालून बारीक लवयुक्त असतात. पानाच्या कडा दातेरी असतात. पाने कोवळी असताना लवदार व कालांतराने गुळगुळीत होतात. पानाचे देठ मजबूत असून ०.२ ते ०.६ सें.मी. लांबीचे असतात. फुले हिरवट पिवळ्या रंगाची, द्विलिंगी, पानाच्या किंवा फांदीच्या बगलेतून एकेक किंवा २, ३ च्या झुपक्यात येणारी, खाली लोंबकळणारी असतात. पाकळ्या ६ व प्रत्येक पाकळीत एक तपकिरी रंगाची रेष असते. फुलांचे देठ ५ ते ७ सें.मी. लांब असतात. फळे गोल, हिरव्या रंगाची ५ ते १० च्या एकत्रित घोसात येणारी असतात. फळे पिकल्यावर गडद जांभळ्या रंगाची होतात. बिया ३ ते ५ असून ०.८ ते ०.१० सें.मी. लांब असतात. फेब्रुवारी-मार्चमध्ये झाडाची पाने पूर्ण गळून जातात. एप्रिल ते मेमध्ये फुले येतात तर फळे मे ते जुलै दरम्यान तयार होतात.

## औषधी उपयोग :

बाळंतपणानंतर अंगावरील सूज कमी करण्यासाठी कच्च्या, वाळलेल्या हुंभाच्या फळांची जाडसर पावडर करून त्याचा वाफारा बाळंतिणीला शेकण्यासाठी देतात. तसेच हुंभाच्या सालीपासून तयार केलेला काढा हगवणीपासून आराम पडण्यासाठी वापरला जातो. अशक्तपणा कमी करण्यासाठी लहान मुलांना हुंभाची ताजी फळे खाण्यासाठी द्यावी. औषधी उपयोग करण्यापूर्वी स्थानिक वैदूंचा सल्ला घेणे आवश्यक आहे.

**लागवडीबद्दल माहिती :**

हुंभाची अभिवृद्धी बियापासून केली जाते. पिकलेल्या फळापासून बिया गोळा करून, वाळवून त्या गादी वाफ्यावर लावाव्यात. तसेच याच्या बिया प्राण्यामार्फतही मोठ्या प्रमाणात दूरवर पसरल्या जातात.

**इतर उपयोग :**

हुंभाची पिकलेली आंबट गोड फळे खाण्यासाठी वापरतात. हुंभाच्या झाडाचे लाकूड अतिशय कडक व मजबूत असल्यामुळे त्याचा वापर घरातील साहित्य, दरवाजे, खिडक्या, छपराचे वासे बनविण्यासाठी तसेच शेतीची अवजारे बनविण्यासाठी केला जातो.

**पाककृती : हुंभाच्या कोवळ्या पानाची व फुलांची भाजी :**

**साहित्य :** हुंभाची कोवळी पाने किंवा फुले २ ते ३ वाट्या, बारीक कापलेला १ मोठा कांदा, हिरवी मिरची व लसूण वाटण १ ते दीड चमचा, चिमुटभर हिंग, जिरे, मोहरी, तेल, चवीपुरते मीठ,

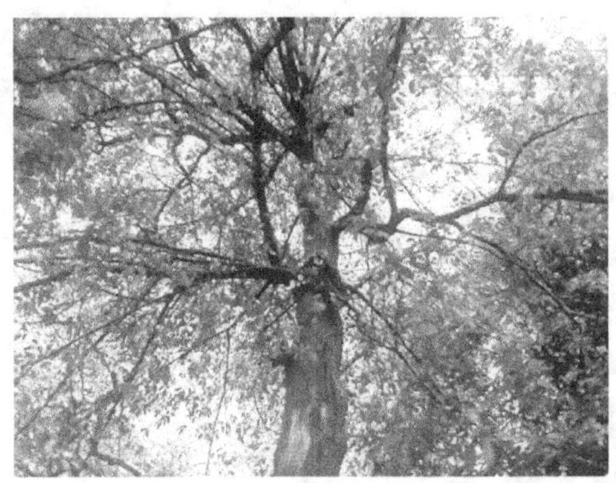

**कृती :** हुंभाची कोवळी पाने/फुले निवडून स्वच्छ धुवून, चिरून घ्यावी. फुलांचे फक्त देठ काढून घ्यावे. एका पातेल्यात पाणी गरम करून पाला/फुले वाफवून व पिळून घ्यावी. एका कढईत तेल गरम करून जिरे, मोहरी, हिंगाची फोडणी द्यावी. बारीक चिरलेला कांदा, हिरवी मिरची व लसूण वाटण परतून घ्यावे. नंतर त्यात वाफवून पिळून घेतलेली पाने/फुले मोकळी करून घालून चांगले परतवून घ्यावे. ५ मिनिटे झाकण ठेवून भाजी शिजवून घ्यावी. चवीनुसार मीठ घालावे.

# कडू कंद

| १ | स्थानिक नाव | कडू कंद, कडू कांद, कडू करंदा |
|---|---|---|
| २ | शास्त्रीय नाव | *Dioscorea bulbifera L.* |
| ३ | कूळ | Discoreaceae |
| ४ | इंग्लिश नाव | Aerial Yam, Air potato, Bulb bearing yam, Potato yam |
| ५ | संस्कृत नाव | वराहीकन्द, आलुक |
| ६ | उपयोगी भाग | कंद |
| ७ | उपलब्धीचा काळ | सप्टेंबर- डिसेंबर |
| ८ | झाडाचा प्रकार | वेल |
| ९ | अभिवृद्धी | कंद |
| १० | वापर | उकडून खाणे |

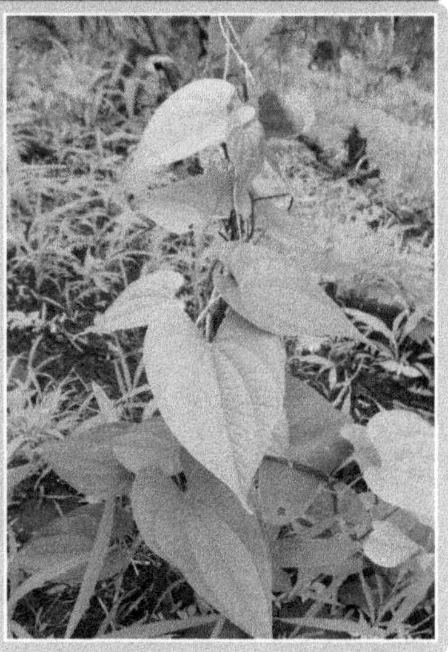

## आढळ :

कडू कंद ही वेलवर्गीय वनस्पती असून महाराष्ट्रातील सगळ्याच जंगलात हा वेल डोंगरकपारीला वाढलेला दिसतो. पण प्रामुख्याने कोकणात तसेच पश्चिमघाट परिसरातील जंगलात मोठ्या झाडावर, काटेरी झुडूपावर वाढतो.

## वनस्पतीची ओळख :

कडू कंदाच्या वेलींना जमिनीत आणि जमिनीवरही पानाच्या बेचक्यात कंद येतात. पूर्ण वाढ झालेल्या वेलींना जमिनीत लहान मोठे अनेक कंद येतात. पावसाळा संपल्यावर वेल वाळून जातो व कंद खाली जमिनीत तसेच राहतात. पुढच्या पावसाळ्यात कंद परत रुजून नवीन वेल तयार होतो. या वेलीचे खोड नाजूक व आधाराने वाढणारे असते. वेली मोठ्या झाडावर १५ ते २० फुटांपर्यंत चढत जातात. पाने हिरवी, साधी, हृदयाकृती आकाराची, ७ ते १५ सें.मी. लांब व ९ ते १० सें.मी. रुंद व टोकाशी निमुळती असतात. फुले लहान, एकलिंगी, नियमित, १.५ मि.मी. लांब, लोंबणाऱ्या पुष्पमंजिरित झुपक्यांनी येतात. फळे त्रिकोणी २ ते २.५ मि.मी. लांब असतात.

## औषधी गुणधर्म :

हे कंद अतिशय कडू असून शिजवलेले कंद पोटदुखीपासून आराम मिळण्यासाठी खातात. तसेच कंद कापून सुजेवर बांधतात. त्यामुळे सूज कमी होते.

## लागवडीबद्दल माहिती :

कडू कंदाची वेल जंगलात, काटेरी झुडुपावर वाढते. पावसाळा संपल्यावर वेल सुकून जातो पण खाली कंद सुप्तावस्थेत असतो. पुढच्या पावसाळ्यात कंद परत रुजून नवीन वेल तयार होतो.

## पाककृती : उकडलेल्या कडू कंदाच्या चकत्या :

**साहित्य :** कडू कंदाचे कंद, चवीपुरते मीठ, उकडण्यासाठी पाणी

**कृती :** प्रथम कडू कंदावरची साल काढून टाकावी. त्याच्या पातळ, पातळ चकत्या करून पाण्याने स्वच्छ धुवून एका पातेल्यात ठेवून उकडून घ्याव्या. नंतर त्या चकत्याना राख लावून रात्रभर ठेवावे. दुसऱ्या दिवशी पुन्हा पाण्याने स्वच्छ धुवून चवीपुरते मीठ घालून उकडून घ्यावे.

*टीप : आदिवासी लोक उपवासाला खाण्यासाठी कडू कंद वापरतात. तसेच कंदाचा कडूपणा कमी करण्यासाठी या चकत्या नदीच्या वाहत्या पाण्यात ठेवतात व शिजवून खातात.*

*विशेष टीप : औषधी वापर करण्यापूर्वी स्थानिक वैदूचा सल्ला घेणे आवश्यक.*

■

# काकड

| १ | स्थानिक नाव | काकड |
|---|---|---|
| २ | शास्त्रीय नाव | *Garuga pinnata Roxb.* |
| ३ | कूळ | Burseraceae |
| ४ | इंग्लिश नाव | Garuga, Grey Downy Balsam |
| ५ | संस्कृत नाव | किमिरातः, कर्णिकारः |
| ६ | उपयोगी भाग | कोवळी पाने |
| ७ | उपलब्धीचा काळ | वर्षभर |
| ८ | झाडाचा प्रकार | वृक्ष |
| ९ | अभिवृद्धी | शाकीय वाढ, बिया |
| १० | वापर | भाजी, लोणचे |

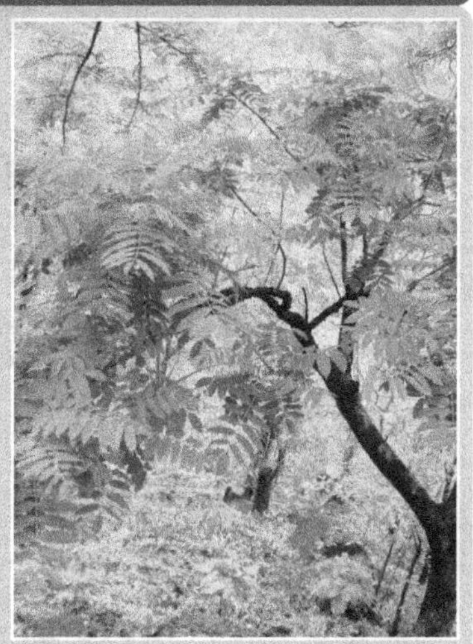

## आढळ :

काकडची झाडे पश्चिमघाटात, कोकणातील जंगलात तसेच डोंगरकपारीला नैसर्गिकपणे वाढलेली आढळतात.

## वनस्पतीची ओळख :

काकड हा पानझडी वृक्ष असून साधारण १५ ते २० से.मी. उंच वाढतो. याची तपकिरी किंवा करड्या रंगाची साल जाड, नरम व आतून लालसर असते. पाने मोठी, संयुक्त, एकाआड एक येणारी, १२ ते १५ पर्णिकांच्या जोड्या व टोकाशी एक अशी फांदीच्या टोकाशी गुच्छात येणारी असतात. पर्णिकांच्या कडा दातेरी असतात. फुले लहान, फिक्या पिवळ्या रंगाची, उन्हाळ्याच्या आरंभी फांद्यांच्या टोकास, संयुक्त परिमंजिऱ्यांवर येणारी असतात. फळे लहान, पोपटी, गोलाकार असून प्रत्येक फळात आंबट- तुरट गरात लगडलेली एक बी असते.

## औषधी उपयोग :

कच्ची फळे आंबट तुरट असून त्यापासून पौष्टिक लोणचे बनवले जाते. काकडची पाने गुरांना चारा म्हणून वापरतात, तर फळे भूक वाढीसाठी उपयुक्त असतात. पानाचा रस मधाबरोबर दम्यावर औषध म्हणून देतात. औषधी उपयोग करण्यापूर्वी स्थानिक वैदूंचा सल्ला घेणे आवश्यक आहे.

## लागवडीबद्दल माहिती :

काकडच्या पूर्ण तयार झालेल्या बिया लागवडीसाठी वापरतात. तसेच ह्याच्या फांद्याही लागवडीसाठी वापरतात.

## पाककृती : काकडच्या कच्या फळांचे लोणचे :

**साहित्य :** काकडची फळे १ किलो, मेथी दाणे १२ ग्रॅम, मोहरी डाळ १०० ग्रॅम, लाल मिरची पूड ४० ग्रॅम, मीठ १५० ग्रॅम, हिंग ३० ग्रॅम, तेल ५०० ग्रॅम, हळद २० ग्रॅम, लवंग, काळी मिरी, बडीशेप यांची जाडसर दळलेली भरड २० ग्रॅम.

**कृती :** प्रथम काकडची कच्ची फळे स्वच्छ धुवून कोरडी करून घ्यावी. टोचणीच्या साहाय्याने फळावर टोचे मारून घ्यावे, त्यामुळे लोणचे चांगले मुरण्यास मदत होते. नंतर फळांना थोडी हळद व मीठ चोळून उन्हात ३ ते ४ तास वाळवून घ्यावे. एका कढईत तेल गरम करून त्यात वरील सर्व मसाले घालून फोडणी करून घ्यावी. शेवटी फळे घालून उरलेले मीठ घालावे व सर्व मिश्रण चांगले हलवून घ्यावे. एका स्वच्छ बाटलीत भरून ठेवावे. सगळी फळे आत बुडतील या हिशोबाने पुन्हा या मिश्रणावर गरम करून कोमट केलेले तेल घालावे.

*टीप :- काही रानभाज्या शिजवल्यानंतर खाजतात. अशा भाज्या काकडच्या फळाबरोबर शिजवल्यास त्या खाजत नाही.*

# काळे अळू

| | | |
|---|---|---|
| १ | स्थानिक नाव | काळे अळू |
| २ | शास्त्रीय नाव | *Colocasia esculenta (L.) Schott* |
| ३ | कूळ | Araceae |
| ४ | इंग्लिश नाव | Eddo, Kalo, Taro, Wild taro, Dasheen, Taro/ Dasheen/Eddo Cocoyam, Cocoyam |
| ५ | संस्कृत नाव | अलुकम, कच्छी, आलुकी, अलुपम |
| ६ | उपयोगी भाग | कोवळी पाने, कोवळे देठ, कंद |
| ७ | उपलब्धीचा काळ | कोवळी पाने -जुलै-सप्टेंबर, कंद-नोव्हेंबर- जानेवारी |
| ८ | झाडाचा प्रकार | झुडूप |
| ९ | अभिवृद्धी | कंद |
| १० | वापर | शिजवून भाजी, मुटकुळे, पातवड्या, कंदाची भाजी |

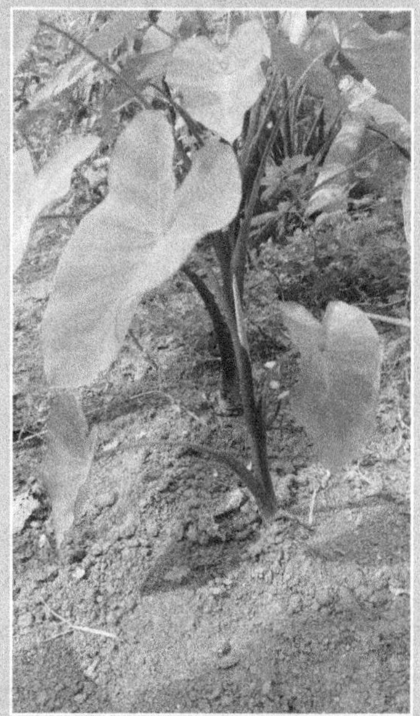

## आढळ :

पाणथळ व दलदलीच्या ठिकाणी काळे अळू ही वनस्पती सर्वत्र वाढलेली आढळते. काही माळरानावर तसेच जंगलात काळे अळू नैसर्गिकपणे उगवते.

## वनस्पतीची ओळख :

काळे अळू ही कंदवर्गीय वनस्पती असून याचे देठ काळसर तपकिरी रंगाचे असते. याचे लहान-लहान, गोल कंद जमिनीत वाढतात. कंद आतून पांढरा व

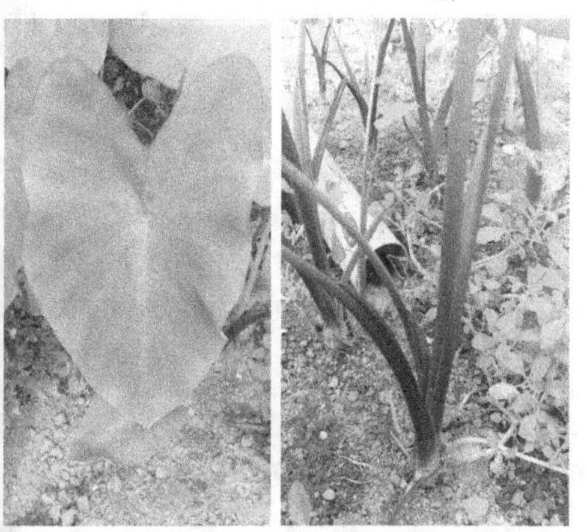

*काळ्या अळूचे पान आणि देठ*

चिकट असतो. कंदापासून वर पाने तयार होतात. पानाचा देठ २० ते ३० सें.मी. लांब असून देठाच्या टोकाशी हृदयाकृती साधे पान असते. पानाची लांबी व रुंदी १५ ते २० सें.मी. असते. पानाच्या बेचक्यातून, तळापासून लंबगोलाकार ३५ ते ४० सें.मी. लांब पुष्पमंजिरी तयार होते. पुष्पमंजिरीच्या टोकावर २५ ते ३५ सें.मी. लांब पिवळसर रंगाचे जाड आवरण असते. आतील बाजूस पुष्पदांड्यावर लहान, देठरहित पिवळसर पांढरी व हिरवट रंगाची मादी व नर फुले असतात. फळे पुष्पदांड्याच्या टोकावर येतात. फळे लांबट गोलाकार असून प्रत्येक फळात अनेक, लहान गोलाकार बिया असतात.

## औषधी गुणधर्म :

काळ्या अळूच्या देठांमध्ये लहान रक्तवाहिन्यांना आकुंचन करण्याचा गुणधर्म असल्याने हा रस जखमेवर औषध म्हणून लावतात. यामुळे रक्त वाहायचे थांबून जखम लवकर भरून येण्यास मदत होते. काळ्या अळूच्या पानांचे देठ मिठाबरोबर वाटून ते मिश्रण सुजलेल्या गाठी बऱ्या होण्यासाठी वापरले जाते.

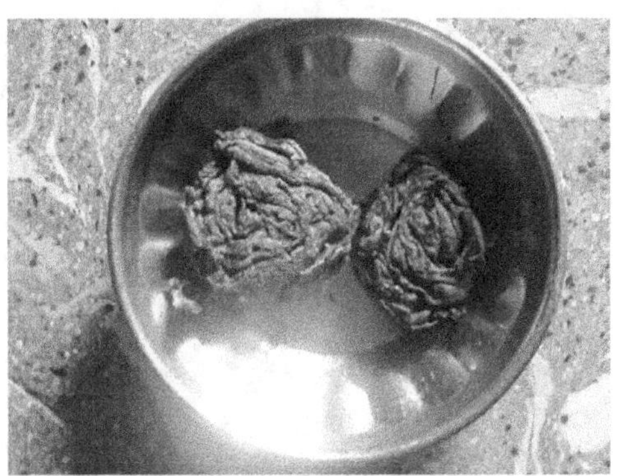

*काळ्या अळूच्या पानांपासून बनवलेल्या वड्या*

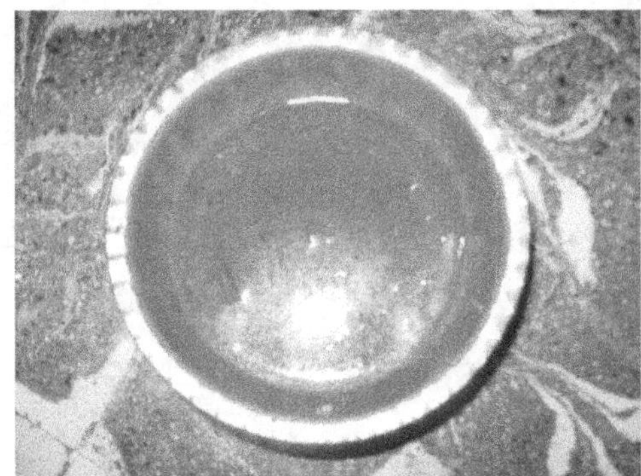

*काळ्या अळूच्या पानांपासून बनवलेली पातळ भाजी*

**लागवडीबद्दल माहिती :**

काळ्या अळूच्या कंदापासून त्याची वाढ होते. त्यासाठी हिवाळ्यात पूर्ण वाढ झालेले कंद चांगले वाळवून राखेत किंवा वाळूत घालून ठेवावे. उन्हाळ्यात यालाच कोंब फुटतात. कोंब फुटलेल्या अळकुड्या एक एक वेगळी करून सरीवर लावतात.

*टीप : औषधी वापर करण्यापूर्वी स्थानिक वैदुचा सल्ला घ्यावा.*

**पाककृती क्र. १ : काळ्या अळूच्या पानाच्या पातवड्या :**

**साहित्य :** काळ्या अळूची १०-१२ पाने, बोंडाराची ६-७ पाने किंवा १-२ चमचे चिंचेचा कोळ, १-१.५ वाटी बेसनपीठ, अर्धा वाटी तांदळाचे पीठ, बारीक चिरलेली किंवा वाटलेली मिरची २-३ चमचे, १-१.५ चमचे हळद, १-२ चमचे लाल मिरची पूड, १ चमचा धणे पूड, फोडणीसाठी जिरे, मोहरी, तेल, चवीपुरते मीठ, गूळ आवडीप्रमाणे.

**कृती :** प्रथम काळ्या अळूची पाने स्वच्छ धुवून, पुसून घ्यावी. नंतर एका पातेल्यात बेसनपीठ, तांदळाचे पीठ, वाटलेली मिरची, हळद, मिरची पूड, चवीप्रमाणे मीठ, धणे पूड व आवडीप्रमाणे चिंचेचा कोळ आणि गूळ घालावा. थोडे थोडे पाणी घालून पानावरून ओघळणार नाही इतपत घट्ट मिश्रण तयार करावे. नंतर अळूचे एक-एक पान उलट ठेवून त्याच्या मागच्या बाजूला वरील मिश्रण लावून घ्यावे त्यावर पुन्हा एक पान उलट ठेवावे व त्यावरही वरील मिश्रण लावून घ्यावे. असे एका वर एक ३-४ पान ठेवून करावे. नंतर दोन्ही बाजू दुमडून त्याची गोल वळकटी करून

घ्यावी. दुमडतानाही थोडे मिश्रण लावावे म्हणजे पाने नंतर सुटत नाही. तयार केलेल्या पानांच्या वळकट्या वाफवून घ्याव्या. नंतर त्याच्या गोल-गोल पातळ वड्या कापून घ्याव्या. तव्यावर थोड तेल घालून या वड्या लालसर भाजून घ्याव्या. या वड्या न भाजता खाल्ल्या तरी रुचकर लागतात.

**पाककृती २ : काळ्या अळूच्या पानांची पातळ भाजी :**

**साहित्य :** काळ्या अळूची देठासहित ४-५ पाने, १ चमचा हळद, २-३ चमचे लाल मिरची पूड, १ वाटी तूर डाळ/मसुराची डाळ, थोडे शेंगदाणे, काकड फळ/ अंबाड्याची पाने/बोंडाराची पाने, चवीपुरता गूळ, फोडणीसाठी मोहरी, जिरे, तेल, चवीप्रमाणे मीठ.

**कृती :** काळ्या अळूची पाने व देठ धुवून घ्यावेत. देठावरील पातळ पापुद्रा सोलून काढून टाकावा व देठ बारीक चिरून घ्यावे. वरीलपैकी एका डाळीबरोबर अळूची पाने व काकड फळ/ अंबाड्याची पाने/बोंडाराची पाने (यापैकी एक) शिजवून घ्यावे. एका कढईत तेल गरम करून त्यात मोहरी, जिरे घालून फोडणी तयार करून त्यात लाल मिरची पूड, हळद, शेंगदाणे घालून नीट परतून घ्यावे. नंतर शिजवलेले वरील सर्व जिन्नस घालून चांगले उकळून घ्यावे. चवीप्रमाणे गूळ व मीठ घालावे.

*टीप : काळ्या अळूच्या कंदांची उकडलेल्या बटाट्याच्या भाजीप्रमाणे भाजी करता येते.*

# कणगर

| १ | स्थानिक नाव | कणगर |
|---|---|---|
| २ | शास्त्रीय नाव | *Dioscorea esculenta (Lour.) Burk. (Combilium).* |
| ३ | कूळ | Discoreaceae |
| ४ | इंग्लिश नाव | Indiatic yam, Lesser yam, siatic yam, Potato yam, Chinese yam, Wild yam |
| ५ | संस्कृत नाव | उपलब्ध नाही |
| ६ | उपयोगी भाग | कंद |
| ७ | उपलब्धीचा काळ | सप्टेंबर- डिसेंबर |
| ८ | झाडाचा प्रकार | वेल |
| ९ | अभिवृद्धी | कंद |
| १० | वापर | भाजून/उकडून खाणे, भाजी |

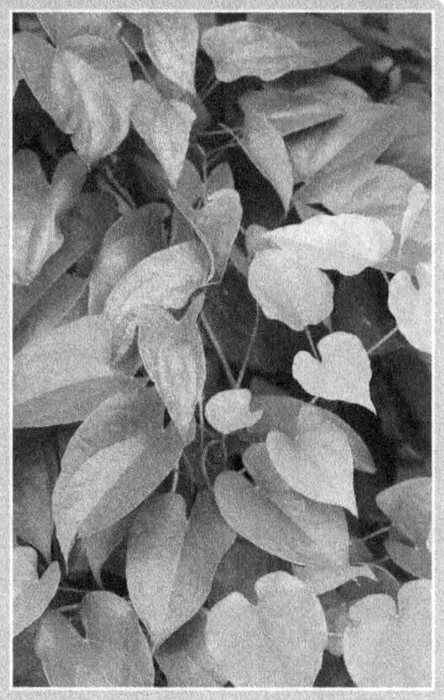

## आढळ :

कणगर ही एक वेलवर्गीय वनस्पती असून याची लागवड परसबागेत तसेच शेतात केली जाते. शेताभोवती असणाऱ्या कुंपणावर तसेच परसबागेत असणाऱ्या मोठ्या झाडावर याच्या वेली आधाराने वाढलेल्या दिसतात. कोकणात मोठ्या प्रमाणावर परसबागेत याची लागवड केली जाते.

## वनस्पतीची ओळख :

कणगर ही वेलवर्गीय वनस्पती असून साधारण ३ मीटर पर्यंत उंच वाढते. खोड नाजूक, गुळगुळीत, १ ते ३ मिमी व्यासाचे असून पाने साधी एका आड एक येणारी, गोलाकार पण टोकाशी निमुळती होत गेलेली असतात. पानावर बारीक लव असून पाने साधारण १० ते १२ से.मी. लांब व ८ ते १० से.मी. रुंद असतात. देठ मजबूत असते. याला फुले क्वचितच येतात. मुळे अनेक असून, प्रत्येक मुळाला ५ ते ७ उपमुळे येतात. उपमुळ्यांची लांबी साधारण ५ ते ५० से.मी. असते. वेलीला जमिनीत तसेच वर वेलीलाही कंद वाढतात. एका वेलीला साधारण १५ ते २० कंद येतात. कंद लंबगोलाकार, एकसारख्या आकाराचे असून साल पिवळसर-तपकिरी रंगाची व गर पांढऱ्या रंगाचा असतो.

## औषधी गुणधर्म :

कणगराचे कंद हे अतिशय पौष्टिक व औषधी आहेत. कंद रेचक, जंतनाशक असून मुळव्याध, सूज, ताप यासारख्या आजारावर वापरतात. कंदाचा वापर हगवण, गळू तसेच अंगदुखीवर औषध म्हणून केला जातो. औषधी उपयोग करण्यापूर्वी स्थानिक वैदूंचा सल्ला घेणे आवश्यक आहे.

## लागवडीबद्दल माहिती :

कणगराचा वेल मुख्यत: परसबागेत लावण्यात येतो. ज्या ठिकाणी पाण्याची हमखास सोय असेल अशा ठिकाणी मे अखेरपर्यंत सरीमध्ये ६० सें.मी. अंतरावर लागवड केली जाते. याला जमिनीवर तसेच जमिनीच्या खालीही कंद येतात. त्यापैकी पूर्ण तयार झालेले कंद लागवडीसाठी वाळूत किंवा राखेत ठेवले जातात. पुढे पावसाळ्याच्या पूर्वी कोवळे डिरे आपोआप वर येवू लागतात.

**पाककृती क्र. १ : उकडलेल्या कणगराची भाजी:**

**साहित्य :** उकडलेले कणगराचे ४-५ कंद, १-२ बारीक चिरलेले कांदे, आलं-हिरवी मिरची वाटण १-२ चमचे, अर्धा ते १ चमचा हळद, अर्धा चमचा धणे पूड, १ चमचा गरम मसाला, फोडणीसाठी हिंग, कढीपत्ता, मोहरी, जिरे व तेल, चवीपुरते मीठ, अर्धी वाटी खवलेले ओले खोबरे, बारीक चिरलेली कोथिंबीर

**कृती :** प्रथम कणगराचे कंद स्वच्छ धुवून एका पातेल्यात पाणी गरम करून शिजवून घ्यावे. शिजल्यावर त्यावरील साल काढून त्याच्या फोडी करून घ्याव्या. एका कढईत तेल गरम करून जिरे, कढीपत्ता, मोहरी, हिंगाची फोडणी द्यावी. त्यात बारीक चिरलेला कांदा, आलं-हिरवी मिरची वाटण, हळद, गरम मसाला, धणे पूड घालून चांगले परतून घ्यावे. त्यात वरील फोडी घालून चांगले हलवून थोडा वेळ झाकण ठेवून शिजवून घ्यावे. चवीप्रमाणे

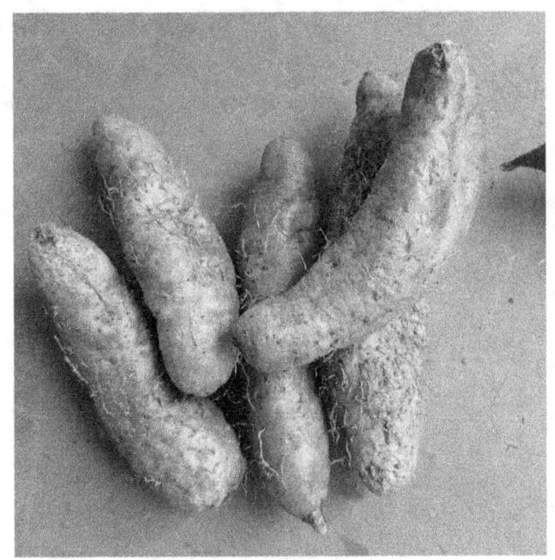

*कणगरचे कंद*

मीठ घालावे. वरुन खवलेले ओले खोबरे, बारीक चिरलेली कोथिंबीर पेरावी.

*विशेष टीप : औषधी वापर करण्यापूर्वी स्थानिक वैदूचा सल्ला घेणे आवश्यक.*

# करांदा

| १ | स्थानिक नाव | करांदा, गोडकंद, कोंडफळ, करींदा |
|---|---|---|
| २ | शास्त्रीय नाव | *Dioscorea bulbifera L.* |
| ३ | कूल | Discoreaceae |
| ४ | इंग्लिश नाव | Air Potato, Aerial Yam |
| ५ | संस्कृत नाव | उपलब्ध नाही |
| ६ | उपयोगी भाग | कंद |
| ७ | उपलब्धीचा काळ | सप्टेंबर- डिसेंबर |
| ८ | झाडाचा प्रकार | वेल |
| ९ | अभिवृद्धी | कंद |
| १० | वापर | उकडून खाणे |

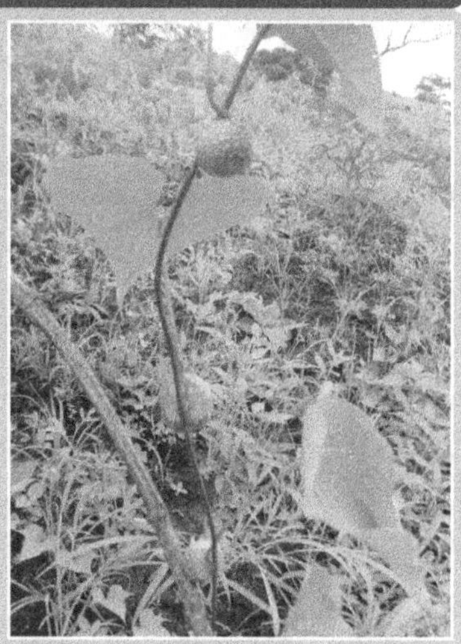

## आढळ :

करांदा ही वेलवर्गीय वनस्पती असून महाराष्ट्रातील सगळ्याच जंगलात ही वेल डोंगरकपारीला वाढलेली दिसते. कालांतराने याची लागवड परसबागेत तसेच शेताच्या बांधावर करण्यात येऊ लागली. प्रामुख्याने कोकणात तसेच पश्चिमघाट परिसरात हे कंद मोठ्या प्रमाणावर शेतात लावले जातात.

## वनस्पतीची ओळख :

करांद्याच्या पूर्ण वाढ झालेल्या वेलींना कडूकंदाप्रमाणेच जमिनीत आणि वर पानाच्या बेचक्यात लहान मोठे अनेक कंद येतात. पावसाळा संपल्यावर वेल वाळून जातो व कंद खाली जमिनीत तसेच राहतात. पुढच्या पावसाळ्यात कंद परत रुजून नवीन वेल तयार होतो. या वेलीचे खोड नाजूक, आधाराने वाढणारे असते. मोठ्या झाडावर ती १५ ते २० फुटापर्यंत चढत जाते. पाने हिरवी, साधी, हृदयाकृती आकाराची, ७ ते १५ सें.मी. लांब व ९ ते १० सें.मी. रुंद व टोकाशी निमुळती असतात. फुले लहान, एकलिंगी, नियमित, १.५ मि.मी. लांब असून लोंबणाऱ्या पुष्पमंजिरीत झुपक्यांनी येतात. फळे त्रिकोणी २ ते २.५ मि.मी. लांब असतात.

## औषधी गुणधर्म :

हे कंद खाण्यास मधुर असून आम्ल पित्त कमी करण्यासाठी उकडलेल्या कंदाचे सेवन केले जाते. औषधी उपयोग करण्यापूर्वी स्थानिक वैदूंचा सल्ला घेणे आवश्यक आहे.

## लागवडीबद्दल माहिती :

करांद्याचा वेल मुख्यत: परसबागेत लावण्यात येतो. याला जमिनीवर तसेच जमिनीच्या खालीही कंद येतात. त्यापैकी पूर्ण तयार झालेले कंद लागवडीसाठी वाळूत किंबा राखेत ठेवले जातात. पुढे पावसाळ्याच्या पूर्वी कोवळे डिरे आपोआप वर येऊ लागतात.

## पाककृती : करांद्याचे उकडलेले कंद :

**साहित्य :** करांद्याचे कंद, चवीपुरते मीठ, उकडण्यासाठी पाणी

**कृती :** प्रथम करांद्याचे कंद स्वच्छ धुवून घ्यावे. कंदाचे दोन भाग करावे. एका पातेल्यात पाणी घेऊन त्यात चवीप्रमाणे मीठ आणि हे कंद घालून उकडण्यासाठी ठेवावे. उकडलेले कंद अतिशय चविष्ट लागतात.

# करटोली

| १ | स्थानिक नाव | करटोली/करटुली/कंटोली/रानकारली |
|---|---|---|
| २ | शास्त्रीय नाव | *Momordica dioica Roxb.ex* |
| ३ | कूळ | Cucurbitaceae |
| ४ | इंग्लिश नाव | Teasle gourd / Kakrol / Spine gourd / Wild karela |
| ५ | संस्कृत नाव | कर्कोटकी |
| ६ | उपयोगी भाग | कोवळी डिरे, कोवळी फळे |
| ७ | उपलब्धीचा काळ | कोवळी डिरे : मे-जून <br> कोवळी फळे : सप्टेंबर-नोव्हेंबर |
| ८ | झाडाचा प्रकार | वेल |
| ९ | अभिवृद्धी | कंद, बिया |
| १० | वापर | भाजी |

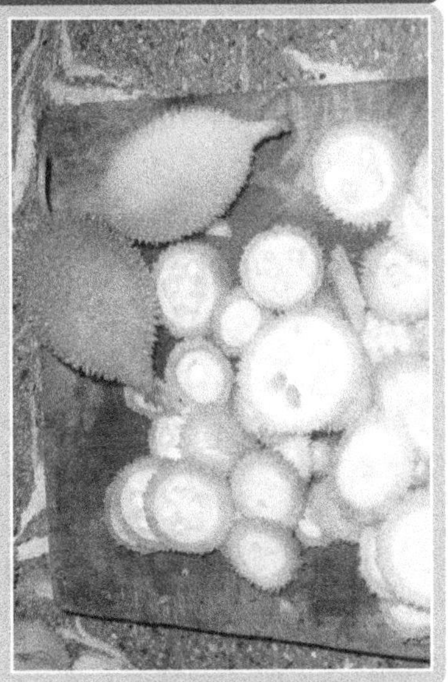

## आढळ :

करटोलीचे वेल कोकण, मराठवाडा, विदर्भ, पश्चिम महाराष्ट्र परिसरात आढळतात. ठाणे, पालघर, रायगड, नाशिक, अहमदनगर, धुळे, पुणे व विदर्भात काही जिल्ह्यातील जंगलामध्ये करटोली आढळून येते. डोंगराळ भागात वर्षानुवर्षे नैसर्गिकरित्या उगवणारी ही वेलवर्गीय वनस्पती आहे. करटोलीची कोवळी डिरे आणि कोवळी फळे भाजी करण्यासाठी योग्य असतात. साधारण पावसाळ्याच्या सुरवातीला (मे-जून) करटोलीची कोवळी डिरे तर ऑगस्ट-ऑक्टोबरमध्ये करटोलीची फळे उपलब्ध होतात. करटोलीचे वेल बांधावर, काटेरी झुडपावर चांगले वाढतात. अलीकडच्या काळात कोकण, दक्षिण महाराष्ट्र आणि गुजरात या ठिकाणी करटोलीची काही प्रमाणात शेतात लागवड केली जात आहे.

## वनस्पतीची ओळख :

करटोली ही वर्षायु वेल असून जंगलामध्ये मोठ्या काटेरी झुडपावर वाढलेली आढळते. कंद बहुवर्षायु असून खोड नाजूक आणि आधाराने वाढणारे आहे. पाने साधी, एका आड एक, हृदयाकृती, ३ ते ९ सें.मी. लांब, ३ ते ८ सें.मी. रुंद असून पानांच्या कडा दातेरी असतात. पानाचा देठ १.२ ते ३ सें.मी. लांब असतो. फुले पिवळी, नियमित, एक लिंगी असून नर व मादी फुले वेगवेगळ्या वेलींवर येतात. फुले पानांच्या बगलेतून एकांडी येतात. लागवड केलेल्या क्षेत्रात फलधारणेसाठी नर वेलांची संख्या १०% असणे आवश्यक असते. कंद, बिया व फाटे कलम यांच्यापासून लागवड केली जाते. करटोलीच्या पिकात मादी आणि नर वेल वेगवेगळे असतात. नर आणि मादी वेल फुलांवरून सहज ओळखता येतात. मादी फुलांच्या पाकळ्यांखाली खडबडीत गाठीसारख्या आकाराचा बीजांडकोश असतो तर नर फुलांत अशी गाठ नसते. पुष्पकोष ५ संयुक्त दलाचा असून बीजांडकोश एकमेकांस चिकटलेले असतात. ५ पाकळ्या व ५ पुंकेसर असतात. फळे लंब गोलाकार, ५ ते ७ सें.मी. लांब असून फळांवर नाजूक काट्याचे आवरण असते. फळांत पांढऱ्या गरात लगडलेल्या १५-२० बिया असतात. त्या पिकल्यावर करड्या रंगाच्या होतात.

## औषधी गुणधर्म :

करटोलीच्या फळात प्रथिने ३.१%, पिष्टमय पदार्थ ७.७%, स्निग्ध पदार्थ १%, तंतुमय

पदार्थ ३%, क्षार १.१%, याशिवाय 'अ' आणि 'क' जीवनसत्त्व मोठ्या प्रमाणात असते. तसेच करटोलीच्या कंदात, बियात आणि फळात औषधी गुणधर्म आहेत. करटोलीची भाजी मधुमेही रुग्णांना उपयुक्त असते. हाड मोडल्यास ही फळे आणि पाने दुखापत झालेल्या जागी बांधल्यास आराम पडतो. करटोलीच्या मादी जातीच्या वेलीचे कंद औषधात वापरतात. करटोलीच्या पानाचा रस, मिरी, रक्तचंदन आणि नारळाचा रस एकत्र करून डोकेदुखीत डोक्याला औषध म्हणून चोळतात. कंदाचे चूर्ण मधुमेहात औषध म्हणून देतात. डोक्याचा त्रास, मुतखडा, सर्व प्रकारच्या विषबाधा, हत्तीरोग या विकारात कंदाचा वापर करतात. करटोलीचे भाजलेले कंद मूळव्याध, रक्तस्त्राव थांबविण्यास उपयोगी आहेत. करटोलीची पाने ताप, बद्धकोष्ठता, दमा, श्वासनलिका दाह, उचकी, मूळव्याध यात गुणकारी आहे. अति लाळ सुटणे, रक्तरोग, डोळ्याचे रोग, वात, मूत्रस्राव या विकारात करटोलीचा वापर करतात. कोवळी फळे पुटकुळ्यांवर औषध म्हणून वापरतात. तर भाजलेल्या बिया त्वचारोगावर उपयोगी आहेत. करटोलीच्या वाळवलेल्या फळाचे चूर्ण नाकपुडीतील विपुल स्त्रावासाठी उपयुक्त आहे. मधुमेहाच्या रुग्णांनी या भाजीचे नियमित सेवन केल्यास रक्तातील साखर कमी होते. औषधी उपयोग करण्यापूर्वी स्थानिक वैदूंचा सल्ला घेणे आवश्यक आहे.

## लागवडीबद्दल माहिती :

करटोलीचे कंद तसेच बिया लागवडीसाठी वापरल्या जातात. पावसाळ्यानंतर जंगलातून कंद खणून आणले जातात व त्यांची लागवड केली जाते. लागवड करताना १:१ या प्रमाणे नर व मादी वेलाची लागवड करावी.

## पाककृती १ : करटोलीच्या कोवळ्या डिरांची भाजी :

**साहित्य :** करटोलीची कोवळी डिरे २ जुड्या, बारीक चिरलेले २-३ कांदे, बारीक चिरलेल्या १-२ हिरव्या मिरच्या, ठेचलेल्या लसूण पाकळ्या ३-५, १ चमचा हळद, अर्धा चमचा धणे पूड, फोडणीसाठी जिरे, मोहरी, तेल, कोथिंबीर व चवीपुरते मीठ.

**कृती :** पानाच्या बगलेतून निघणारे तंतू प्रथम काढून टाकावे व करटोलीची कोवळी डिरे स्वच्छ पाण्याने धुवून बारीक चिरून घ्यावी. कढईत तेल गरम करून जिरे-मोहरी घालून फोडणी करावी. त्यावर बारीक चिरलेला कांदा व लसूण लालसर परतून घ्यावे. नंतर बारीक चिरलेल्या मिरच्या, हळद, धणे पूड घालून परतून घ्यावे व त्यात करटोलीची चिरलेली डिरे घालून शिजवून घ्यावे. चवीप्रमाणे मीठ घालावे व कोथिंबीर घालावी.

## पाककृती २ : करटोलीच्या कोवळ्या फळाची भाजी :

**साहित्य :** करटोलीची कोवळी फळे, बारीक चिरलेले ३-४ कांदे, बारीक केलेल्या ४-५ लसूण पाकळ्या, १ चमचा हळद, १-२ चमचा लाल मिरची पूड, अर्धा चमचा धणे पूड, ३-४ चमचे शेंगदाण्याचे कूट, कोथिंबीर, फोडणीसाठी तेल, हिंग, जिरे, मोहरी, चवीप्रमाणे मीठ.

**कृती :** प्रथम करटोलीची फळे स्वच्छ पाण्याने धुवून घ्यावीत. त्याचे गोल-गोल काप करून बिया काढून टाकाव्या. कढईत तेल गरम करून जिरे, मोहरी, हिंगाची फोडणी देऊन कांदा आणि लसूण लालसर होईपर्यंत परतून घ्यावा. नंतर त्यात हळद, हिंग, लाल मिरची पूड, शेंगदाण्याचे कूट आणि करटोलीचे काप घालून चांगले परतवून घ्यावे. चवीपुरते मीठ घालून झाकण ठेऊन मऊ होईपर्यंत शिजवून घ्यावे. वरून थोडी कोथिंबीर घालावी. या भाजीमध्ये करटोलीची पिकलेली १-२ फळे घातली तर भाजी आणखी चविष्ट लागते.

■

# करवळ

| १ | स्थानिक नाव | करवळ, पिवळा करवळ |
|---|---|---|
| २ | शास्त्रीय नाव | *Dillenia pentagyna Roxb.* |
| ३ | कूळ | Dilleniaceae |
| ४ | इंग्लिश नाव | Dog Teak, Dillenia, Karanbidi, Five-Carpelled Simpoh |
| ५ | संस्कृत नाव | अक्षिकीफल, पुन्नाग, नागकेसरम, अक्सीफल |
| ६ | उपयोगी भाग | फुले, कोवळी फळे, पिकलेली फळे |
| ७ | उपलब्धीचा काल | फुले - मार्च-एप्रिल; कोवळी फळे एप्रिल-मे; पिकलेली फळे - मे |
| ८ | झाडाचा प्रकार | वृक्ष |
| ९ | अभिवृद्धी | शाकीय वाढ, बिया |
| १० | वापर | लोणचे, भाजी |

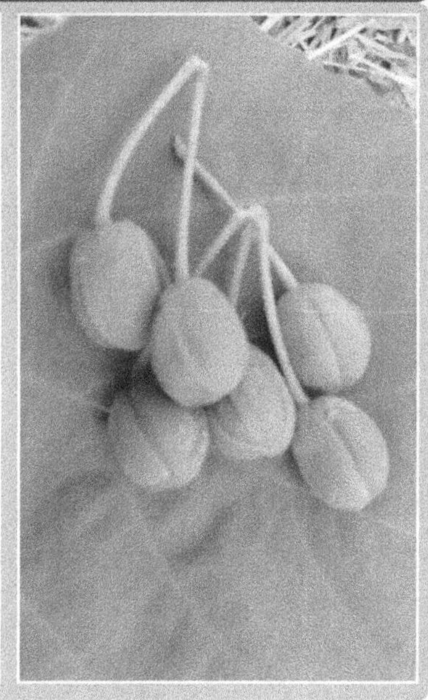

## आढळ :

करवळ हा पानझडी वृक्ष महाराष्ट्रात अनेक जंगलात, डोंगराळ भागात तसेच शेताच्या बांधावर आढळतो. पालघर, ठाणे, रायगड, कोल्हापूर येथील जंगलात काही ठिकाणी याची झाडे तुरळक प्रमाणात आढळतात.

## वनस्पतीची ओळख :

करवळाचे मोठे झाड साधारण २५ ते ४० मीटरपर्यंत उंच वाढते. साल साधारण १५-२० मि.मी. जाडीची व तपकिरी-करड्या रंगाची असते.

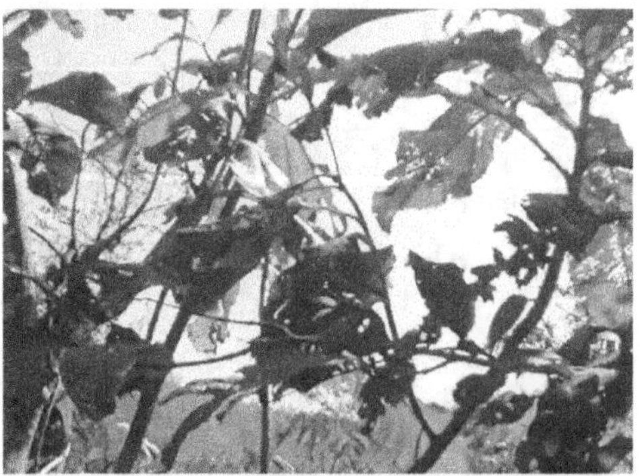

*करवळची पाने*

फांद्या मजबूत असून त्यावरची साल उकललेली दिसते. फांद्यावर अनेक गाठी आलेल्या दिसतात. तसेच इंग्रजी V आकाराचे निशाण फांदीवर दिसून येते. पाने साधी, गडद हिरव्या रंगाची, मोठी, समोरासमोर येणारी तसेच टोकाशी एकवटलेली असून २० ते ५० सें.मी. लांब व १० ते २० सें.मी. रुंद असतात. पानाचा आकार पायाशी निमुळता असून टोकाशीही निमुळता झालेला असतो. पानाच्या कडा करवतीसारख्या दाते असणाऱ्या असतात. देठ २ ते ५ सें.मी. लांब असतात. फुले द्विलिंगी, सुवासिक, पिवळसर रंगाची असून फुलांचे देठ २.५ ते ५ सें.मी. लांब असतात. जुन्या फांदीला पानाच्या बगलेतून फुले येतात. फळे गोल, २.५ सें.मी व्यासाची असतात. कळी आणि कच्ची फळे यांना साधारण आंबट-गोड वास येतो. फळे चवीला आंबट लागतात. फळे कच्ची खाण्यासाठी किंवा भाजी करण्यासाठी वापरतात. फळे पिकल्यानंतर पिवळी होतात. बिया अनेक, काळ्या ०.३ ते ०.५ सें.मी. लांब व अंडाकृती आकाराच्या असतात. सुप्रसिद्ध

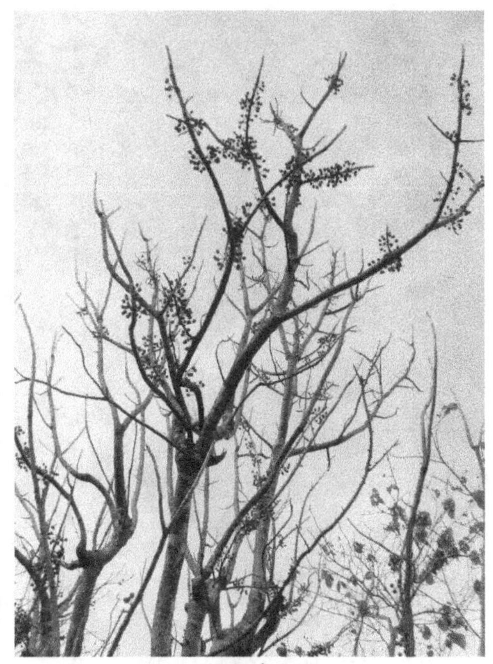

करवळचे झाड

वनस्पतीशास्त्रज्ञ J. J. Dillenius यांच्या स्मृति प्रीत्यर्थ करवळाला Dillenia हे शास्त्रीय नाव देण्यात आले.

## औषधी उपयोग :

आयुर्वेदात करवळाचे विविध औषधी उपयोग आहेत. या झाडाच्या पानाची पेस्ट विंचू चावल्यावर औषध म्हणून वापरली जाते. करवळाची साल पाण्यात उगाळून ती पेस्ट जखमेवर तसेच हाड मोडल्यावर औषध म्हणून लावली जाते. त्वचारोग व अंगदुखी कमी करण्यासाठी करवळाची पाने किंवा मुळापासून बनवलेला काढा औषध म्हणून देतात. मधुमेह कमी करण्यासाठी कच्च्या फळांची भाजी किंवा पिकलेली फळे उपाय म्हणून खातात. औषधी उपयोग करण्यापूर्वी स्थानिक वैदूंचा सल्ला घेणे आवश्यक आहे.

## लागवडीबद्दल माहिती :

करवळाची लागवड बिया तसेच फांदी लावूनही केली जाते. चांगल्या पिकलेल्या फळांच्या बिया गोळा करून उन्हात वाळवल्या जातात. पावसाळ्यात योग्य त्या ठिकाणी बिया लावाव्यात तसेच गादी वाफ्यावर लावून रोपे तयार करूनही लावता येतात.

## पाककृती : करवळाच्या कोवळ्या फळाची भाजी:

**साहित्य :** करवळाची कोवळी फळे २-३ वाट्या, बारीक चिरलेले कांदे २-३, ठेचलेल्या ४-५ लसूण पाकळ्या, अर्धा चमचा हळद, अर्धा चमचा धणे पूड, फोडणीसाठी जिरे, मोहरी, चिमूटभर हिंग, तेल, चवीपुरते मीठ व गूळ.

**कृती :** प्रथम करवळाची फळे स्वच्छ धुवून, देठ काढून गोल किंवा उभी चिरून घ्यावी. नंतर फोडणीसाठी कढईत तेल गरम करून त्यात जिरे, मोहरी, हिंग घालून त्यात बारीक चिरलेला कांदा, लसूण मंद आचेवर परतवून घ्यावे. नंतर हळद व वरील फोडी त्यात घालून चांगल्या परतवून घ्याव्या. चवीप्रमाणे मीठ व गूळ घालून झाकण ठेऊन मऊ होईपर्यंत शिजवून घ्यावे.

*टीप : काही भागात याच्या फुलांपासून भाजी तसेच कच्च्या फळांपासून लोणचे बनवले जाते.*

■

# करवंद

| | | |
|---|---|---|
| १ | स्थानिक नाव | करवंद, डोंगरची काळी मैना |
| २ | शास्त्रीय नाव | *Capparis carandas* |
| ३ | कूळ | Apocynaceae |
| ४ | इंग्लिश नाव | Karonda, Indian wild black berry, Bengal Current, Carandas |
| ५ | संस्कृत नाव | करमर्दक |
| ६ | उपयोगी भाग | फळे, फुले |
| ७ | उपलब्धीचा काळ | कोवळी फळे व फुले : फेब्रुवारी- एप्रिल, पिकलेली फळे : एप्रिल- जून (पाऊस पडेपर्यंत) |
| ८ | झाडाचा प्रकार | काटेरी झुडूप |
| ९ | अभिवृद्धी | बिया, जुन्या फांद्या |
| १० | वापर | भाजी, लोणचे, सरबत |

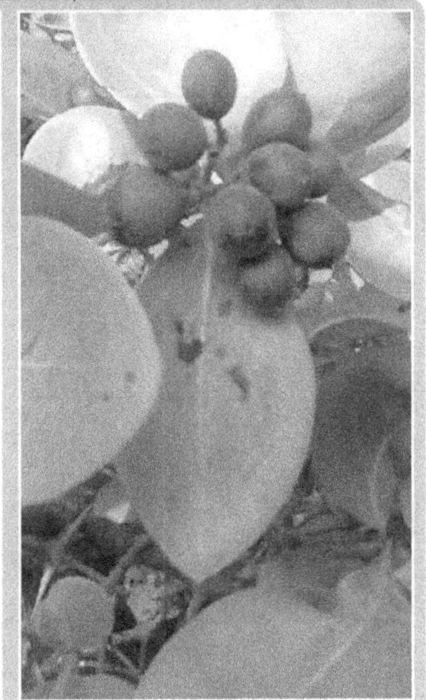

## आढळ :

करवंदाचे काटेरी, सदाहरित झुडुप महाराष्ट्रात पानझडी तसेच निमसदाहरित जंगलात आढळते. मोठ्या जंगलात डोंगरकपारीला, माळरानात तसेच रस्त्याच्या कडेला करवंदाच्या दाट जाळ्या पसरलेल्या दिसतात.

## वनस्पतीची ओळख :

करवंदाचे खोड लहान, थोडे खरबरीत असून फांद्या अनेक, पसरणाऱ्या असतात. साल फिकट तपकिरी रंगाची असून खोडाच्या प्रत्येक पेरावर दणकट, तीक्ष्ण १.५ ते २ लांबीच्या काट्यांची जोडी असते. पाने साधी, समोरासमोर, ४ ते ७.५ से.मी. लांब व ३ ते ५ से.मी. रुंद, लंबअंडाकृती, गुळगुळीत, चकाकणारी, गडद हिरव्या रंगाची असतात. खोड, फांद्या व पानामध्ये पांढरा दुधी रंगाचा चीक असतो. फुले लहान, सुवासिक, पांढरी, नियमित, फांद्याच्या टोकावर गुच्छात येणारी असतात. फळे लहान, गोल आकाराची असून कच्ची फळे हिरवी आणि पिकलेली फळे

काळ्या रंगाचीअसतात. प्रत्येक फळात २ ते ४ गोलाकार चपट्या, लालसर बिया फिक्कट गुलाबी गरात लगडलेल्या असतात.

## औषधी उपयोग :

करवंदाच्या फळामध्ये 'क' जीवनसत्त्व मोठ्या प्रमाणात असते. त्वचाविकार व हृदयविकारात करवंदाची फळे सेवन करतात. अपचनावर उपाय म्हणून करवंदाचे सरबत पिण्यास देतात. औषधी उपयोग करण्यापूर्वी स्थानिक वैदूंचा सल्ला घेणे आवश्यक आहे.

## लागवडीबद्दल माहिती :

करवंदाच्या बिया तसेच फांद्यानीही लागवड केली जाते. पिकलेल्या फळापासून बिया गोळा करून त्या गादी वाफ्यावर लावल्या जातात.

## पाककृती : कोवळ्या करवंदाच्या फळाची भाजी :

**साहित्य :** २-३ वाट्या करवंदांची कोवळी फळे, बारीक चिरलेले २-३ कांदे, ठेचलेल्या

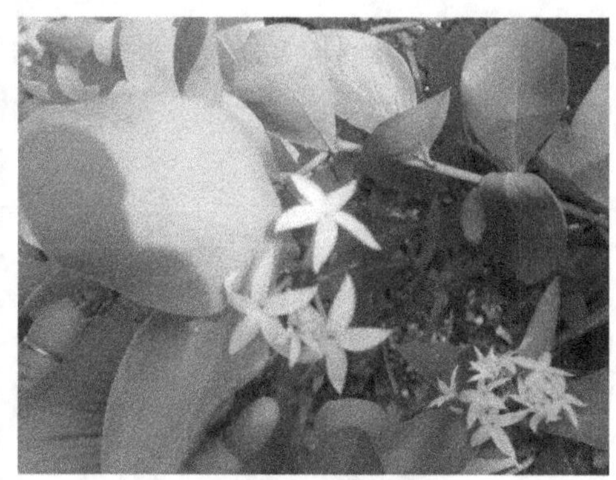

*करवंदाची फुले*

४-५ लसूण पाकळ्या, अर्धा चमचा हळद, १-२ चमचे लाल मिरची पूड, अर्धा चमचा धणे पूड, फोडणीसाठी जिरे, मोहरी, तेल, चवीपुरते मीठ व गूळ.

**कृती :** प्रथम करवंदांची फळे स्वच्छ धुवून, हळुवार ठेचून त्यातील बिया काढून टाकाव्या. नंतर फोडणीसाठी कढईत तेल गरम करून त्यात जिरे, मोहरी घालून त्यावर बारीक चिरलेला कांदा, लसूण मंद आचेवर परतवून घ्यावे. नंतर लाल मिरची पूड, हळद आणि बिया काढलेली करवंदे घालावी. चवीप्रमाणे मीठ व गूळ घालून झाकण ठेऊन मऊ होईपर्यंत शिजवून घ्यावे.

**पाक कृती : पिकलेल्या करवंदाचे सरबत :**

**साहित्य :** ४-५ वाट्या पिकलेली करवंद, चवीपुरते मीठ व साखर.

**कृती :** प्रथम करवंद पाण्याने स्वच्छ धुवून घ्यावी. एका पसरट चाळणीत करवंद घेऊन त्याखाली एक पातेले ठेऊन, दाबून त्यातून रस काढून घ्यावा. वर उरलेला चोथा एकत्र करून त्यात थोडे पाणी घालून थोडा वेळ तसेच ठेवावे व नंतर मूळ रसात गाळून घ्यावा. चवीप्रमाणे मीठ व साखर घालावी.

*टीप : हे सरबत झटपट करून लगेच पिण्यासाठी उत्तम. साठवून ठेऊ नये. करवंदापासून पौष्टिक आणि टिकाऊ असे लोणचेही बनवता येते.*

■

# काटेमाठ

| | | |
|---|---|---|
| १ | स्थानिक नाव | काटेमाठ, काटेरी माठ |
| २ | शास्त्रीय नाव | *Amaranthus spinosus* |
| ३ | कूळ | Amaranthaceae |
| ४ | इंग्लिश नाव | Prickly Amaranthus, Edlebur, Needle burr, Spiny Amaranth, Thorny Amaranth. |
| ५ | संस्कृत नाव | तंदुलीय |
| ६ | उपयोगी भाग | कोवळी पाने, कोवळे देठ |
| ७ | उपलब्धीचा काळ | कोवळी पाने जुलै ऑगस्ट, कोवळे देठ ऑगस्ट - ऑक्टोबर |
| ८ | झाडाचा प्रकार | झुडूप |
| ९ | अभिवृद्धी | बिया |
| १० | वापर | भाजी |

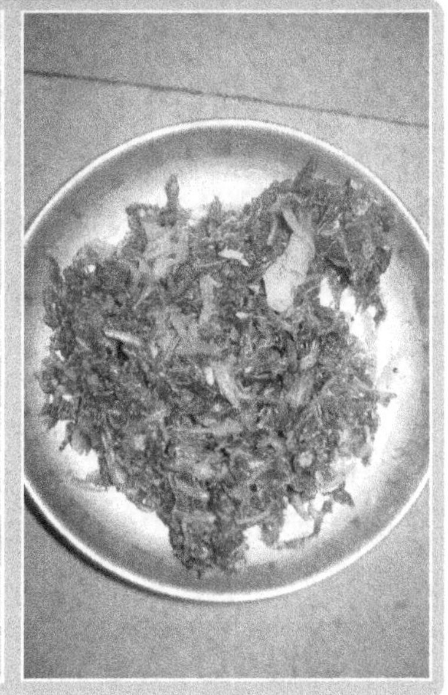

## आढळ :

काटेमाठ ही रोपवर्गीय वनस्पती पावसाळ्यात शेतात, परसबागेत, पडीक, ओसाड जमिनीवर, रस्त्याच्या कडेला तण वाढलेली आढळते.

## वनस्पतीची ओळख :

काटेमाठ ही वनस्पती चांगल्या जागी ३० ते १०० सें.मी पर्यंत वाढू शकते. याचे खोड गोलाकार, सरळ उंच वाढणारे असून पांढरट हिरव्या रंगाचे, कधी लालसर छटा असणारे असते. फांद्या अनेक, सरळ तसेच आडव्या वाढणाऱ्या असून पानांच्या बेचक्यातून ०.५ ते १ सें.मी लांबीचे हिरव्या रंगाचे काटे येतात. पाने साधी, एक आड एक येणारी ५ ते १० सें.मी लांब व १.५ ते ४ सें.मी. रुंद, लांबट किंवा अंडाकृती टोकाशी टोकदार असतात. पानाच्या शिरा अधिक रेखीव असून पानाचे देठ ३ ते ७ सें.मी लांब असतात. फुले लहान, एकलिंगी, नियमित, पांढरट हिरवी, प्रत्येक फांदीच्या टोकाशी लांबट पुष्पमंजिरीत येणारी असतात. बिया अनेक, काळ्या रंगाच्या, चकाकणाऱ्या, गोल असतात. साधारण सप्टेंबर ते नोव्हेंबर महिन्यात फुले येऊन

बिया तयार होतात. झाड वाळल्यानंतर बिया वाऱ्याबरोबर जमिनीवर तसेच इतरत्र पडतात व पुढच्या वर्षी पावसाळ्यात याच बिया रुजल्या जातात. त्यामुळे पावसाळ्यात रस्त्याच्या कडेला काटेमाठाची अनेक झुडूप वाढलेली दिसतात.

## औषधी उपयोग :

काटेमाठ ही वनस्पती भूक वाढवणारी आहे, म्हणून ही भाजी पावसाळ्यात आवर्जून खाल्ली जाते. काटेमाठाची मुळे मासिक अतिस्त्राव, परमा, पोटशूळ, इसब समस्यांवर औषध म्हणून देतात. बाळंतिणीला दूध कमी असल्यास तुरीच्या डाळीबरोबर काटेमाठाची पाने आणि कोवळे देठ शिजवून ती खाऊ घालतात. औषधी उपयोग करण्यापूर्वी स्थानिक वैदूंचा सल्ला घेणे आवश्यक आहे.

## लागवडीबद्दल माहिती :

काटेमाठाच्या बिया या लागवडीसाठी वापरल्या जातात. काटेमाठ रस्त्यावर, मोकळ्या तसेच पडीक जमिनीवर उगवतो. फुले पूर्ण तयार होऊन वाळल्यावर कालांतराने बिया तयार होऊन त्या

खाली पडतात व पुढच्या वर्षी पावसाळ्यात नव्याने रुजून रोपाची वाढ होते.

**पाककृती : काटेमाठाच्या कोवळ्या पानांची भाजी :**

**साहित्य :** काटेमाठाच्या पानांच्या २ जुड्या, बारीक चिरलेले २-३ कांदे, बारीक चिरलेल्या २-४ हिरव्या मिरच्या, ठेचलेल्या ५-८ लसूण पाकळ्या, फोडणीसाठी जिरे, मोहरी, तेल, चवीपुरते मीठ.

**कृती :** प्रथम काटेमाठाच्या फांद्यांतून कोवळी पाने तोडून पाण्याने स्वच्छ धुवून घ्यावी. कढईत तेल गरम करून जिरे-मोहरी घालून फोडणी करावी. त्यावर बारीक चिरलेला कांदा लालसर परतून घ्यावा. नंतर लसूण आणि बारीक चिरलेल्या मिरच्या व काटेमाठाची पाने घालून परतून घ्यावे. भाजी झाकण ठेऊन शिजवून घ्यावी. चवीप्रमाणे मीठ घालावे.

*टीप : आदिवासी लोक ही भाजी बाळंतिणीला खायला देत नाही. नवीन बाळाच्या अंगावर काटे येतात असा त्यांचा समज आहे.*

*गणपती ते दसऱ्याच्या दरम्यान याच्या कोवळ्या देठाची वरीलप्रमाणेच भाजी केली जाते. तसेच काही ठिकाणी हे देठ सुक्या मासळीबरोबरही शिजवले जातात.*

■

# काटेसावर

| | | |
|---|---|---|
| १ | स्थानिक नाव | काटेसावर, सांवरी सांवर |
| २ | शास्त्रीय नाव | *Bomax ceiba L.* |
| ३ | कूळ | Bombacaeae |
| ४ | इंग्लिश नाव | Indian Silk tree, Silk Cotton Tree, Kapok Tree, Indian Bombax, Red Silk Cotton Tree, Red Cotton Tree, Semul |
| ५ | संस्कृत नाव | शाल्मली |
| ६ | उपयोगी भाग | कोवळे दोडे (शेंगा), फुले, बिया |
| ७ | उपलब्धीचा काळ | फुले : फेब्रुवारी- मार्च, कोवळे दोडे (शेंगा): मार्च-एप्रिल, |
| ८ | झाडाचा प्रकार | काटेरी वृक्ष |
| ९ | अभिवृद्धी | बिया |
| १० | वापर | भाजी, भाजलेल्या तसेच कच्च्या बिया |

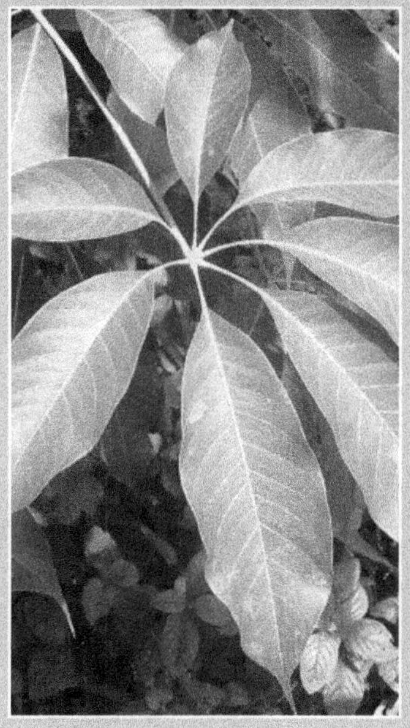

## आढळ :

काटेसावरचे काटेरी, पानझडी वृक्ष पूर्ण भारतभर सगळ्याच जंगलात, डोंगरकपारीला, रस्त्याच्या कडेला तसेच शेताच्या बांधावर उंचच्या उंच वाढलेले आढळतात. डिसेंबर महिन्यापर्यंत काटेसावरीची सगळे पाने गळून जातात व जानेवारीत अनेक कळ्या निष्पर्ण वृक्षाच्या फांदीवर गर्दी करू लागतात. फेब्रुवारी ते मार्चपर्यंत सर्व झाड लाल गुलाबी फुलांनी बहरून जाते.

## वनस्पतीची ओळख :

काटेसावरीची झाडे ३० ते ४५ मीटरपर्यंत उंच वाढतात. हे झाड खोडापासून टोकापर्यंत त्रिकोणी काट्यांनी लगडलेले असते. साल करड्या रंगाची व खूप जाड असते. पाने संयुक्त, एका आड एक येणारी असतात. १० ते २० सें.मी. लांब व ३ ते ६ सें.मी. रुंद ५ ते ७ पर्णिका असतात. काटेसावरीची फुले मोठी, द्विलिंगी, लाल गुलाबी रंगाची, पाच पाकळ्यायुक्त असतात. फुलांमध्ये मध असल्यामुळे अनेक पक्षी फुलांमधून मध भक्षण करतात. पाकव्ळ्या आतून चमकणाऱ्या तर बाहेरून मऊशार, ५ ते ८ सें.मी. लांब व ३.५ ते ५ सें.मी. रुंद असतात. फळे तयार होताना पुंकेसर व पाकळ्यांचा भाग गळून पडतो आणि ८ ते १० सें.मी. लांब व ३ सें.मी. रुंद शेंग तयार होते. शेंगेमध्ये काळ्या रंगाच्या अनेक बिया असतात. पूर्ण पक्क झालेल्या शेंगेमध्ये बिया पांढऱ्या कापसामध्ये लगडलेल्या असतात. साधारण मिरीच्या दाण्यासारखा त्यांचा आकार व रंग असतो.

## औषधी उपयोग :

काटेसावरीच्या सालीचा, काट्यांचा तसेच खोडाचा उपयोग औषध म्हणून केला जातो. खोडापासून बनवलेला काढा टाळूचे व्रण कमी करण्यासाठी तसेच कांजिण्या व कुष्ठरोगावर वापरतात. काटेसावरीचे काटे दुधाबरोबर उगाळून तो लेप चेहऱ्यावरील पुटकुळ्या कमी करण्यासाठी वापरला जातो. पचनक्रिया सुधारण्यासाठी सालीची पावडर ३ ग्रॅम, धणे पूड आणि गूळ पाण्याबरोबर घेतली जाते. औषधी उपयोग करण्यापूर्वी स्थानिक

वैदूंचा सल्ला घेणे आवश्यक आहे.

**लागवडीबद्दल माहिती :**

काटेसावरीच्या बिया लागवडीसाठी वापरल्या जातात. त्यासाठी झाडावर वाळलेल्या शेंगा गोळा करून त्यातून बिया बाजूला कराव्यात. या बियांची उगवण क्षमता अतिशय चांगली असते. पावसाळ्यात झाडाच्या खाली तसेच जंगलात इतरत्र कुठेही याच्या बिया नैसर्गिकपणे उगवलेल्या दिसतात. बिया लावण्याआधी १२ तास पाण्यात भिजत ठेवल्या तर त्याची उगवण क्षमता वाढते. त्यासाठी गादीवाफे तयार करून त्यावर बियांची पेरणी करावी. १० ते १२ दिवसात बिया उगवतात. नंतर हया रोपांची मोकळ्या जागी, बांधावर तसेच जंगलात लागवड करता येते.

## पाककृती क्र. १. : काटेसावरीच्या फुलांची भाजी:

**साहित्य :** ३-४ वाट्या काटेसावरीची फुले, १ बारीक चिरलेला कांदा, १-२ बारीक चिरलेली मिरची, ४-५ ठेचलेल्या लसूण पाकळ्या, १ चमचा लाल मिरची पूड, अर्धा चमच हळद, फोडणीसाठी जिरे, मोहरी, आणि चिमुटभर हिंग, तेल, चवीप्रमाणे मीठ.

**कृती :** प्रथम काटेसावरीच्या फुलांच्या पाकळ्या

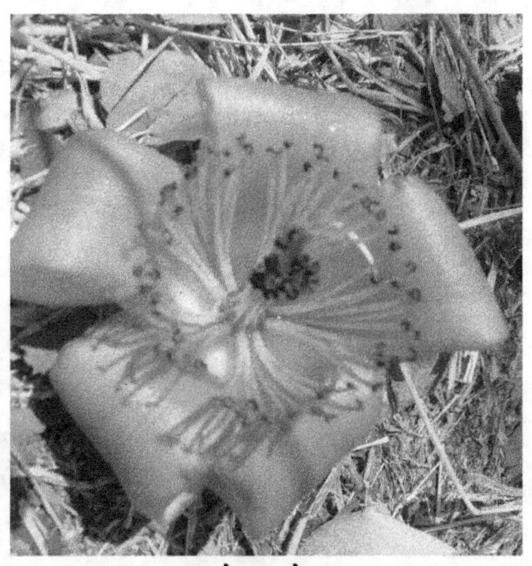
*काटेसावरचे फूल*

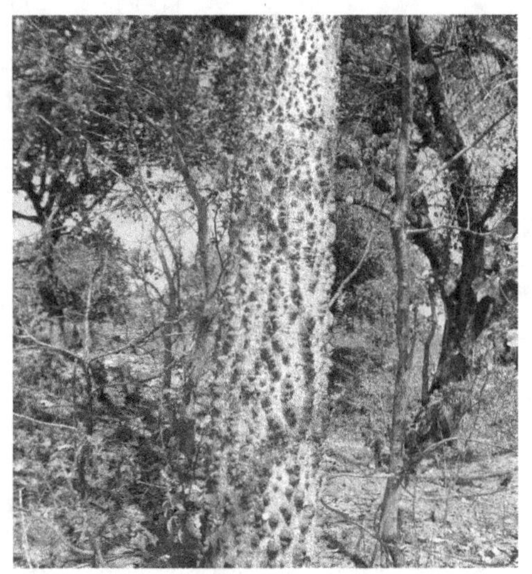
*काटेसावरचे खोड*

काढून त्यातील पुंकेसर आणि स्त्रीकेसरचा भाग काढून घ्यावा. पाकळ्या स्वच्छ धुवून कढईत तेल घालून जिरे, मोहरी आणि हिंगाची फोडणी करून घ्यावी. त्यात कांदा, हिरव्या मिरच्या, लसूण परतून घेऊन, हळद व लाल मिरची पूड घालावी. नंतर पाकळ्या घालून चांगले परतून घ्यावे. चवीप्रमाणे मीठ घालावे.

## पाककृती क्र. २. : काटेसावरीच्या कोवळ्या दोड्याची (शेंगांची) भरून भाजी :

**साहित्य :** काटेसावरीचे ५-६ दोडे, बारीक चिरलेला १ कांदा, आलं- लसूण-मिरची वाटण १ ते २ चमचे, शेंगदाण्याचे कूट २-३ चमचे, ४-५ चमचे बेसन, १ चमचा लाल मिरची पूड, अर्धा चमच हळद, १ चमचा धणे पूड, फोडणीसाठी जिरे, मोहरी, चिमूटभर हिंग, तेल, मीठ चवीप्रमाणे, कोथिंबीर आवडीप्रमाणे.

**कृती :** प्रथम सावरीच्या दोड्यांना उभे काप देऊन आतील गर काढून टाकावा. वरील सर्व जिन्नस एकत्र कालवून ते मिश्रण त्या दोडयामध्ये भरून घ्यावे. नंतर कढईत तेल गरम करून हिंग, जिरे, मोहरीची फोडणी देऊन हे दोडे वाफेवर मऊ होईपर्यंत शिजवून घ्यावे. वरुन कोथिंबीर घालावी.

■

# कौला

| | | |
|---|---|---|
| १ | स्थानिक नाव | कौला, नाईची भाजी |
| २ | शास्त्रीय नाव | *Smithia conferta J.E. Smith* |
| ३ | कूळ | Fabaceae |
| ४ | इंग्लिश नाव | Paired Flower Smithia |
| ५ | संस्कृत नाव | लक्ष्मण बुटी |
| ६ | उपयोगी भाग | कोवळी पाने |
| ७ | उपलब्धीचा काळ | जून-जुलै |
| ८ | झाडाचा प्रकार | झुडूप |
| ९ | अभिवृद्धी | बिया |
| १० | वापर | शिजवून भाजी |

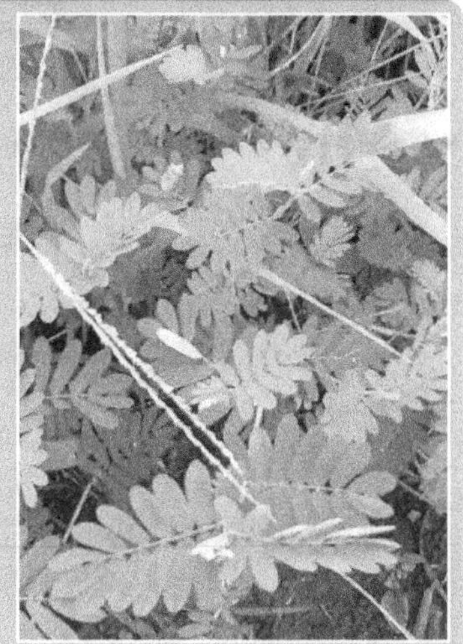

## आढळ :

कौला ही वनस्पती पावसाळ्यात पश्चिम घाट व कोकणात सगळीकडे शेतातील गवत म्हणून उगवलेली दिसते. भाताच्या शेतात, माळरानावर, रस्त्याच्या कडेला, परसबागेत, पडीक जागेवर पसरलेली दिसते.

## वनस्पतीचे वर्णन :

कौला ही वनस्पती वर्षायु, रोपवर्गीय असून जमिनीवर इतर गवताबरोबर पसरत वाढते. खोड नाजूक, हिरवे-लालसर, २० ते २५ सें.मी. लांब सरपटत वाढणारे व सूक्ष्म लव असणारे असते. पाने संयुक्त, एकाआड एक असून ३ ते ६ सें.मी. लांब, पर्णिका दंडगोलाकार, ०.५ ते ०.८ सें.मी. लांब व ०.५ सें.मी. रुंद असतात. पर्णिकेच्या ५ ते १५ जोड्या असतात. फुले द्विलिंगी, गडद पिवळी, पानाच्या बेचक्यातून तयार होणाऱ्या पुष्पमंजिरीत येणारी असतात. शेंगा चपट्या असून प्रत्येक शेंगेत ४ ते ६ बिया असतात. फुले साधारण सप्टेंबर ते नोव्हेंबर या कालावधीत येतात.

## औषधी उपयोग :

या वनस्पतीचा औषधी उपयोग नाही.

## लागवडीबद्दल माहिती :

कौलाची वाढ बिया तसेच कोवळ्या फांद्यामुळे होते. पूर्ण तयार फुले वाळली की त्यातील बिया खाली पडून पुढल्या वर्षी पावसाळ्यात कौलाची नवीन रोपे तयार होतात.

## पाककृती : कौलाच्या कोवळ्या पानाची भाजी:

**साहित्य :** कौलाची कोवळी पाने २-३ वाट्या, उभे चिरलेले २-३ कांदे, बारीक चिरलेल्या १-२ हिरव्या मिरच्या किंवा लाल मिरच्या, ठेचलेल्या ३-४ लसूण पाकळ्या, अर्धा चमचा हळद, फोडणीसाठी जिरे, मोहरी, तेल, चवीपुरते मीठ.

**कृती :** प्रथम कौलाचा कोवळा पाला स्वच्छ पाण्याने धुवून घ्यावा. नंतर एका पातेल्यात पाणी गरम करून तो वाफवून, पिळून घ्यावा. नंतर फोडणीसाठी कढईत तेल गरम करून त्यात जिरे, मोहरी घालून त्यात बारीक चिरलेला कांदा मंद आचेवर परतवून घ्यावा. नंतर त्यात हिरव्या मिरच्या, लसूण आणि हळद घालून चांगले परतवून घ्यावे. त्यात कौलाची पाने घालून चांगले परतून, झाकण ठेऊन शिजवून घ्यावे. चवीप्रमाणे मीठ घालावे.

*टीप : भाजीसाठी फक्त कोवळ्या पानाचा वापर करावा. फुले आल्यावर घेऊ नये.*

# केना

| १ | स्थानिक नाव | केना |
|---|---|---|
| २ | शास्त्रीय नाव | *Commelina benghalensis L* |
| ३ | कूळ | Commelinaceae |
| ४ | इंग्लिश नाव | Garden Commelina, English-Dayflower, Tropical Spiderwort, Wandering Jew, Bengal Dayflower, Whiskered Commelina |
| ५ | संस्कृत नाव | कान्चाता, कोसापुस्पी, मरीशजलाजा |
| ६ | उपयोगी भाग | कोवळी पाने |
| ७ | उपलब्धीचा काळ | जून-जुलै |
| ८ | झाडाचा प्रकार | झुडूप |
| ९ | अभिवृद्धी | बिया, शाकीय वाढ |
| १० | वापर | भाजी |

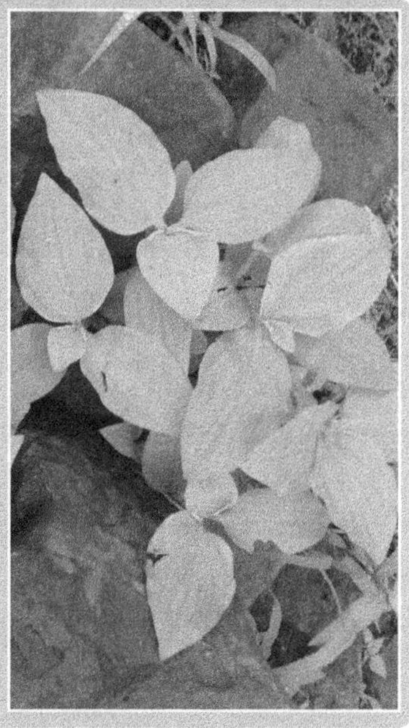

## आढळ :

केना ही वर्षायु रोपवर्गीय वनस्पती असून ती महाराष्ट्रासह भारतात सर्वत्र आढळते. केनाची पसरट झुडूपे शेतात, नदीकिनारी, पाणथळ जागी, पडीक जमिनीवर, रस्त्याच्या कडेला, माळरानावर तसेच परसबागेत रोपाच्या आजूबाजूला मुख्य पिकांबरोबर वाढलेली आढळतात.

## वनस्पतीची ओळख :

केना या वनस्पतीचे झुडूप जमिनीला समांतर असे साधारण १० ते २० सें.मी. उंच वाढते. खोड नाजूक, हिरवे, जमिनीवर साधारण ४५ ते ६० सें.मी. पसरत वाढणारे, साधारण मांसल व आतून बुळबुळीत असते. खोडाच्या पेरापासून मुळे फुटतात व जमिनीत रुजून नवीन फुटवे फुटतात. अशाप्रकारे शाकीय पद्धतीने केना ही वनस्पती वेगाने जमिनीवर पसरत वाढते. याला अनेक फांद्या फुटतात. पाने साधी, हिरवी, एकाआड एक, अंडाकृती, लंबगोलाकार, थोडी जाडसर, मांसल ३ ते ८ सें.मी. लांब व २ ते ४ सें.मी. रुंद असतात.

पानाचे देठ साधारण ८ मिमी. लांब असून पाने टोकाशी निमुळती तर खालून गोलाकार असतात. पूर्ण पानावर टोकाशी लालसर तर खोडावर तसेच फुलावर नाजूक लव असते. फुले निळसर, द्विलिंगी, अनियमित असून फांद्याच्या टोकावर, गुच्छ्यात येणारी असतात. पाकळ्या तीन, अनियमित, नागमोडी कडांची. केना ही वनस्पती पावसाळ्यात मुबलक प्रमाणात आढळते. फळे बोंडवर्गीय, ५ मिमी लांब असून प्रत्येक फळात ५ बिया असतात. जून ते जुलै महिन्यापर्यंत केनाची कोवळी पाने खाण्यायोग्य असतात. त्यानंतर फुले व फळे येतात.

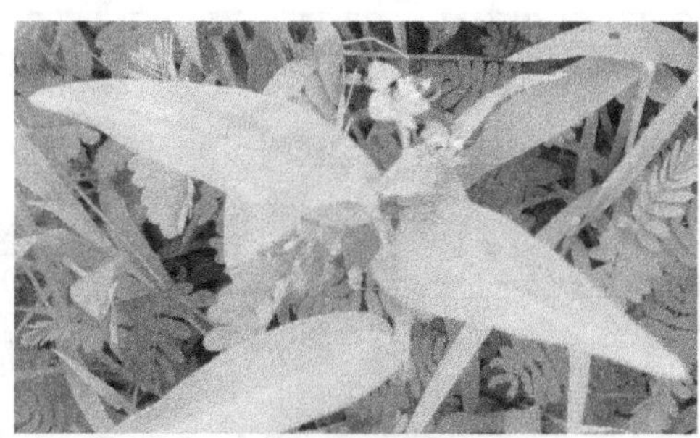

*केनाची फुले*

## औषधी उपयोग :

केनाच्या पानाची भाजी औषध म्हणून वापरली जाते. ही पाने चिकट, तुरट, वेदना कमी करणारी, पाचक असतात. केनाच्या कोवळ्या पानांची भाजी पचनास हलकी असते. पचनाच्या तक्रारी, मलावरोधाचा त्रास अशा विकारात या भाजीचा उपयोग केल्यास पोट साफ होऊन पचनक्रिया नीट होऊ लागते. त्वचाविकार, सूज हे विकारही या भाजीच्या नियमित वापराने कमी होतात. औषधी उपयोग करण्यापूर्वी स्थानिक वैदूंचा सल्ला घेणे आवश्यक आहे.

## लागवडीबद्दल माहिती :

केनाची वाढ बिया तसेच कोवळ्या फांद्यामुळे होते. पूर्ण तयार फुले वाळली की त्यातील बिया खाली पडून पुढल्या वर्षी पावसाळ्यात केनाची नवीन रोपे तयार होतात. कोवळ्या फांद्या खुडून ओल्या जमिनीत लावल्या तरी त्याला मुळे फुटून नवीन रोपे तयार होतात.

## पाककृती क्र. १ :केनाच्या कोवळ्या पानांची भाजी :

**साहित्य :** केनाच्या कोवळ्या पानाच्या २-३ जुड्या, उभे चिरलेले ४-५ कांदे, बारीक चिरलेल्या १-२ हिरव्या मिरच्या, ठेचलेल्या ३-४ लसूण पाकळ्या, १ चमचा हळद, फोडणीसाठी जिरे, हिंग, मोहरी, तेल, चवीपुरते मीठ.

**कृती :** प्रथम केनाची कोवळी पाने निवडून, स्वच्छ धुवून, बारीक चिरुन घ्यावी. कढईत तेल गरम करून जिरे, मोहरी, हिंगाची फोडणी तयार करावी. नंतर कांदा तेलात चांगला परतवून घ्यावा. त्यात लसूण, हिरव्या मिरच्या, हळद व भाजी घालून वाफेवर शिजवून घ्यावी. चवीप्रमाणे मीठ घालावे.

*टीप : पावसाळ्यानंतर १५ दिवसांपर्यतच ही भाजी करावी. नंतर पाने पक्क होतात व त्याची भाजी रुचकर लागत नाही.*

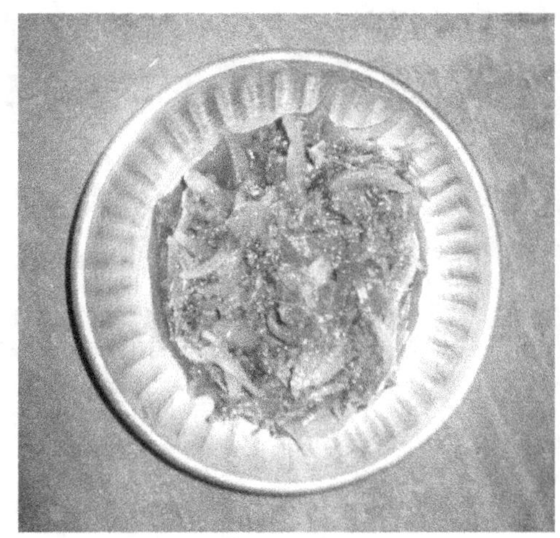

*केनाची भाजी*

## पाककृती क्र. २ : केनाच्या कोवळ्या पानांचे मुटकुळे :

**साहित्य :** केनाच्या कोवळ्या पानाच्या २-३ जुड्या, १ वाटी बेसन पीठ, ५-६ चमचे तांदळाचे पीठ, २-३ चमचे आलं-लसूण-मिरची वाटण, एक ते दीड चमचा हळद, २-३ चमचे लाल मिरची पूड, एक ते दीड चमचा धणे पूड, किंवा बारीक चिरलेली कोथिंबीर, फोडणीसाठी जिरे, मोहरी, तेल, चवीपुरते मीठ.

**कृती :** प्रथम केनाची पाने स्वच्छ धुवून बारीक चिरुन घ्यावी. त्यात बेसन, तांदळाचे पीठ, आलं-लसूण-मिरची वाटण, हळद, मिरची पूड, धणे पूड घालून चांगले एकजीव करून घ्यावे. नंतर थोडे थोडे पाणी घालून, मळून त्याचे मुटकुळे तयार करून घ्यावे. एका पातेल्यात पाणी उकळत ठेऊन एका ताटाला तेल लावून त्यात हे मुटकुळे ठेऊन वाफवून घ्यावे. एका कढईत तेल गरम करून जिरे, मोहरीची फोडणी तयार करून त्यात हे मुटकुळे कापून लालसर होईपर्यंत परतून घ्यावे. हे मुटकुळे न भाजताही रुचकर लागतात.

*टीप : भाजी करण्यसाठी कोवळ्या पानांचाच वापर करावा. पक्क पाने भाजीसाठी अयोग्य असतात.*

# खडकतेरी

| १. | स्थानिक नाव | खडकतेरी/नागमणी/कडकथेरी/कडकत्रीरी |
|---|---|---|
| २. | शास्त्रीय नाव | *Ariopsis peltata Nimmo.* |
| ३. | कूळ | Araceae |
| ४. | इंग्लिश नाव | Shield Leaf Ariopsis, Elephant Ear |
| ५. | संस्कृत नाव | उपलब्ध नाही |
| ६. | उपयोगी भाग | कोवळी पाने, कोवळे देठ |
| ७. | उपलब्धीचा काळ | जून-जुलै |
| ८. | झाडाचा प्रकार | झुडूप |
| ९. | अभिवृद्धी | कंद |
| १० | वापर | भाजी, मुटकुळे |

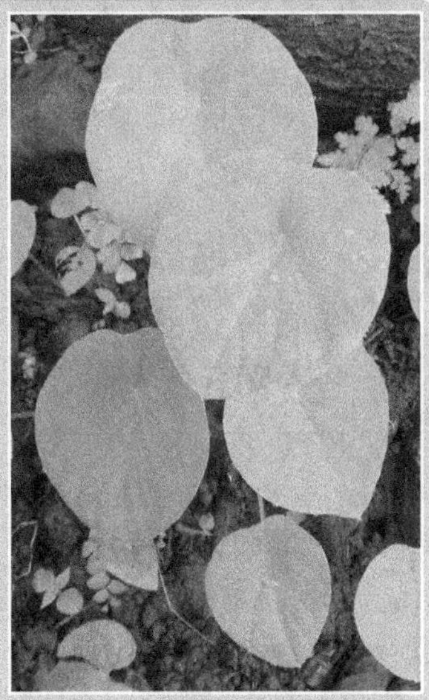

## आढळ :

साधारण पावसाळ्याच्या सुरवातीला जंगलात, डोंगरकपारीला, उतारावर, खडकाच्या बाजूने आणि फटीत ही वनस्पती मोठ्या प्रमाणात वाढलेली आढळते. खडकाच्या बाजूला नैसर्गिकपणे वाढते म्हणूनच तिला 'खडकतेरी' असे म्हणतात. महाराष्ट्रात ठाणे, पालघर, रायगड, नाशिक तसेच कोकण आणि पश्चिम घाटात ही वनस्पती उगवलेली दिसते.

## वनस्पतीची ओळख :

खडकतेरी ही कंदवर्गीय वनस्पती आहे. या वनस्पतीस खडकाच्या फटींमध्ये किंवा बाजूला, गोलाकार वाटाण्याच्या आकाराइतके कंद येतात. कंद आतून पांढरे असून अतिशय लहान असतात. पाने कंदापासून तयार होतात. पानांचा देठ १२ ते १५ सें.मी. लांब व तपकिरी रंगाचा असतो. देठाच्या टोकावर हृदयाकृती साधे, हिरव्या रंगाचे पान येते. पानाची लांबी व रुंदी १० ते १२ सें.मी. पानांवर मेणाचा पातळ थर असतो म्हणून त्यावर पाणी साठून राहत नाही. फुले देठाच्या बेचक्यातून येतात, तळापासून लंबगोलाकार पुष्पमंजिरी देठासहित २० सें.मी. लांब वाढते. पुष्पमंजिरीच्या टोकावर ५ ते ८ सें.मी. लांब, लालसर, तपकिरी रंगाचे पानाच्या आकाराचे आवरण असून आतील बाजूस पुष्पदांड्यावर लहान, देठरहित हिरवट तपकिरी रंगाची मादी व तपकिरी रंगाची नर फुले असतात. फळे ३-६ पुष्पदांडाच्या टोकावर येतात.

## औषधी गुणधर्म :

खडकतेरीचे औषधी उपयोग नाहीत

## लागवडीबद्दल माहिती :

खडकतेरी ही खडकाभोवतीच वाढते. तिथेच त्याचे लहान लहान कंद रुजलेले असतात. पुढच्या वर्षी पावसाळ्यात त्याला कोंब फुटून खडकतेरीची पाने तयार होतात.

## पाककृती क्र. १ : खडकतेरीच्या कोवळ्या पानांचे मुटकुळे :

**साहित्य :** खडकतेरीच्या कोवळ्या पानांच्या ३-४ जुड्या, बोंडाराची ६-७ पाने  १ ते दीड वाटी बेसनपीठ, अर्धा वाटी तांदळाचे पीठ, आलं-

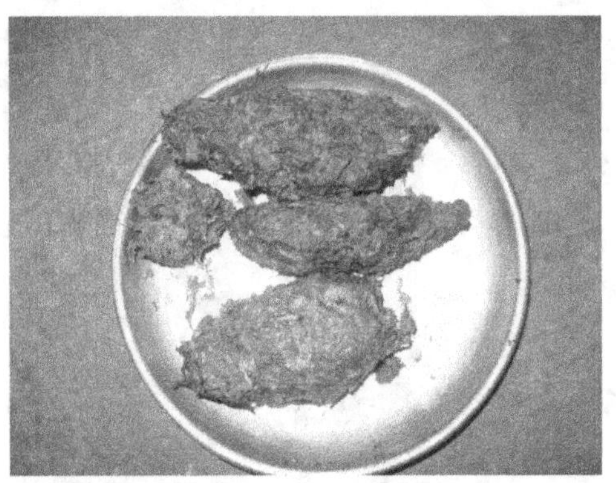

खडकतेरीच्या कोवळ्या पानांचे मुटकुळे

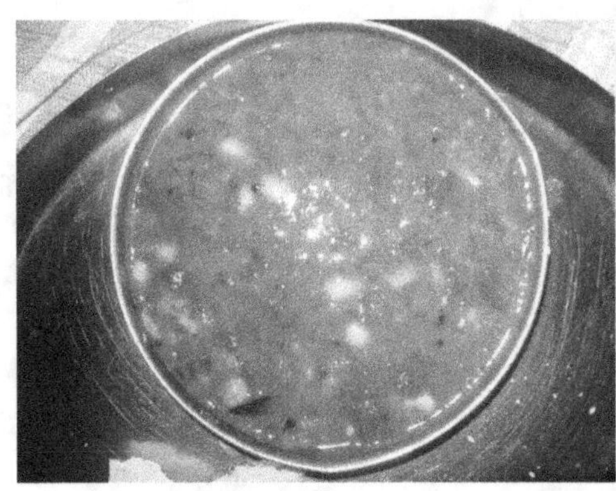

खडकतेरीच्या कोवळ्या पानाची पातळ भाजी

लसूण-मिरची वाटण २-३ चमचे, १ ते दीड चमचा हळद, १-२ चमचे लाल मिरची पूड, १ चमचा धणे पूड किंवा बारीक चिरलेली कोथिंबीर, फोडणीसाठी जिरे, मोहरी, तेल, चवीपुरते मीठ व गूळ.

**कृती :** प्रथम खडकतेरीची पाने स्वच्छ धुवून बारीक चिरून घ्यावी. त्यात बेसन, तांदळाचे पीठ, आलं-लसूण-मिरची वाटण, हळद, मिरची पूड, मीठ, गूळ, धणे पूड किंवा बारीक चिरलेली कोथिंबीर घालून सगळे मिश्रण एकजीव करून घ्यावे. नंतर थोडे-थोडे पाणी घालून चांगले मळून त्याचे छोटे छोटे मुटकुळे तयार करून घ्यावे. एका पातेल्यात पाणी उकळत ठेवावे. एका ताटाला तेल लावून त्यात हे मुटकुळे ठेऊन ते वाफवून घ्यावे. एका कढईत जिरे, मोहरीची फोडणी तयार करून त्यात हे मुटकुळे कापून लालसर होईपर्यंत परतून घ्यावे. हे मुटकुळे न भाजताही रुचकर लागतात.

*टीप : वरील मिश्रणात बोन्डाराची पाने बारीक चिरून घालावी म्हणजे मुटकुळे खाताना खाजत नाही.*

**पाककृती क्र. २ : खडकतेरीच्या कोवळ्या पानाची पातळ भाजी :**

**साहित्य :** २-३ जुड्या खडकतेरीची कोवळी पाने, बारीक चिरलेला १ कांदा, ठेचलेल्या ४-५ लसूण पाकळ्या, १ चमचा हळद, १-२ चमचे लाल मिरची पूड, तूर डाळ/मसुराची डाळ १ वाटी, थोडे शेंगदाणे, काकड फळ/अंबाडाची पाने/बोन्डाराची पाने, फोडणीसाठी मोहरी, जिरे, हिंग, तेल, चवीप्रमाणे मीठ आणि गूळ.

**कृती :** खडकतेरीची कोवळी पाने व देठ धुवून घ्यावे. देठावरील पातळ पापुद्रा काढून टाकावा व बारीक कापून घ्यावे. काकड फळ/अंबाडाची पाने/बोन्डाराची पाने (यापैकी एक) व वरीलपैकी एका डाळीबरोबर शिजवून घ्यावे. एका कढईत तेल गरम करून घ्यावे, त्यात मोहरी, जिरेची, हिंगाची फोडणी तयार करून त्यात बारीक चिरलेला कांदा सोनेरी रंग येईपर्यंत शिजवून घ्यावा. त्यात लाल मिरची पूड, हळद, शेंगदाणे घालून नीट परतून घ्यावे. नंतर शिजवलेले वरील सर्व जिन्नस घालून चांगले उकळून घ्यावे. चवीप्रमाणे मीठ आणि गूळ घालावे.

# काहंडोळ

| | | |
|---|---|---|
| १ | स्थानिक नाव | काहंडोळ, पांढरूख, कावळी, कांडोळ |
| २ | शास्त्रीय नाव | *Sterculia urens* |
| ३ | कूळ | Sterculiaceae |
| ४ | इंग्लिश नाव | Indian Tragacanth, Gum Karaya, Indian Gum Tragacanth, Sterculia Gum, Katira, Karaya Tree, The Ghost Tree |
| ५ | संस्कृत नाव | उपलब्ध नाही |
| ६ | उपयोगी भाग | बिया |
| ७ | उपलब्धीचा काळ | जानेवारी-मे |
| ८ | झाडाचा प्रकार | वृक्ष |
| ९ | अभिवृद्धी | बिया |
| १० | वापर | भाजलेल्या किंवा कच्च्या बिया |

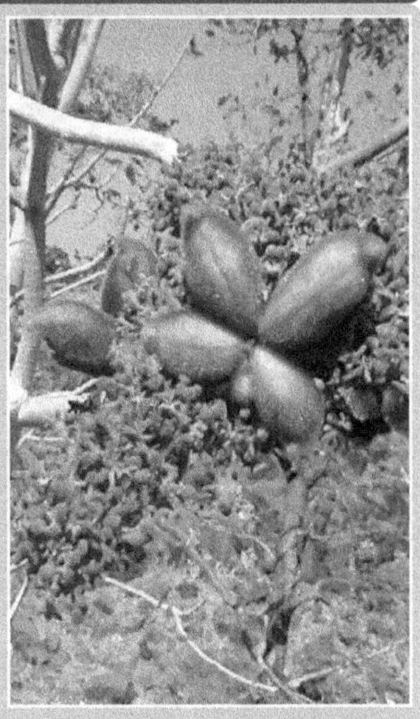

## आढळ :

महाराष्ट्रात पानझडी प्रकारच्या जंगलात काहंडोळाची झाडे वाढलेली दिसून येतात. कोकणात, ठाणे, पालघर, रायगड, रत्नागिरी या जिल्ह्यात तसेच पश्चिम घाटातील नाशिक, अहमदनगर, पुणे, औरंगाबाद, येथील जंगलातील डोंगराकपारीला, खडकाळ भागात तसेच रस्त्याच्या कडेला, पडीक जमिनीवर याची झाडे आढळतात.

## वनस्पतीची ओळख :

काहंडोळाचे झाड हे पानझडी वृक्ष प्रकारातील असून ९ ते १५ मीटर पर्यंत वाढते. झाडाचे खोड साधारण २ मीटर व्यासापर्यंत वाढते. खोड आखूड असून फांद्या वेडीवाकडी वळणे घेत वाढतात. साल जाड, पांढरट लाल रंगाची असून त्यावरील पांढरा पातळ पापुद्रा उकलल्यासारखा दिसतो. पाने गडद, हिरव्या रंगाची असून देठ लांब असतात. पाने पंजाच्या आकाराची असून फांदीच्या टोकाशी ऐकवटलेली असतात. पाने खालून लवदार असून वरून चकचकीत असतात. फुले लहान, ४ ते ५ हिरवट पिवळ्या रंगाची, फांदीच्या टोकाशी गुच्छात येतात. काहंडोळाच्या फुलांना आणि फळांना लाल रंगाचे नाजूक पण दाहक काटे असतात. त्यावरूनच त्यांना 'युरेन्स' हे प्रजाती नाव देण्यात आले आहे. फळे लांबट आकाराची, २ ते ३ सें. मी. व्यासाची व ६ ते ७.५ सें. मी. लांब असतात. काहंडोळाच्या एका बोंडामध्ये ५ ते ६ गडद तपकिरी रंगाच्या लंबगोलाकार बिया असतात.  साधारण जानेवारी ते मार्चमध्ये या झाडाची पाने पूर्णपणे गळून जातात. पानझड होऊन गेल्यावर फुले येऊन एप्रिल-मे पर्यंत काहंडोळाची फळे तयार होतात. रात्रीच्या अंधारात

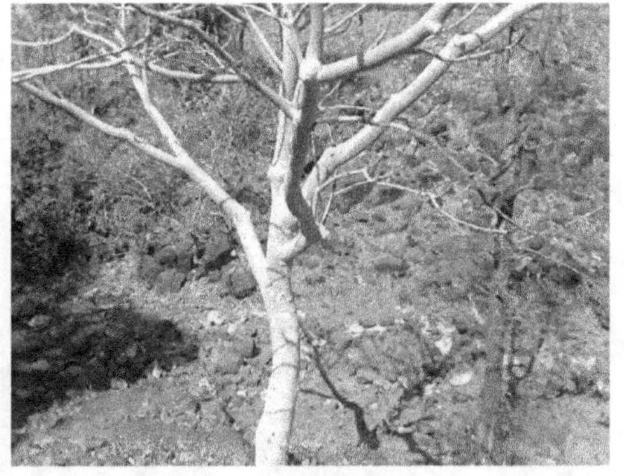

*काहंडोळाचे झाड*

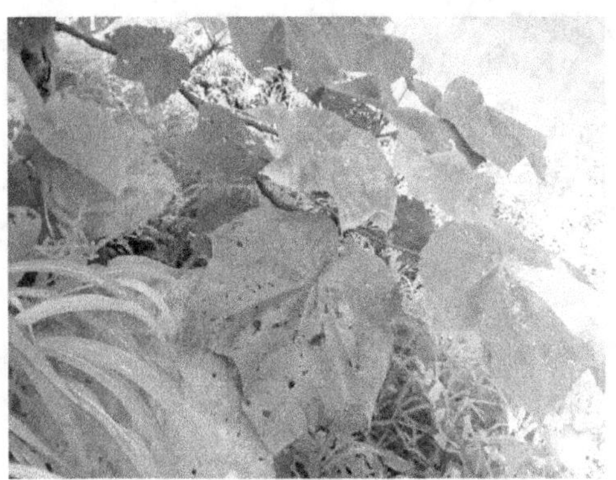

*काहंडोळाची पाने*

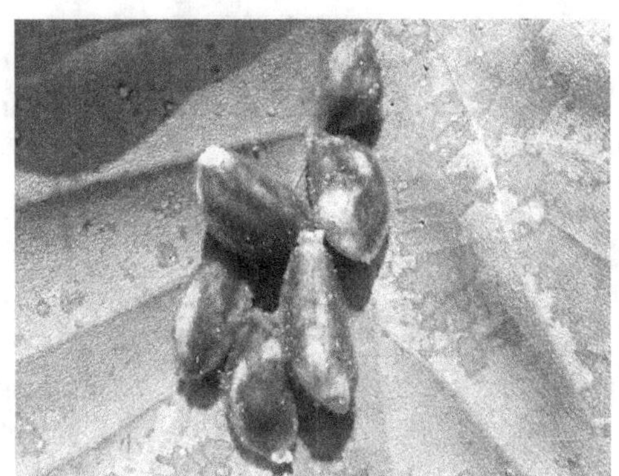

*काहंडोळाची फळे*

काहंडोळाचे झाड त्याच्या चकाकणाऱ्या सालीमुळे भीतिदायक दिसते, त्यामुळेच त्यास घोस्ट ट्री असे नाव पडले असावे.

## औषधी उपयोग :

काहंडोळाच्या पानांचा आणि कोवळ्या फांद्यांचा उपयोग जनावरांचे औषध बनविण्यासाठी होतो. झाडाची साल थोडी खरवडली असता त्यातून डिंक निघतो. हा डिंक अनेक खाद्यपदार्थामध्ये इमल्सिफायर, स्टॅबिलायझर आणि थिकनर म्हणून वापरले जातो. डिंकाचा उपयोग गळ्याला संसर्ग झाल्यास औषध म्हणून केला जातो. काहंडोळाची झाडे पडीक माळरान तसेच नापीक जमिनीवर लावण्यासाठी वापरतात. औषधी उपयोग करण्यापूर्वी स्थानिक वैदूंचा सल्ला घेणे आवश्यक आहे.

*टीप : या झाडाची साल मऊ असल्यामुळे त्याचा वापर मजबूत दोरखंड बनवण्यासाठी होतो.*

## लागवडीबद्दल माहिती :

काहंडोळाची लागवड त्याच्या बियापासून होते. उन्हात चांगल्या वाळलेल्या बिया गोळा करून गादी वाफ्यावर वाढवाव्यात. तसेच पावसाळा सुरु झाला की काहंडोळाच्या झाडाखाली त्याची लहान लहान रोपे उगवलेली दिसतात. ती गोळा करूनही माळरानावर शेताच्या बांधावर लावता येतात.

■

# खरशिंगी

| १ | स्थानिक नाव | खरशिंग, खरशिंगी, खडशिंग |
|---|---|---|
| २ | शास्त्रीय नाव | *Radermachera xylocarpa K. Schum* |
| ३ | कूळ | Bignoniaceae |
| ४ | इंग्लिश नाव | Padri Tree, Yellow Snake Tree |
| ५ | संस्कृत नाव | श्वेतपटल |
| ६ | उपयोगी भाग | कोवळ्या शेंगा |
| ७ | उपलब्धीचा काळ | सप्टेंबर- नोव्हेंबर,  मार्च-मे |
| ८ | झाडाचा प्रकार | वृक्ष |
| ९ | अभिवृद्धी | बिया |
| १० | वापर | भाजी, लोणचे |

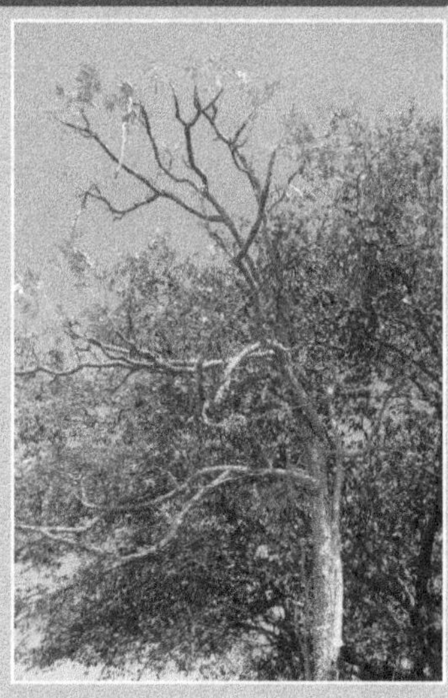

## आढळ :

खरशिंगीची झाडे महाराष्ट्रात विशेषतः कोकणात जंगलात, डोंगरकपारीला, माळरानावर वाढलेली दिसतात.

## वनस्पतीचे वर्णन :

खरशिंगीचा पानझडी वृक्ष साधारण २० मीटरपर्यंत उंच वाढतो. खोड साधारण तपकिरी करड्या रंगाचे असून साल खरबरीत उकललेली असते. पाने संयुक्त, समोरासमोर येणारी, पर्णिका ३ ते १० सें. मी. लांब टोकाशी टोकदार असतात. फुले, सुवासिक, दुधाळ-पांढऱ्या रंगाची, फांदीच्या टोकाशी येणारी, घंटेच्या आकाराची, ४ ते ५ सें. मी. लांब असतात. शेंगा १ मीटर लांब व ५ सें. मी. रुंद असून लाकडासारख्या कडक व वक्र असतात. बिया दोन्ही बाजूंनी पंख असलेल्या १.५ से सें. मी. लांब असतात. खरशिंगीला मार्च ते एप्रिलमध्ये फुले येऊन सप्टेंबरमध्ये शेंगा येतात.

## औषधी उपयोग :

अशक्तपणा कमी करण्यासाठी खरशिंगी आणि कोशिंब Schleichera oleosa झाडाच्या सालीची पेस्ट दिली जाते. तसेच सर्पदंशावर खरशिंगीच्या झाडाची पेस्ट साप चावलेल्या ठिकाणी २ ते ३ दिवस लावली जाते. औषधी उपयोग करण्यापूर्वी स्थानिक वैदूंचा सल्ला घेणे आवश्यक आहे.

## लागवडीबद्दल माहिती :

खरशिंगच्या बियापासून रोपे तयार केली जातात. खरशिंगच्या वाळलेल्या शेंगेमध्ये खूप बिया असतात. ह्या बिया लावण्यापूर्वी पाण्यात भिजवून घ्याव्या व गादी वाफ्यावर लावाव्यात.

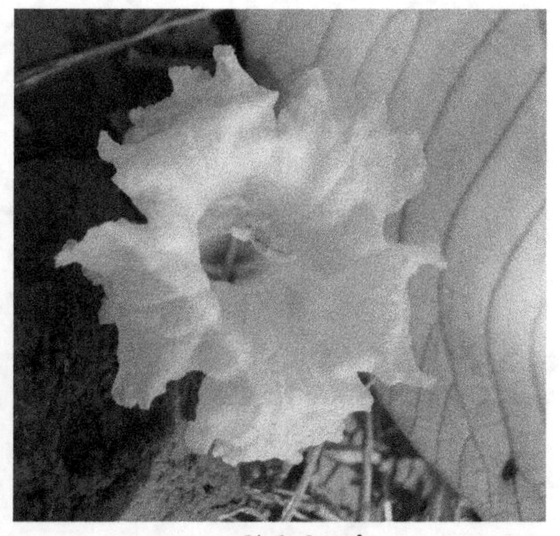

खरशिंगीची फूले

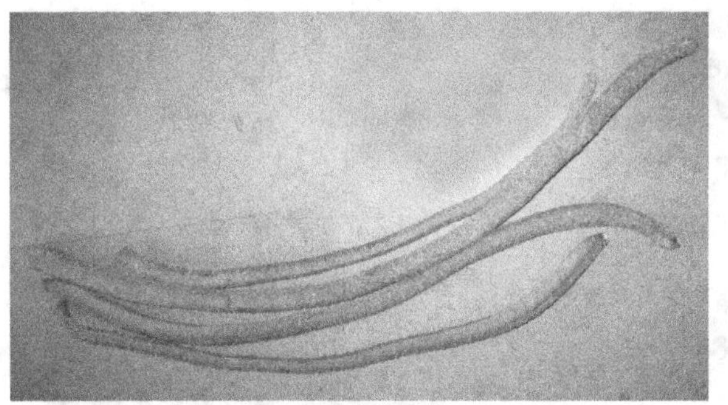

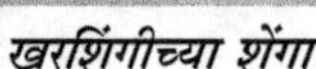

*खरशिंगीच्या शेंगा*

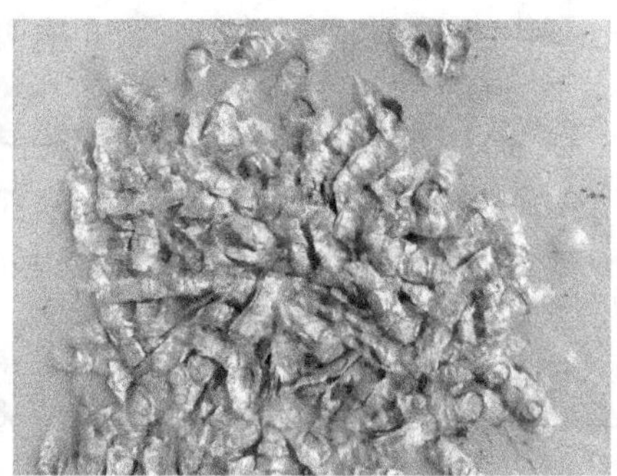

*खरशिंगीच्या बिया*

**पाककृती : खरशिंगीच्या कोवळ्या शेंगांची भाजी:**

**साहित्य :** खरशिंगीच्या कोवळ्या शेंगा २-३, बारीक चिरलेले २-३ कांदे, ठेचलेल्या ३-५ लसूण पाकळ्या, बारीक चिरलेल्या १-२ हिरव्या मिरच्या, १ चमचा हळद, १-२ चमचे लाल मिरची पूड, १ चमचा धणे पूड, थोडा चिंचेचा कोळ, थोडा गूळ, चवीपुरते मीठ, फोडणीसाठी हिंग, तेल, जिरे, मोहरी

**कृती :** प्रथम खरशिंगीच्या शेंगाचे बाहेरील खडबडीत आवरण सुरीने काढून टाकावे, तसेच आतील बियांचा भाग काढून टाकावा. शेंगा बारीक चिरून घ्याव्या. या शेंगा कडू असतात. कडूपणा कमी करण्यासाठी ३-४ वेळा पाण्याने स्वच्छ धुवून घ्याव्या. बारीक चिरलेल्या शेंगा एका पातेल्यात पाणी उकळून त्यात मऊ होईपर्यंत शिजवून घ्याव्या. वर झाकण ठेवू नये. यामुळे कडूपणा कमी होतो. फोडणीसाठी कढईत तेल गरम करून त्यात जिरे, मोहरी घालून बारीक चिरलेला कांदा मंद आचेवर परतून घ्यावा. त्यात लसूण आणि बारीक चिरलेल्या हिरव्या मिरच्या, हळद, लाल मिरची पूड, धणे पूड, थोडा चिंचेचा कोळ, चवीपुरता गूळ घालून सगळे जिन्नस चांगले परतून घ्यावे. नंतर चवीप्रमाणे मीठ घालावे.

*टीप : काही भागात खरशिंगीच्या शेंगाचे औषधी लोणचेही बनवले जाते.*

■

# कोचाई

| १ | स्थानिक नाव | कोचाई, कोची, कोचई |
|---|---|---|
| २ | शास्त्रीय नाव | *Dioscorea alata* |
| ३ | कूळ | Discoreaceae |
| ४ | इंग्लिश नाव | Greater Yam, Indiatic yam, White yam, Water yam, siatic yam, Winged yam |
| ५ | संस्कृत नाव | पिन्दालू |
| ६ | उपयोगी भाग | कंद |
| ७ | उपलब्धीचा काळ | सप्टेंबर- डिसेंबर |
| ८ | झाडाचा प्रकार | वेल |
| ९ | अभिवृद्धी | कंद |
| १० | वापर | भाजून, उकडून खाणे, कंद उकडून भाजी |

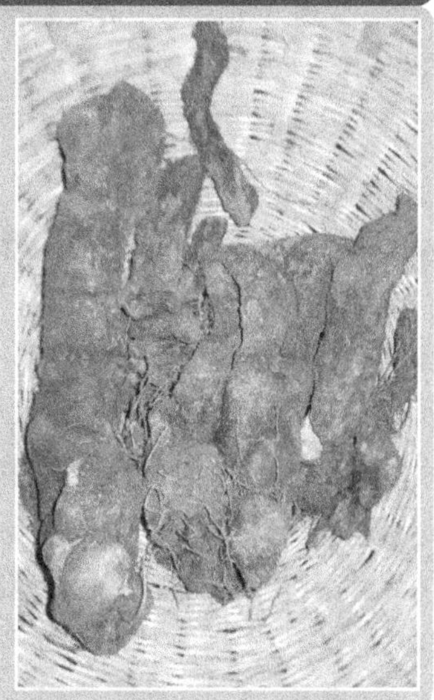

## आढळ :

कोचाई ही वेलवर्गीय वनस्पती असून महाराष्ट्रातील जंगलात याचे वेल क्वचितच वाढलेले दिसतात. मात्र याची लागवड परसबागेत तसेच शेतात मोठ्या प्रमाणात केली जाते. शेताभोवती असणाऱ्या कुंपणावरही याच्या वेली जोमाने वाढतात.

## वनस्पतीची ओळख :

कोचाईचे वेल बांबूच्या किंवा इतर झाडाच्या आधाराने वाढतात. परसबागेत हे वेल लावताना वेलीस आधार देण्यासाठी झाडांच्या सुक्या फांद्या, बाबूंचे मांडव करून त्यावर वेल चढवले जातात. हे वेल साधारण १५ ते २० फुटापर्यंत चढत जातात. कंद काढणीसाठी बांबूचा मांडव करून १० फुटापर्यंत वेल वाढवता येतो. हे कंद जमिनीखाली तसेच जमिनीवरही वाढतात. खोड हिरव्या रंगाचे, खरबरीत व नाजूक असून चारकोनी असते. तसेच त्यावर कंगोरा असल्यामुळे त्याला पंखासारखा आकार येतो, म्हणून त्यास Winged Yam असेही म्हणतात. वेल कोवळा असताना त्यावर बारीक लव असते व आधारावर वळता वळता वेली स्वत:भोवतीही वळलेल्या असतात. पाने साधी, समोरासमोर येणारी व गडद हिरव्या रंगाची असतात. पाने हृदयाच्या आकाराची असून टोकाशी अगदी निमुळती होत गेलेली असतात. पाने ८ ते २० सें.मी. लांब असून १० ते १५ सें.मी. रुंद वाढतात. पानाचे देठ ५ ते ८ सें.मी. लांब असून पानावर ७ ते ८ ठळक शिरा असतात. फुले एकलिंगी असून पुलिंगी व स्त्रीलिंगी फुले एकाच वेलीवर वेगवेगळ्या भागात येतात. फुले पानाच्या बगलेतून एकेरी पुष्पमंजिरीत साधारण १० ते १२ सें.मी. लांब येणारी असतात. बिया अनेक, २ ते २.५ मि.मी. लांब, बोंडात येणाऱ्या असतात. कंद पानांच्या बगलेतून येतात. ते ८ ते १० सें.मी. लांब, देठावर एकाकी किंवा घोसात येतात. कंद गडद तपकिरी किंवा करड्या रंगाचे असून त्यावर अनेक लहान-लहान मुळे असतात. या कंदना विशिष्ट असा आकार नसून ते लांबट, गोल, लंबगोलाकार अशा कोणत्याही आकारात वाढतात. जमिनीतही या कंदाची वाढ होते. कंद तयार झाले

की पाने पिवळी पडतात व वेल सुकू लागतो. वेल वाळल्यावर जमिनीतील कंद सुप्तावस्थेत जातो व पुढच्या वर्षी पावसाळ्यात पुन्हा रुजून येतो. औषधी उपयोग करण्यापूर्वी स्थानिक वैदूंचा सल्ला घेणे आवश्यक आहे.

### लागवडीबद्दल माहिती :

कोचाईचा वेल मुख्यत: परसबागेत लावण्यात येतो. याला जमिनीवर तसेच जमिनीच्या खालीही कंद येतात. त्यापैकी पूर्ण तयार झालेले कंद लागवडीसाठी वाळूत किंवा राखेत ठेवले जातात. पुढे पावसाळ्याच्या पूर्वी कोवळे डिरे आपोआप वर येवू लागतात.

### पाककृती क्र. १ : उकडलेल्या कोचाईची सुकी भाजी :

**साहित्य :** कोचाईचे उकडलेले ४-५ कंद, बारीक चिरलेले १-२ कांदे, ठेचलेल्या ७-८ लसूण पाकळ्या, १-२ लाल किंवा हिरव्या मिरच्या, अर्धा ते १ चमचा हळद, फोडणीसाठी हिंग, मोहरी, जिरे व तेल, चवीपुरते मीठ, बारीक चिरलेली कोथिंबीर, थोडी आंबोशी किंवा चिंच.

**कृती :** प्रथम कोचाईच्या कंदावरील आवरण काढून त्याच्या फोडी करून घ्याव्या. एका कढईत तेल गरम करून जिरे, मोहरी, हिंगाची फोडणी द्यावी. त्यात बारीक चिरलेला कांदा, लसूण पाकळ्या आणि लाल किंवा हिरव्या मिरच्याचे तुकडे घालून चांगले परतून घ्यावे. त्यात कंदाच्या फोडी घालून चांगले हलवून थोडा वेळ झाकण ठेवून शिजवून घ्यावे. चवीप्रमाणे मीठ घालावे. वरुन बारीक चिरलेली कोथिंबीर पेरावी.

*टीप : ही भाजी थोडी चिकट होते. म्हणून शिजताना त्यात थोडी भिजवलेली आंबोशी किंवा चिंच घालावी.*

### पाककृती क्र.२ : भाजलेले कोचाईचे कंद :

**साहित्य :** कोचाईचे ४-५ कंद, चवीपुरते मीठ

**कृती :** प्रथम चुलीवर निखारे तयार करून त्यावर कोचाईचे कंद वरून खालून चांगले भाजून घ्यावे. भाजल्यामुळे त्यावरील आवरण लगेच निघून जाते. मीठ लावून भाजलेले कंद रुचकर लागतात.

*टीप : स्थानिक लोक हे कंद अशाप्रकारे उकडून किंवा भाजून मटणाबरोबर शिजवतात.*

# कोहरूळ

| १ | स्थानिक नाव | कोहरूळ, रक्तकंचन |
|---|---|---|
| २ | शास्त्रीय नाव | *Bauhinia purpurea Lamk* |
| ३ | कूळ | Caesalpinaceae |
| ४ | इंग्लिश नाव | Purple Bauhinia, Butterfly Tree |
| ५ | संस्कृत नाव | वनराजा |
| ६ | उपयोगी भाग | कोवळी पाने |
| ७ | उपलब्धीचा काळ | वर्षभर |
| ८ | झाडाचा प्रकार | वृक्ष |
| ९ | अभिवृद्धी | बिया |
| १० | वापर | भाजी |

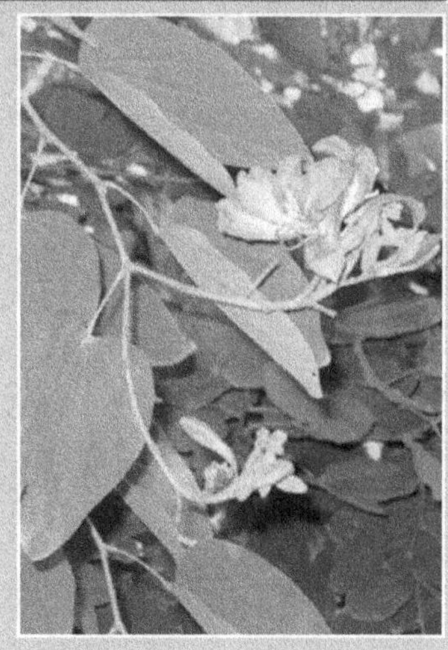

## आढळ :

कोहरूळाची झाडे महाराष्ट्रातील सगळ्याच जंगलात आढळतात. ही झाडे नैसर्गिकपणे जंगलात, परसबागेत, शेताच्या बांधावर वाढलेली आढळतात. तर काही ठिकाणी रस्त्याच्या कडेला तसेच बागेमध्ये ही झाडे शोभेसाठी लावतात.

## वनस्पतीची ओळख :

कोहरूळ हा पानझडी, बहुवर्षायु वृक्ष असून ७ ते १० मीटर उंच वाढतो. खोड गडद तपकिरी रंगाचे असते. पाने साधी, एकाआड एक, गोलाकार, हृदयाकृती आकाराची व टोकाशी दोन भाग असलेली, १० ते १५ से.मी. लांब व ९ ते ११ से.मी. रुंद असतात. फुले, सुवासिक, गुलाबी/पांढरी, फांदीच्या टोकाशी किंवा पानाच्या बेचक्यातून १० ते १५च्या गुच्छात येतात. शेंगा चपट्या, तपकिरी रंगाच्या असतात. बिया १२ ते २०, चपट्या, तपकिरी रंगाच्या, १.२ से.मी. व्यासाच्या असतात.

## औषधी उपयोग :

कोहरूळाचे मूळ, साल, फूल आणि पाने औषधात वापरली जातात. ताजी फुले शुद्ध तुपात तळून जुलाब थांबण्यासाठी औषध म्हणून देतात. तसेच साल व मुळापासून बनवलेला काढा लसिकांची सूज कमी करण्यासाठी वापरतात. औषधी उपयोग करण्यापूर्वी स्थानिक वैदूंचा सल्ला घेणे आवश्यक आहे.

## लागवडीबद्दल माहिती :

कोहरूळाच्या बिया लागवडीसाठी वापरल्या जातात. हिवाळ्यात फुले येऊन उन्हाळ्यामध्ये शेंगा तयार होतात. या शेंगा गोळा करून त्यातून बिया काढून पावसाळ्यात गादी वाफ्यावर लागवड करतात. तसेच जमिनीवर पडलेल्या बिया आपोआप उगवू लागतात. ही तयार रोपेही उपटून लावता येतात.

## पाककृती : कोहरूळाच्या कोवळ्या पाल्याची भाजी :

**साहित्य :** कोहरूळाचा कोवळा पाला ३-४ वाट्या, बारीक चिरलेले २-३ कांदे, बारीक चिरलेल्या १-२ हिरव्या मिरच्या, ठेचलेल्या ३-४ लसूण पाकळ्या, फोडणीसाठी जिरे, मोहरी, तेल, चवीपुरते मीठ.

**कृती :** प्रथम कोहरूळाचा पाला स्वच्छ पाण्याने धुवून बारीक चिरून घ्यावा. कढईत तेल गरम करून जिरे-मोहरी घालून बारीक चिरलेला कांदा लालसर परतून घ्यावा. नंतर लसूण आणि बारीक चिरलेल्या मिरच्या व कोहरूळाचा पाला घालून परतून घ्यावे. भाजी ५ मिनिटे झाकण ठेऊन शिजवून घ्यावी. चवीप्रमाणे मीठ घालावे.

■

# कुडा

| १ | स्थानिक नाव | कुडा/सफेद कुडा/पांढरा कुडा |
|---|---|---|
| २ | शास्त्रीय नाव | *Holarrhena pubescens (Buch.-Hum.)* |
| ३ | कूळ | pocynaceae |
| ४ | इंग्लिश नाव | Indrajo, Conessi bark tree, Bitter oleander, Ivory tree |
| ५ | संस्कृत नाव | इंद्रजव, कुटज, गिरीमल्लिका, वत्सक, कलिंग, भद्रयव |
| ६ | उपयोगी भाग | पांढरी फुले |
| ७ | उपलब्धीचा काळ | मार्च-मे |
| ८ | झाडाचा प्रकार | छोटे झाड |
| ९ | अभिवृद्धी | बिया |
| १० | वापर | भाजी |

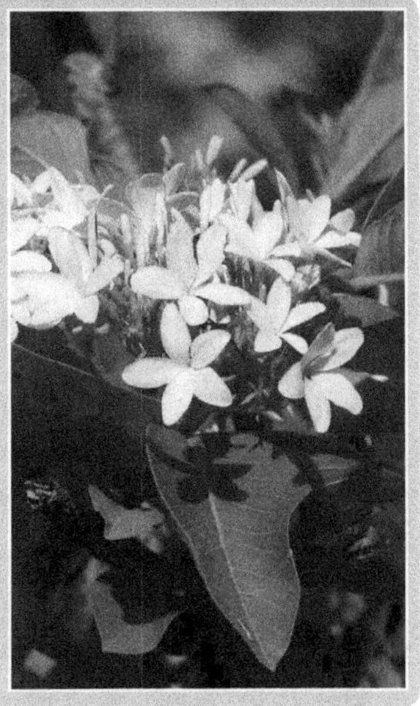

## आढळ :

पांढऱ्या कुडयाची झाडे महाराष्ट्रात जवळजवळ सगळ्याच जंगलात आढळतात. याची छोटी-मोठी झाडे दूर डोंगरावर, जंगलात व रस्त्याच्या कडेला वाढलेली दिसतात.

## वनस्पतीची ओळख :

पांढऱ्या कुडयाच्या झाडाचे खोड व फांद्या खडबडीत, तपकिरी किंवा राखाडी रंगाच्या असतात. फांद्या अनेक आणि पसरणाऱ्या पण खाली झुकलेल्या असतात. पाने साधी, १० ते १४ शिरांयुक्त, समोरासमोर वाढणारी, १० ते १५ सें.मी. लांब व ४ ते ८ सें.मी. रुंद, लांबट, पोपटी रंगाची, लहान देठाची असतात. फुले पांढरी, थोडी सुवासिक, द्विलिंगी, नियमित, फांद्याच्या टोकाला येतात. फुले ८ ते १५ सें.मी. व्यासाची, गोलाकार, पुष्पमंजिरीत येतात. शेंगा २०-२५ सें.मी. लांबीच्या, सुरवातीला टोकाशी जुळलेल्या असतात. बिया (१.६ सें.मी.) अनेक, करड्या रंगाच्या व केसयुक्त असतात. पांढऱ्या कुडयाला मे ते जून दरम्यान फुले तर सप्टेंबर-ऑक्टोबर दरम्यान शेंगा येतात.

## औषधी गुणधर्म :

पांढऱ्या कुडयाच्या बिया व मुळाची साल औषधात वापरली जाते. बिया चवीला कडू किंवा तुरट असून भूकवर्धक असतात. तसेच बिया व

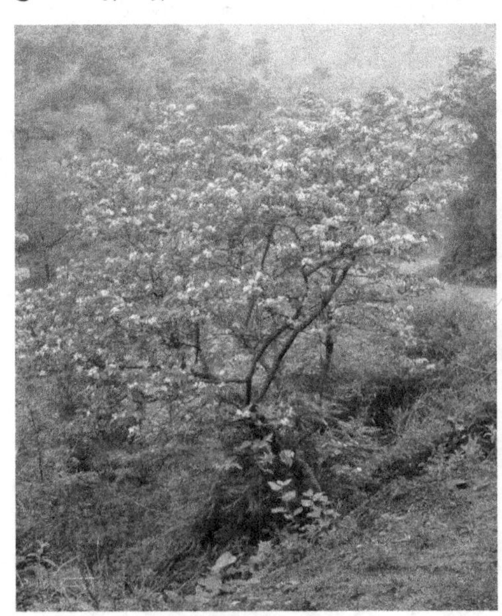

कुडाचे झाड

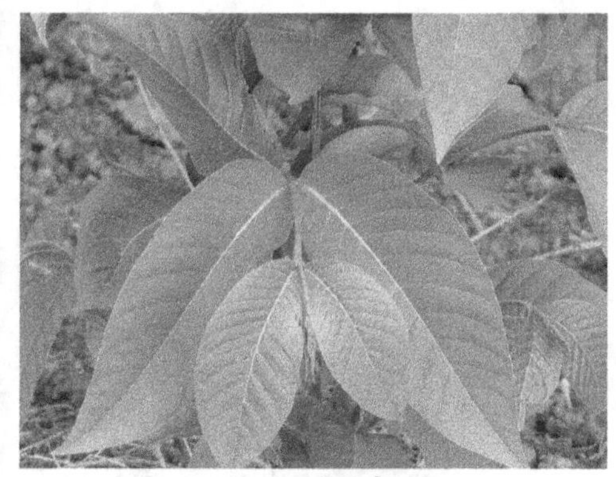



साल ज्वरनाशक असून ताप, अतिसार, कावीळ, त्वचाविकार, पित्तप्रकोप यात उपयुक्त आहेत. वारंवार शौचास होत असेल तर पांढऱ्या कुडयाचे ताजे मूळ उगाळून चाटण्यास देतात. लहान मुलांना नेहमी होणारी सर्दी, बालदमा ह्यावर कुडयाच्या पानांचा रस, काळी मिरीच्या दोन दाण्यांबरोबर दिला असता बालदमा होण्याची प्रवृत्ती कमी होते. वजन कमी करण्यासाठी कुडयाची साल, खैरसाल, करंजसाल, नागरमोथा, पळससाल एकत्र करून औषध म्हणून देतात. टॉन्सिल्स, चिकट शेंबूड व तोंडाला येणारा वास यावर कुडयाच्या पाळाचा (पाळ=मुळाची / खोडाची साल) काढा देतात. औषधी उपयोग करण्यापूर्वी स्थानिक वैदूंचा सल्ला घेणे आवश्यक आहे.

## लागवडीबद्दल माहिती :

कुडयाच्या बिया लागवडीसाठी वापरल्या जातात. त्यासाठी झाडावर वाळलेल्या शेंगा गोळा करून त्यातून बिया बाजूला कराव्यात. ह्या बियांची उगवण क्षमता अतिशय चांगली असते. गादीवाफे तयार करून त्यावर बियांची पेरणी करतात. ७ ते २१ दिवसात बिया उगवतात. नंतर मोकळ्या जागी, बांधावर तसेच जंगलात ह्या रोपांची लागवड करता येते. एक वर्षापूर्वीच्या बिया लागवडीसाठी वापरू नये. पावसाळ्यात झाडाच्या खाली तसेच जंगलात इतरत्र कुठेही याच्या बिया नैसर्गिकपणे उगवलेल्या दिसतात.

## पाककृती क्र. १ : पांढऱ्या कुडयाच्या फुलांची भाजी

**साहित्य :** २-३ वाट्या कुडयाची फुले, बारीक चिरलेले १-२ कांदे, बारीक चिरलेल्या १-२ हिरव्या मिरच्या, ठेचलेल्या ३-४ लसूण पाकळ्या, १ चमचा हळद, धणे पूड, फोडणीसाठी जिरे, मोहरी, तेल, चवीपुरते मीठ .

**कृती :** प्रथम कुडयाची फुले चांगली निवडून, देठाचा भाग काढून स्वच्छ धुवून घ्यावीत. नंतर फुले गरम पाण्यात १० मिनिटे वाफवून व पिळून घ्यावीत. कढईत तेल गरम करून जिरे, मोहरीची फोडणी तयार करावी. नंतर कांदा चांगला शिजवून घ्यावा. त्यात लसूण, हिरव्या मिरच्या, हळद, धणे पूड व वाफवलेली फुले घालून भाजी ५ मिनिटे मंद आचेवर शिजू द्यावी. चवीनुसार मीठ घालावे.

*टीप : याचप्रमाणे कुडयाच्या कोवळ्या पानांची आणि शेंगांची भाजी करतात.*

■

# कुकुरवळ

| १ | स्थानिक नाव | कुकुरवळ, जंगली बदाम |
|---|---|---|
| २ | शास्त्रीय नाव | *Sterculia foetida* |
| ३ | कूळ | Sterculiaceae |
| ४ | इंग्लिश नाव | Java Olive, Peon, Wild Indian lmond, Sterculia Nut, Wild lmond Tree |
| ५ | संस्कृत नाव | वित्खांदिरह |
| ६ | उपयोगी भाग | बिया |
| ७ | उपलब्धीचा काळ | जानेवारी-मे |
| ८ | झाडाचा प्रकार | वृक्ष |
| ९ | अभिवृद्धी | बिया |
| १० | वापर | भाजलेल्या किंवा खारवलेल्या बिया |

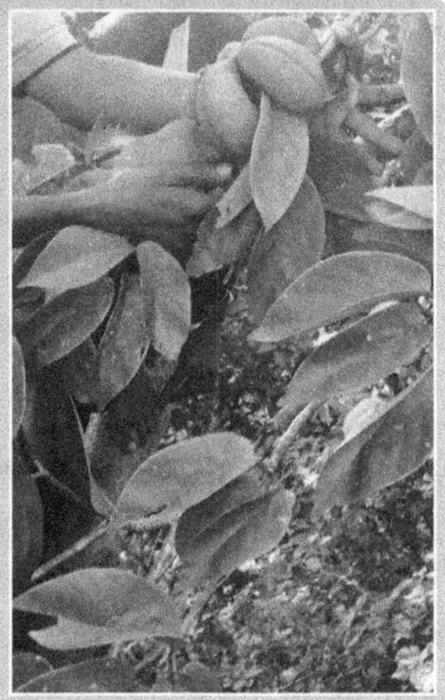

## आढळ :

कुकुरवळची झाडे महाराष्ट्रात प्रामुख्याने कोकणात जंगलात, डोंगरकपारीला तसेच रस्त्याच्या कडेला वाढलेली दिसतात.

## वनस्पतीची ओळख :

कुकुरवळ हा पानझडी वृक्ष असून २५ मीटर उंचीपर्यंत वाढतो. याचे खोड मोठे, गुळगुळीत व साल काही प्रमाणात उकलेली असते. पाने संयुक्त, एकाआड एक, तसेच फांदीच्या टोकाशी गुच्छात येतात. पर्णिका ३ ते ८ असून त्याचे देठ ८ ते २० सें.मी. लांब असतात. पाने ५ ते १२ सें.मी. लांब, २ ते ५ सें.मी. रुंद असतात. फुले एकलिंगी, पिवळसर तपकिरी रंगाची असून फुलांना कुजट वास असतो. फुले आतून जाडसर, पाकळ्या विरहित असतात व फांदीच्या टोकाशी झुपक्यात येतात. फळांना कठीण कवचाचे आवरण असते व फळे नौकेच्या आकाराची असतात. फळांत १० ते १२ काळ्या रंगाच्या २.२ सें.मी. लांब व १.३ सें.मी. रुंद बिया असतात.

## लागवडीबद्दल माहिती :

कुकुरवळची लागवड बियांपासून होते. पूर्ण वाळलेल्या बियांची उगवण क्षमता चांगली असते. लागवडीसाठी बिया रात्रभर पाण्यात भिजवून ठेवाव्यात . पावसाळ्यात गादी वाफ्यावर त्याची लागवड करावी.

## उपयोग :

कुकुरवळच्या बिया खाण्यासाठी योग्य असतात. बिया निखाऱ्यावर भाजून वरची साल काढून काजू बियांप्रमाणे खाण्यासाठी वापरतात. बिया जास्त प्रमाणात खाल्ल्यास अपायकरक ठरू शकतात.

# कुरडू

| १ | स्थानिक नाव | कुरडू, कोंबडा, मयूरचूडा |
|---|---|---|
| २ | शास्त्रीय नाव | *Celotia argentea L.* |
| ३ | कूळ | maranthaceae |
| ४ | इंग्लिश नाव | Plumed Cockscomb, Silver Cockscomb, Wheat Celosia, White Cockscomb, Flamingo Feathers, Silver spiked Cockscomb, Quail Grass |
| ५ | संस्कृत नाव | मयूरशिखा, रुद्रजाता, सुनिशंका |
| ६ | उपयोगी भाग | कोवळी पाने |
| ७ | उपलब्धीचा काळ | जून-ऑगस्ट |
| ८ | झाडाचा प्रकार | झुडूप |
| ९ | अभिवृद्धी | बिया, |
| १० | वापर | भाजी |

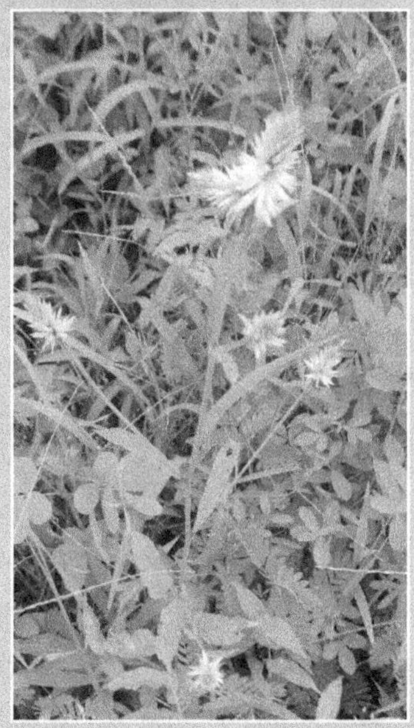

## आढळ :

कुरडूचे झुडूप महाराष्ट्रासह भारतात सगळीकडेच उगवलेले दिसते. याची लहान झुडुपे ओसाड माळराने, पाणथळ जागा, नदीच्या किनारी जोमात वाढलेली दिसून येतात. तसेच शेतात, परसबागेत, रस्त्याच्या कडेला हे तण म्हणूनही उगवलेले दिसते.

## वनस्पतीची ओळख :

कुरडू ही वार्षिक रोपवर्गीय वनस्पती ३० ते ६० सें.मी. पर्यंत उंच वाढते. हिरवट-लालसर छटा असणारे कुरडूचे खोड नाजूक, गोलाकार असते. जमिनीपासून ५ ते १० सें.मी. वर येणाऱ्या अनेक फांद्या असतात. पाने रुंद, लांबट तर कधी गोलाकार आणि टोकाकडे निमुळती असतात. पाने ५ ते ८ सें.मी. लांब व ३ ते ६ सें.मी. रुंद तसेच अनेक शिरायुक्त असतात. फुले अनेक, लहान, पांढरट गुलाबी, असून फांद्याच्या टोकावर लांबट पुष्पमंजिरीत येतात. पुष्पमंजिरी ३ ते १० सें.मी. लांब व २ ते २.५ सें.मी. रुंद असतात. तर फुलांचे देठ ३० ते ५० सें.मी. लांब वाढते. पाकळ्या ५, तळाशी एकमेकांना चिकटलेल्या व कागदाप्रमाणे पातळ, त्यामुळे वाळल्यानंतरही रंगात बदल होत नाही. बिया ४ ते ८, लहान, गोलाकार, चमकदार काळ्या रंगाच्या, चपट्या असतात. कुरडू या वनस्पतीस सप्टेंबर ते नोव्हेंबर महिन्यात फुले येतात व नंतर बिया तयार होतात.

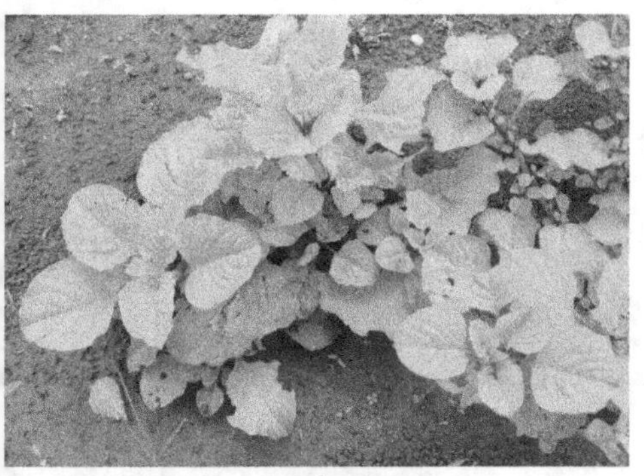

कुरडूचे झाड

## औषधी गुणधर्म :

कुरडूच्या बिया, पाने तसेच फुले औषधात

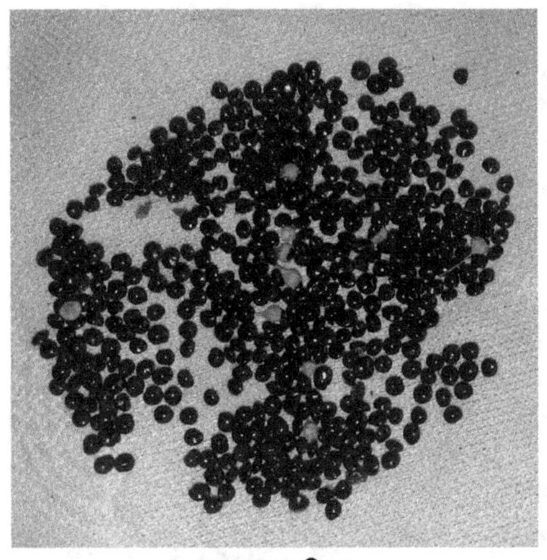

*कुरडूच्या बिया*

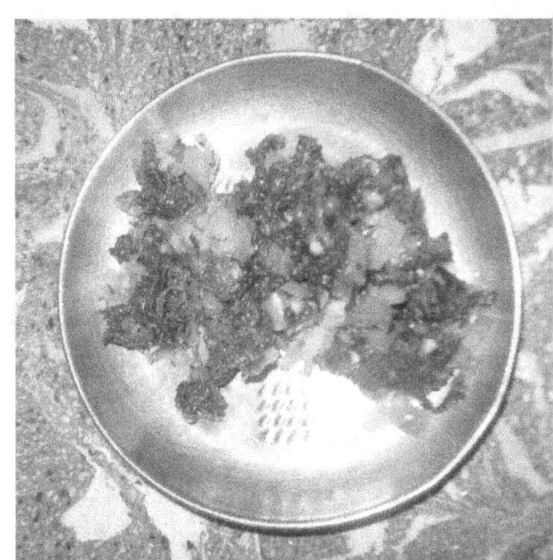

*कुरडूच्या पानांची भाजी*

वापरतात. फुले व बिया उग्र, रक्तस्रावरोधक, परजीवीनाशक असतात. कुरडूच्या झाडापासून सापाचे विष उतरवण्याचे औषध तयार करतात. याच्या कोवळ्या पानांना उग्र वास असून त्याची भाजी पोट साफ करण्यासाठी औषध म्हणून खाल्ली जाते. बिया थंड असून लघवीच्या तक्रारींवर बियांचे चूर्ण खडीसाखरेबरोबर देतात. निद्रानाशावर औषध म्हणून बियांची भाजी खातात. मुतखड्यावर औषध म्हणून कुरडूच्या बिया खडीसाखरेबरोबर देतात तर कफ झाल्यास या बिया कुटून ताकाबरोबर सेवन करतात. औषधी उपयोग करण्यापूर्वी स्थानिक वैद्यांचा सल्ला घेणे आवश्यक आहे.

## लागवडीबद्दल माहिती :

कुरडूची लागवड त्याच्या बियांपासून केली जाते. हिवाळ्यात याच्या वाळलेल्या फुलांमधून काळ्या बिया जमा करून लागवडीसाठी वापरल्या जातात. नैसर्गिकरीत्याही पावसाळ्याच्या सुरवातीला बिया जमिनीतून आपोआप उगवू लागतात.

## पाककृती : कुरडूच्या कोवळ्या पानांची भाजी:

**साहित्य :** कुरडू भाजीच्या १-२ जुड्या, २-३ बारीक चिरलेले कांदे, ठेचलेल्या ४-५ लसूण पाकळ्या, बारीक चिरलेल्या ३-४ हिरव्या मिरच्या, चवीपुरते मीठ, फोडणीसाठी तेल, जिरे, मोहरी

**कृती :** प्रथम कुरडूची कोवळी पाने तोडून स्वच्छ धुवून घ्यावी. एका पातेल्यात पाणी उकळून त्यात कुरडूची कोवळी पाने वाफवून घ्यावीत व थंड झाल्यावर पिळून घ्यावी. एका कढईत तेल गरम करून जिरे, मोहरी, बारीक चिरलेला कांदा, लसूण मंद आचेवर शिजवून घ्यावा. नंतर हिरव्या मिरच्या घालाव्या व भाजी घालून चांगले परतून घ्यावे. चवीप्रमाणे मीठ घालावे.

*टीप : पोटाच्या समस्या दूर होण्यासाठी ही भाजी पावसाळ्यात खाल्ली जाते. फुले पूजेसाठी वापरण्यात येतात.*

## इतर उपयोग :

फुलांचा वापर दसरा-दिवाळीमध्ये दाराला तोरण बनविण्यासाठी केला जातो. अलीकडच्या काळात याच्या सुक्या फुलापासून वेगवेगळ्या पुष्परचना केल्या जातात. त्यामुळे कुरडूच्या पूर्ण वाढ झालेल्या तसेच वाळलेल्या फुलांना सजावटीसाठी मोठी मागणी आहे. ही वाळलेली फुले ३ ते ४ महिन्यापर्यंत टिकू शकतात.

# नाडूकली

| | | |
|---|---|---|
| १ | स्थानिक नाव | नाडूकली, नेडूकली, पापट |
| २ | शास्त्रीय नाव | *Pavetta indica L.* |
| ३ | कूळ | Rubiaceae |
| ४ | इंग्लिश नाव | Indian Pavetta, Indian Pellet shrub |
| ५ | संस्कृत नाव | काकचडी |
| ६ | उपयोगी भाग | पांढरी फुले |
| ७ | उपलब्धीचा काळ | फुले : मार्च-मे |
| ८ | झाडाचा प्रकार | झुडूप |
| ९ | अभिवृद्धी | बिया, शाकीय वाढ |
| १० | वापर | फुलांची भाजी |

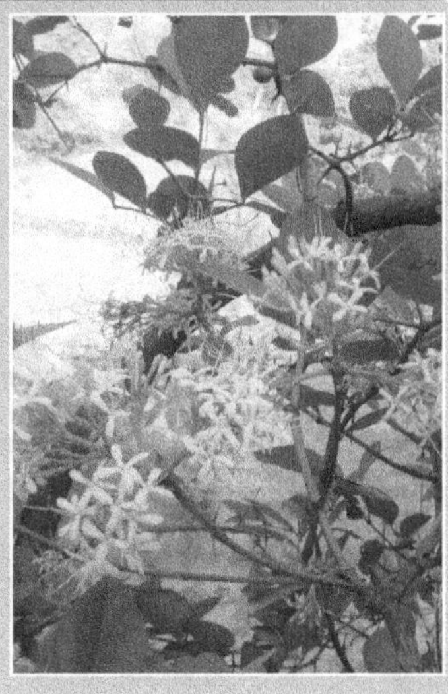

## आढळ :

नाडूकलीची सदाहरित झुडुपे मुख्यतः कोकणात तसेच पश्चिमघाटातील जंगलात, डोंगरकपारीला आढळतात. कोकणातील जंगलात ओलसर ठिकाणी तसेच नदीकिनारी याचे झुडूप चांगले वाढते.

## वनस्पतीची ओळख :

नाडूकली ही झुडुपवर्गीय वनस्पती साधारण २ ते ४ मीटर किंवा त्यापेक्षाही मोठी वाढते. याची साल करड्या रंगाची, मऊ, असून अनेक लहान-मोठ्या फांद्या असतात. जुन्या फांद्यांच्या सालीच्या खपल्या निघतात. पाने साधी, एकाआड एक येणारी, गडद हिरव्या रंगाची, लांबट आकाराची असून देठाशी तसेच टोकाशी पण निमुळती होत गेलेली असतात. पाने ६ ते १५ सें.मी. लांब व ४ ते ५ सें.मी. रुंद, चकाकणारी तर देठ ०.६ ते १.५ सें.मी. लांब असतात. फुले अनेक, सुगंधी, पांढरी, फांदीच्या टोकाशी गुच्छात (५० ते ६० फुले) येतात. एक गुच्छ साधारण ६ ते १० सें.मी. लांब असतो. फुलांचे बाह्य दल अतिशय लहान पण दातेरी असते. फुलांची नळी साधारण १.५ सें.मी. लांब आणि पाकळीयुक्त असते. फुले सुवासिक असल्यामुळे अनेक फुलपाखरे, मधमाश्या त्यावर घोंगावत असतात. फळे हिरव्या रंगाची, लहान, गोल-गोल ६ मि.मी. व्यासाची व झुपक्यात येतात. फळे सुकल्यावर काळी पडतात. साधारण मार्च ते मे मध्ये नाडूकलीला फुले येऊन जून-जुलैमध्ये फळे तयार होतात.

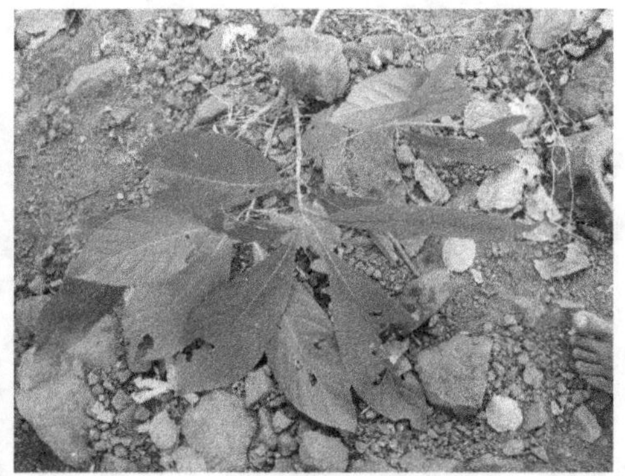

*नाडूकलीची फांदी*

## औषधी उपयोग :

नाडूकलीची साल, पाने औषधात वापरतात. लहान मुलांचे पोट साफ करण्यासाठी सालीचा काढा किंवा चूर्ण दिले जाते. पानांपासून बनवलेला काढा मुळव्याधीपासून होणाऱ्या त्रासावर औषध म्हणून

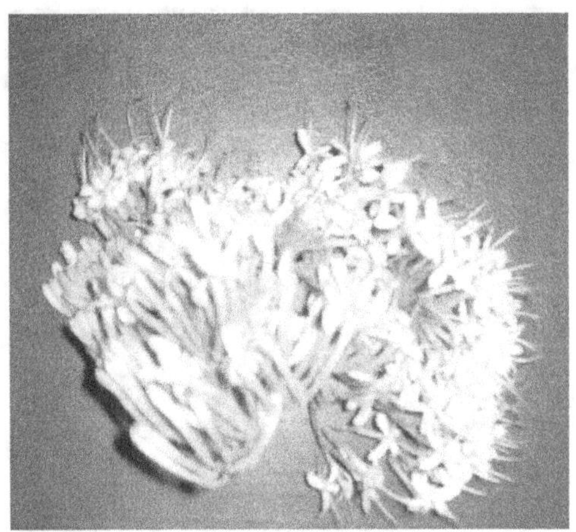

*नाडूकलीची फुले*

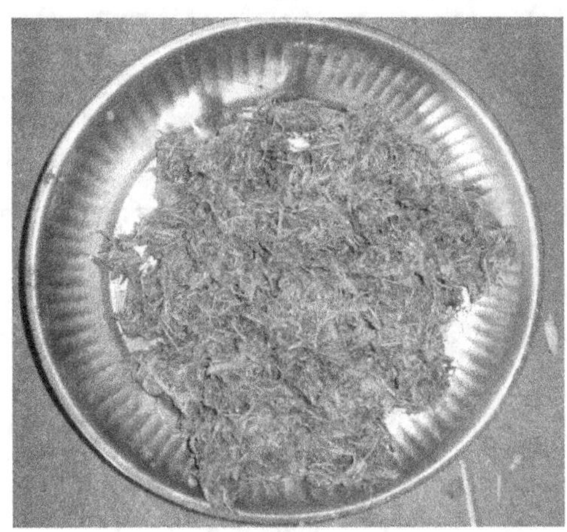

*नाडूकलीची भाजी*

देतात. तसेच पानाचा शेक ही आराम पडण्यास मदत करतो. औषधी उपयोग करण्यापूर्वी स्थानिक वैदूंचा सल्ला घेणे आवश्यक आहे.

## लागवडीबद्दल माहिती :

नाडूकलीच्या बिया लागवडीसाठी वापरल्या जातात. काही वेळा फांद्याही लागवडीसाठी वापरल्या जातात. पूर्ण वाढलेल्या फांदीपासून १५ ते २२ सें.मी. व तीन डोळे असलेले तुकडे करून ते गादी वाफ्यावर लावावे.

## पाककृती क्र. १  : नाडूकलीच्या फुलांची भाजी:

**साहित्य :** ४-५ वाट्या नाडूकलीची फुले, २ बारीक चिरलेले कांदे, बारीक चिरलेल्या १-२ हिरव्या मिरच्या, ठेचलेल्या ४-५ लसूण पाकळ्या, अर्धा चमचा हळद, १ ते दीड चमचा लाल मिरची पूड, फोडणीसाठी जिरे, चिमुटभर हिंग, मोहरी, तेल, चवीपुरते मीठ.

**कृती :** प्रथम नाडूकलीची फुले मुख्य दांड्यापासून काढून स्वच्छ धुवून घ्यावी. एका पातेल्यात पाणी घालून नाडूकलीची फुले वाफवून व नंतर पिळून घ्यावी. कढईत तेल गरम करून जिरे, मोहरी हिंगाची फोडणी तयार करावी. नंतर कांदा, लसूण तेलात चांगला परतवून घ्यावा. त्यात हिरव्या मिरच्या, हळद, लाल मिरची पूड व वाफवलेली फुले घालून चांगले हलवून घ्यावे. झाकण ठेवून ५ मिनिटे शिजवून घ्यावे. चवीपुरते मीठ घालावे.

■

# लोथ

| १ | स्थानिक नाव | लोथ |
|---|---|---|
| २ | शास्त्रीय नाव | *Amorphophallus companulatus Bl.* |
| ३ | कूळ | Araceae |
| ४ | इंग्लिश नाव | Dragon Stalk Yam |
| ५ | संस्कृत नाव | उपलब्ध नाही |
| ६ | उपयोगी भाग | कोवळे दांडे आणि कोवळी पाने |
| ७ | उपलब्धीचा काळ | जून जुलै |
| ८ | झाडाचा प्रकार | झुडूप |
| ९ | अभिवृद्धी | कंद, बिया |
| १० | वापर | भाजी |

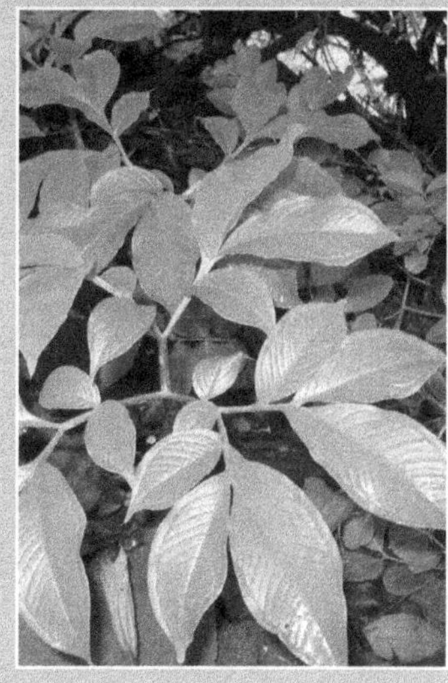

## आढळ :

लोथ या कंदवर्गीय वनस्पतीच्या काही जाती महाराष्ट्रात कोकण, पश्चिम घाट तसेच विदर्भातील जंगलात वाढलेल्या दिसतात. जंगलात डोंगरकपारीला, मोठ्या झाडांच्या खाली लोथचे कंद जमिनीत पसरलेले असतात. पावसाळ्यात त्यातून पाने वर येतात.

## वनस्पतीची ओळख :

लोथ या वनस्पतीचे कंद बटाट्याच्या रंगाचे आणि ५०० ग्रॅम ते १ किलो वजनाचे असतात. कंद खाली जमिनीत वाढतो. पावसाळ्यात याच कंदाला तपकिरी करड्या रंगाचे कोंब येतात. त्यातून कधी पानाचा दांडा बाहेर येतो तर कधी पुष्पमंजिरी. एका वर्षी फूल आले तर पुढील वर्षी पान येते. म्हणजेच लोथला एक वर्षाआड फुलोरा येतो. कंदापासून वर निघालेल्या दांड्याचे पुढे पसरट पानात रूपांतर होते. पानाचा देठ ५० ते १०० सें.मी. लांब असून १ ते २ से.मी. व्यासाचा असतो. देठ भरीव असून त्वचेवर काळसर गडद हिरवे चट्टे असतात. देठाच्या टोकाशी त्रिविभागी संयुक्त पान असते. या पानाचा गोलाकार घेर २० ते ८५ से.मी. असतो. पर्णिका गडद हिरव्या, ५ ते १२.५ से.मी. लांब, पसरट वाढणाऱ्या असतात. फुले एका लांब दंड्याच्या टोकाशी पुष्पमंजिरीत येतात.

## लागवडीबद्दल माहिती :

लोथची अभिवृद्धी कंदामुळे होते. पावसाळा संपल्यावर जंगलातून हे कंद खणून आणतात. पावसाळ्यानंतर कंद सुप्तावस्थेत जातात म्हणून आदिवासी लोक ते राखेत किंवा वाळूत पुरून ठेवतात. उन्हाळ्याच्या शेवटी त्याला आपोआप कोंब फुटायला लागतात. असे कंद पावसाळ्यात परसबागेत लावण्यासाठी वापरतात.

## पाककृती : लोथीच्या कोवळ्या पानांची आणि दांड्याची भाजी :

**साहित्य :** लोथीची कोवळ्या पानांची आणि दांड्याची एक एक जुडी, आंबटपणासाठी काकडची ३-४ फळे किंवा बोंडाऱ्याची पाने किंवा आंबोशी किंवा चिंचेचा कोळ, १ वाटी मसूर किंवा तूरीची डाळ, बारीक चिरलेले २-३ कांदे, ठेचलेल्या ५ ते ६ लसूण पाकळ्या, १ चमचा हळद, १-२ चमचे लाल मिरची पूड, १ चमचा धणे पूड, आवडीनुसार शेंगदाणे, फोडणीसाठी जिरे, हिंग, मोहरी, तेल,

चवीपुरते मीठ व कोथिंबीर.

**कृती :** प्रथम लोथीची कोवळी पाने आणि दांडे स्वच्छ धुवून घ्यावेत. दांडे सोलून घ्यावेत. पाने आणि दांडे बारीक चिरून घ्यावे. एका पातेल्यात चिरलेली भाजी, धुतलेली डाळ आणि काकडीची फळे/बोंडाऱ्याची पाने/आंबोशी/चिंचेचा कोळ एकत्र शिजवण्यास ठेवावे. नंतर फोडणीसाठी कढईत तेल गरम करून त्यात जिरे, हिंग, मोहरी, लसूण घालून त्यात बारीक चिरलेला कांदा मंद आचेवर परतवून घ्यावा. नंतर लाल मिरची पूड, हळद, धणे पूड, शेंगदाणे घालावे. त्यात वरील शिजवलेले मिश्रण घालावे आणि एक उकळी काढावी. चवीप्रमाणे मीठ घालावे. वरून कोथिंबीर घालावी.

*टीप : ही भाजी थोडी खाजते त्यामुळे शिजवताना*

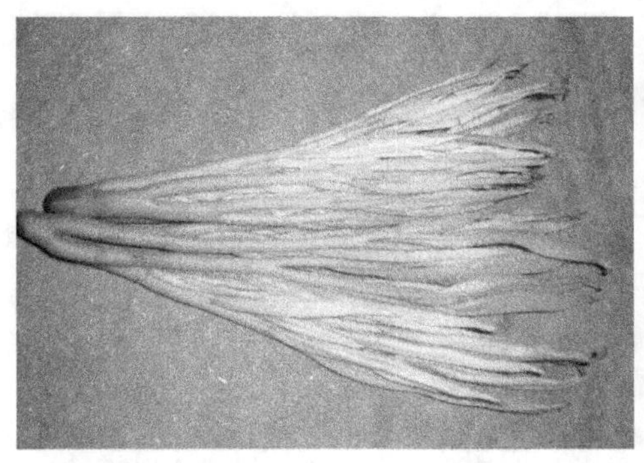

*लोथीची भाजीसाठी वापरण्यात येणारी कोवळी पाने*

त्यात थोडे आंबट घालावे. काही भागात ही भाजी ऐन पावसाळ्यातही विशिष्ट प्रकारच्या चुल्यावर ठेवून उष्णतेवर वळवून साठवली जाते. कांदा, लसूण फोडणीत घालून लोथीच्या सुकवलेल्या पानांचीही परतवून भाजी करता येते.

■

# लुंढा

| १ | स्थानिक नाव | लुंढा, शडवेल |
|---|---|---|
| २ | शास्त्रीय नाव | *Dioscorea pentaphylla var. jacquemontii* |
| ३ | कूळ | Discoreaceae |
| ४ | इंग्लिश नाव | Five Leaf Yam, Mountain yam, Wild yam, Prickly yam, Kawan yam, Fiji yam |
| ५ | संस्कृत नाव | कण्टकालुक: |
| ६ | उपयोगी भाग | कोवळी डिरे, फुलोरा |
| ७ | उपलब्धीचा काळ | कोवळी डिरे : मे-जुलै; फुलोरा : सप्टेंबर- ऑक्टोबर |
| ८ | झाडाचा प्रकार | वेल |
| ९ | अभिवृद्धी | कंद |
| १० | वापर | भाजी |

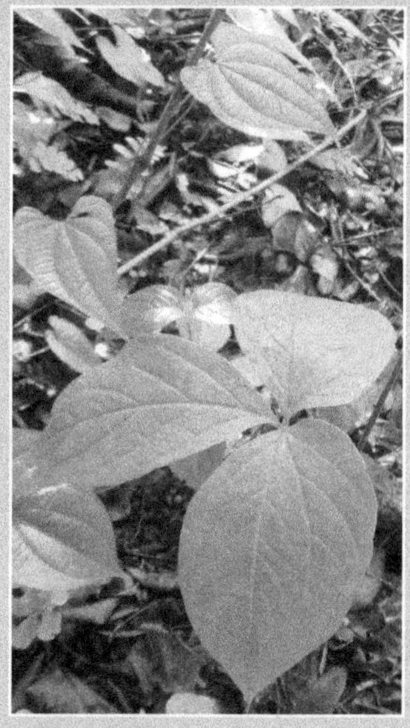

## आढळ :

पावसाच्या सुरवातीला या वनस्पतीच्या वेली महाराष्ट्रात प्रामुख्याने कोकण, पालघर, ठाणे, रायगड, नाशिक, अहमदनगर, पुणे, कोल्हापूर या भागात जंगलात, डोंगरकपारीला, मोठी झाडे किंवा काटेरी झुडुपावर मोठ्या प्रमाणात वाढलेल्या दिसतात. पावसाच्या सुरवातीला याची कोवळी डिरे विकण्यासाठी स्थानिक बाजारात उपलब्ध असतात.

## वनस्पतीची ओळख :

लुंढाच्या पूर्ण वाढ झालेल्या वेलींना ५ ते ६ फूट लंबगोलाकार कंद येतो. तो जमिनीत खोलवर वाढतो. पावसाळा संपल्यावर काही महिन्यात वेल पूर्ण वाळून गेल्यावरही वेलीच्या खाली कंद तसाच असतो. पुढील वर्षी पाऊस सुरू होताच जमिनीतून कंदापासून पुन्हा वेल वाढू लागतो. या वनस्पतीचे खोड नाजूक व आधाराने वाढणारे असते. दुसऱ्या मोठ्या काटेरी झाडांना गुंडाळत हा वेल १५ ते २० फुटापर्यंत वाढतो. जुन्या झालेल्या खोडास खालील भागात लहान काटे येतात. पाने संयुक्त, ३-५ पर्णिकायुक्त, वरून गुळगुळीत असतात तर फांद्या मात्र खरबरीत. पाने एकाआड एक येणारी, ५ ते १० सें.मी. लांब व ४ ते ५ सें.मी. रुंद, जाळीदार, शिरायुक्त व चमकणारी असतात. फुले अनेक, नियमित, पानाच्या व फांदीच्या बेचक्यातून लोंबकळणाऱ्या पुष्पमंजिरीत येतात. हिरवट-पांढरी नर फुले अनेक असून खाण्यासाठी उपयुक्त असतात. फळे २ सें.मी लांब, त्रिकोणी आकाराची असून फळात एक पंखधारी, ०.५ ते ०.६ सें.मी. लांब बी असते.

## औषधी उपयोग :

लुंढाचा वेल, कंद औषधात वापरतात. वेलीपासून बनवलेला रस गळूवर तर वेलीपासून बनवलेला काढा सूज कमी होण्यासाठी औषध म्हणून देतात. वेलीचे भाजलेले कंद आजारपणात शक्तिवर्धक म्हणून वापरतात. कंदापासून बनवलेली पेस्ट सांधेदुखी तसेच सूज कमी करण्यासाठी लावतात. औषधी उपयोग करण्यापूर्वी स्थानिक

वैदूंचा सल्ला घेणे आवश्यक आहे.

## लागवडीबद्दल माहिती :

लुंढाचा वेल जंगलात, काटेरी झुडुपावर वाढतो. बुंध्याशी त्याचा कंद वाढलेला असतो. पावसाळा संपल्यावर वेल सुकून जातो व कंद सुप्तावस्थेत जातो. पुढे पावसाळ्याच्या पूर्वी कोवळे डिरे आपोआप वर येवू लागतात. हा कंद खणून आणून परसबागेत किंवा काटेरी कुंपणावर वाढवावा.

## पाककृती क्र. १ : लुंढाच्या कोवळ्या डिरांची भाजी

**साहित्य :** लुंढाच्या कोवळ्या डिरांच्या १-२ जुड्या, उभे चिरलेले २-३ कांदे, बारीक चिरलेल्या १-२ हिरव्या मिरच्या, ठेचलेल्या ४-५ लसूण पाकळ्या, १ चमचा हळद, १-२ चमचे लाल मिरची पूड, अर्धा चमचा धणे पूड, फोडणीसाठी जिरे, मोहरी, तेल, चवीपुरते मीठ व कोथिंबीर.

**आंबटपणासाठी : काकडची फळे/ बोंडान्याचा पाला/ चिंच यापैकी एक.**

**कृती :** प्रथम लुंढाच्या वेलाची कोवळी डिरे स्वच्छ पाण्याने धुवून बारीक चिरून घ्यावी. नंतर फोडणीसाठी कढईत तेल गरम करून त्यात जिरे, मोहरी घालून बारीक चिरलेला कांदा मंद आचेवर परतवून घ्यावा. नंतर त्यात हिरव्या मिरच्या, लसूण, लाल मिरची पूड, धणे पूड आणि हळद घालावी. नंतर बारीक चिरलेली लुंढाची कोवळी डिरे घालून चांगले एकत्र करून, झाकण ठेऊन मऊ होईपर्यंत शिजवून घ्यावे. चवीप्रमाणे मीठ घालावे व कोथिंबीर घालावी. शिजवताना वरीलपैकी एक आंबट घालावे.

*टीप : ही भाजी बनविण्यासाठी पक्व वेलींचा वापर करू नये.*

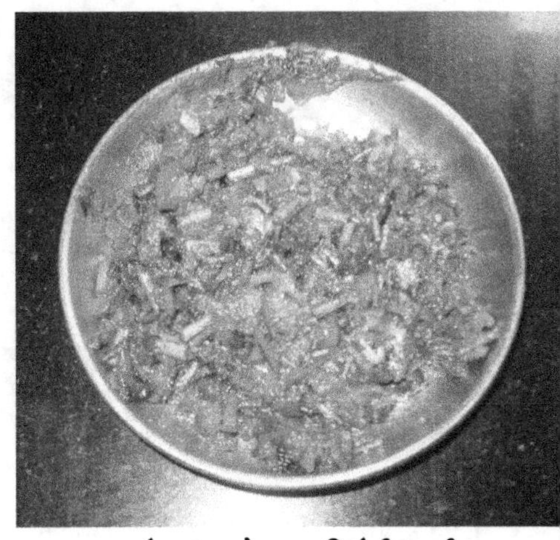

*लुंढाच्या कोवळ्या डिरांची भाजी*

## पाककृती क्र. २ : लुंढाच्या मोहोराची (फुलांची) भाजी :

**साहित्य :** ३ वाट्या लुंढाचा मोहोर, उभे चिरलेले २-३ कांदे, बारीक चिरलेल्या १-२ हिरव्या मिरच्या, ठेचलेल्या ४-५ लसूण पाकळ्या, १ चमचा हळद, १-२ चमचे लाल मिरची पूड, अर्धा चमचा धणे पूड, फोडणीसाठी जिरे, मोहरी, कढीपत्ता, तेल, चवीपुरते मीठ व कोथिंबीर.

**कृती :** प्रथम लुंढाचा मोहोर स्वच्छ पाण्याने धुवून घ्यावा. देठे काढून टाकून मंजिऱ्या काढून घ्याव्यात. एका पातेल्यात पाणी गरम करून त्यात हा मोहोर वाफवून घ्यावा. थंड झाल्यावर मोहोर पिळून घ्यावा. फोडणीसाठी कढईत तेल गरम करून त्यात जिरे, मोहरी, कढीपत्ता घालून त्यावर कांदा परतवून घ्यावा. नंतर हिरव्या मिरच्या, लसूण, लाल मिरची पूड, हळद, धणेपूड व वाफवलेला मोहोर घालून चांगले एकजीव करून घ्यावे. शिजल्यावर चवीपुरते मीठ घालावे व वरून थोडी कोथिंबीर घालावी.

# माठ

| १ | स्थानिक नाव | माठ, उनाडभाजी |
|---|---|---|
| २ | शास्त्रीय नाव | *Amaranthus viridis* |
| ३ | कूळ | Amaranthaceae |
| ४ | इंग्लिश नाव | Green maranthus, Slim maranth, Smooth Pigweed, Prince of Wales Feather, Slender Amaranth, Tropical Green Amaranth, Wild Amaranth |
| ५ | संस्कृत नाव | तण्डुलीयः |
| ६ | उपयोगी भाग | कोवळी पाने, कोवळी देठे |
| ७ | उपलब्धीचा काळ | कोवळी पाने - जुलै ऑगस्ट<br>कोवळे देठ - ऑगस्ट - ऑक्टोबर |
| ८ | झाडाचा प्रकार | झुडूप |
| ९ | अभिवृद्धी | बिया |
| १० | वापर | भाजी |

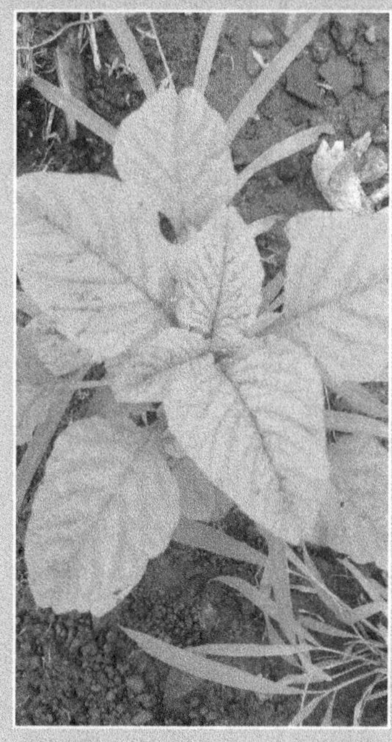

## आढळ :

माठ या वर्षायु, रोपवर्गीय वनस्पतीची लागवड महाराष्ट्रात जवळपास सगळीकडेच शेतात तसेच परसबागेत केलेली दिसते. अनेकवेळा रस्त्याच्या कडेला किंवा शेताच्या कडेला तण म्हणूनही उगवलेली दिसते.

## वनस्पतीची ओळख :

माठाचे झुडूप साधारण ९० ते १०० सें. मी. उंच वाढू शकते. खोड ताठ, ५ ते ६ सें.मी. सरळ वाढणारे किंवा जमिनीला समांतर पसरट साधारण १० ते ६० सें.मी लांब वाढणारे असते. याचे शेंडे खुडल्यानंतर याला पुन्हा अनेक फांद्या फुटतात. फांद्या खोबण असणाऱ्या. पाने साधी, हिरवी, एकाआड एक, २.५ ते १० सें.मी. लांब, १ ते ४ सें.मी. रुंद, टोकाकडे निमुळती व केसविरहित असतात. पानांचा देठ २.५ ते ८ सें.मी. लांब असतो. फुले नियमित, लहान, हिरवट पांढऱ्या रंगाची, एकलिंगी, १.५ मिमी आकाराची, फांदीच्या टोकाशी तसेच पानाच्या बगलेतून लांबसडक पुष्पमंजिरीत येतात. फळे गोल १.३ ते १.५ मिमी लांब असून बिया लहान, गोल, काळ्या, चकाकणाऱ्या असतात. साधारण जुलै-ऑगस्टमध्ये कोवळी पाने खाण्यास योग्य असतात तर ऑक्टोबर-नोव्हेंबरपर्यंत बिया तयार होऊन जमिनीवर पडतात व पुढच्या वर्षी पावसाळ्यात पुन्हा रुजतात. साधारण ऑगस्टमध्ये फुले यायला सुरुवात होते व नोव्हेंबरपर्यंत पुष्पमंजिरी व झाड पूर्णपणे वाळू लागते. त्यावेळी पुष्पमंजिऱ्या गोळा करून उन्हात वाळवून, स्वच्छ करून, त्यातून बिया बाजूला काढून पुढच्या वर्षी लावण्यासाठी ठेवल्या जातात. कधी कधी वाऱ्यामुळे वाळलेल्या बिया जमिनीवर पडून पुढच्या वर्षी पावसाळ्यात या बिया आपोपाप उगवू लागतात.

## औषधी गुणधर्म :

ही वनस्पती स्तंभक (आकुंचन करणारी), वेदनाहारक असून घशातील आणि तोंडातील व्रणावर गुणकारी असते. तसेच त्वचाविकारावर

व लघवीच्या त्रासांवर उपायकारक आहे. औषधी उपयोग करण्यापूर्वी स्थानिक वैदूंचा सल्ला घेणे आवश्यक आहे.

## लागवडीबद्दल माहिती :

माठाच्या बिया लागवडीसाठी वापरल्या जातात. फुलोरा तयार झाला की एकतर तो झाडावर वाळू द्यावा किंवा कापून वाळवावा. नंतर चोळून, पाखडून बिया वेगळ्या कराव्या. ह्या बिया अतिशय लहान असल्यामुळे लावण्यापूर्वी त्या मातीत मिसळून घ्याव्या व लागवडीसाठी वापराव्या.

## इतर माहिती :

श्रावण महिन्यात येणाऱ्या धार्मिक व्रतवैकल्यामध्ये या भाजीला विशेष महत्व आहे. ऋषीपंचमीच्या उपवासासाठी तसेच नवरात्रातील नऊ दिवसाच्या उपवासातही ही भाजी आवर्जून केली जाते.

## पाककृती : क्र. १. माठाच्या कोवळ्या पानांची भाजी :

**साहित्य :** माठाच्या भाजीच्या २ जुड्या, १ ते २ बारीक चिरलेले कांदे, बारीक चिरलेल्या १-२ हिरव्या मिरच्या, ठेचलेल्या ७-८ लसूण पाकळ्या, फोडणीसाठी जिरे, मोहरी, तेल, चवीपुरते मीठ.

**कृती :** प्रथम माठाच्या भाजीच्या जुडीतून कोवळी पाने तसेच कोवळे देठ तोडून स्वच्छ पाण्याने धुवून, चिरून घ्यावे. कढईत तेल गरम करून जिरे-मोहरीची फोडणी करून घ्यावी. नंतर त्यात बारीक चिरलेला कांदा परतून घ्यावा. नंतर लसूण, हिरव्या मिरच्या व माठाची पाने घालून चांगले परतून घ्यावे. ५ मिनिटे झाकण ठेऊन भाजी वाफेवर शिजवून घ्यावी. चवीप्रमाणे मीठ घालावे.

*टीप : वरील भाजीप्रमाणेच मठाच्या भाजीच्या फक्त देठांचीही भाजी करता येते.*

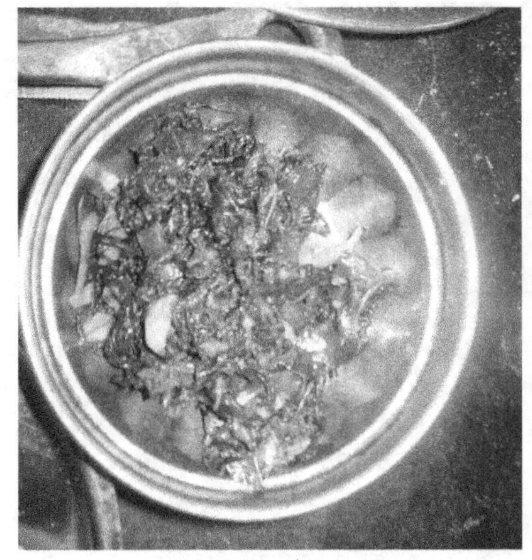

माठाच्या पानांची भाजी

## पाककृती : क्र. २. माठाच्या कोवळ्या पानाची उपवासाची भाजी :

**साहित्य :** माठाची कोवळी पाने व देठे २ वाट्या, १ मोठा उकडलेला बटाटा, २ ते ३ हिरव्या मिरच्या किंवा सुकलेल्या लाल मिरच्या, ३ ते ४ चमचे शेंगदाण्याचे कूट, फोडणीसाठी जिरे, तूप, चवीपुरते मीठ.

**कृती :** प्रथम माठाची कोवळी पाने व देठे स्वच्छ धुवून घ्यावी. कढईत थोडे तूप गरम करून त्यात जिरे चांगले तडतडू द्यावे. नंतर त्यात बारीक चिरलेल्या हिरव्या मिरच्या किंवा सुक्या मिरच्या व उकडलेला बटाटा बारीक कापून परतून घ्यावा. नंतर त्यात माठाची पाने व शेंगदाण्याचे कूट घालून चांगले एकजीव करून, झाकण ठेवून ५ मिनिटे वाफेवर शिजवून घ्यावे. नंतर चवीप्रमाणे मीठ घालावे. उपवासासाठी भगरीच्या भाकरीसोबत तसेच डोश्यासोबत ही भाजी खाण्यास उत्तम.

# मायाळू

| | | |
|---|---|---|
| १ | स्थानिक नाव | मायाळू, भजीचा वेल |
| २ | शास्त्रीय नाव | *Basella alba* |
| ३ | कूळ | Basellaceae |
| ४ | इंग्लिश नाव | Ceylon spinach, Indian spinach, Malabar Spinach, Red vine spinach, Vine spinach, climbing spinach, Creeping spinach, Buffalo spinach |
| ५ | संस्कृत नाव | उपोदिका, कलंबी, पूतिका |
| ६ | उपयोगी भाग | कोवळी पाने, कोवळे देठ |
| ७ | उपलब्धीचा काळ | वर्षभर |
| ८ | झाडाचा प्रकार | वेल |
| ९ | अभिवृद्धी | बिया |
| १० | वापर | भाजी |

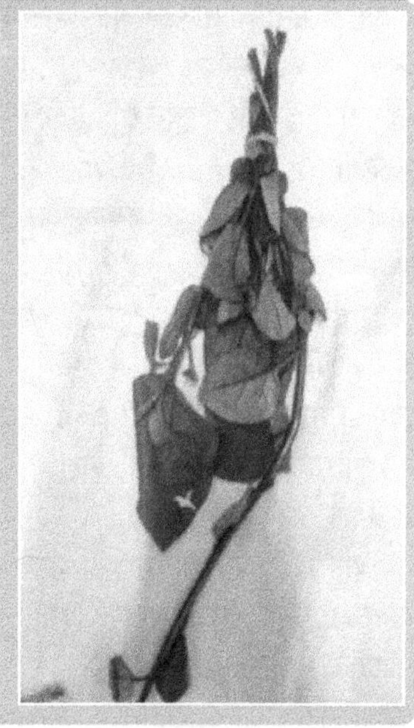

## आढळ :

मायाळू ही एक वेलवर्गीय वनस्पती असून ती परसबाग, अंगण, बागेत वर्षभर आढळून येते. महाराष्ट्रात सगळीकडे याचे वेल परसबागेत लावलेले दिसतात. काही ठिकाणी ती शोभेचा वेल म्हणून वाढवली जाते.

## वनस्पतीची ओळख :

मायाळू ही बहुवर्षायु, वेलवर्गीय वनस्पती आहे. मायाळूचे खोड अतिशय नाजूक, हिरवे किंवा गुलाबी रंगाचे व १.५ ते २.० सें.मी व्यासाचे असून ते आधाराने वाढते. पाने साधी, वरून हिरवी तर खालून गुलाबी छटा असणारी, एकआड एक येणारी, जाडसर असून साधारण ५ ते १५ सें.मी. लांब व ३ ते ७ सें. मी. रुंद लंबगोलाकार असतात. पानाचे देठ ०.५ ते २ सें. मी. लांब असते. फुले पांढरी किंवा गडद गुलाबी रंगाची, लहान, देठरहित, पानाच्या बेचक्यातून येणारी, ५ ते १४ सें. मी. लांब, खाली लोंबकळणाऱ्या पुष्पमंजिरीत येतात. फळे गोल, १ सें.मी. लांब, लहान, लाल किंवा पांढऱ्या रंगाची व पिकल्यावर काळी पडणारी असतात. प्रत्येक फळात एक बी असून ती कठीण कवचाची असते. फुले साधारण डिसेंबर-जानेवारीत येतात, तर फळे फेब्रुवारी-मार्चमध्ये तसेच वर्षभरही येतात.

## औषधी उपयोग :

मायाळूची पाने, मूळ, देठ, फुले व फळे औषधात वापरली जातात. याचे मूळ तुरट असून ते अतिसारावर औषध म्हणून खाण्यास दिले जाते. मुळापासून बनवलेली पेस्ट सूज आलेल्या भागाला लावण्यास वापरतात. पाने आणि देठापासून केलेली भाजी पाचक म्हणून खाण्यास देतात. जुलाब होत असतील तर मायाळूच्या पानाचा रस देतात. पानापासून बनवलेली पेस्ट बाह्य भागात आलेल्या फोडावर लावतात. मायाळूच्या पानाचा काढा बाळंतिणीला वेदना कमी करण्यासाठी देतात. मायाळूच्या फळांपासून बनवलेला लाल रस डोळ्यातील बुबुळाचे दुखणे कमी करण्यासाठी वापरतात. औषधी उपयोग करण्यापूर्वी स्थानिक वैदूंचा सल्ला घेणे आवश्यक आहे.

**लागवडीबद्दल माहिती :**

मायाळूच्या बिया तसेच जुन्या फांद्याचे छाट लागवडीसाठी वापरले जातात. वेलीवर वाळलेल्या बिया गोळा करून, वाळवून, गादी वाफ्यावर लावतात. तयार झालेली रोपे लागवडीसाठी वापरतात.

**पाककृती : क्र. १ : मायाळूच्या कोवळ्या पानांची भाजी :**

**साहित्य :** मायाळूच्या २ जुड्या, १ ते २ बारीक चिरलेले कांदे, बारीक चिरलेल्या १-२ हिरव्या मिरच्या, ठेचलेल्या ३-४ लसूण पाकळ्या, फोडणीसाठी जिरे, मोहरी, तेल, हिंग, चवीपुरते मीठ.

**कृती :** प्रथम मायाळूच्या भाजीच्या जुडीतून कोवळी पाने तसेच कोवळे देठ तोडून स्वच्छ पाण्याने धुवून, चिरून घ्यावे. कढईत तेल गरम करून हिंग, जिरे-मोहरीची फोडणी करून घ्यावी. नंतर त्यात बारीक चिरलेला कांदा परतून घ्यावा. नंतर लसूण, हिरव्या मिरच्या व मायाळूची पाने घालून चांगले परतून घ्यावे. ५ मिनिटे झाकण ठेऊन भाजी वाफेवर शिजवून घ्यावी. चवीप्रमाणे मीठ घालावे.

**पाककृती क्र. २ : मायाळूच्या कोवळ्या पानांची भजी :**

**साहित्य :** मायाळूची १० ते १५ पाने, १ वाटी चणाडाळीचे पीठ, २ चमचे तांदळाचे पीठ किंवा मक्याचे पीठ, १ छोटा बारीक चिरलेला कांदा, १-२ बारीक चिरलेल्या हिरव्या मिरच्या, चिमुटभर हळद, बारीक चिरलेली कोथिंबीर, चिमुटभर ओवा, तळण्यासाठी तेल, चवीपुरते मीठ.

**कृती :** प्रथम मायाळूची पाने कोवळ्या देठापासून कापून स्वच्छ धुवून घ्यावी. एका पातेल्यात चणाडाळीचे पीठ व तांदूळ किंवा मक्याचे पीठ घालून सैलसर कालवून घ्यावे. त्यात वरील सर्व साहित्य घालावे. नंतर कढईत तेल गरम करून, भिजवलेल्या पिठात एक एक पान बुडवून तेलात सोडावे व खरपूस तळून घ्यावे.

**पाककृती क्र. ३ : मायाळूच्या कोवळ्या पानाची व देठाची पातळ भाजी :**

**साहित्य :** मायाळूच्या कोवळ्या पानाची १ जुडी, बारीक चिरलेला १ कांदा, आलं-लसूण वाटण १-२ चमचे, बारीक चिरलेल्या १-२ हिरव्या मिरच्या, अर्धी वाटी तुरीची डाळ, फोडणीसाठी जिरे, हिंग, कढीपत्ता, मोहरी, तेल, चवीपुरते मीठ, चिंच, गूळ, सजावटीसाठी कोथिंबीर.

**कृती :** प्रथम मायाळूची पाने कोवळ्या देठासहित स्वच्छ धुवून बारीक चिरून घ्यावी. डाळ धुवून घ्यावी. कुकरमध्ये डाळ आणि मायाळूची पाने शिजवून घ्यावी. कढईत तेल गरम करून जिरे-मोहरी, हिंग, कढीपत्ता घालून त्यावर बारीक चिरलेला कांदा लालसर परतून घ्यावा. नंतर त्यात आलं-लसूण वाटण, बारीक चिरलेल्या हिरव्या मिरच्या व शिजवलेल्या डाळीचे घोटलेले मिश्रण घालून चांगले हलवून घ्यावे. चवीप्रमाणे चिंच, गूळ व मीठ घालावे. भाजीला ५-१० मिनिटे उकळी येऊन द्यावी. वरून बारीक चिरलेली कोथिंबीर घालावी.

# मेक

| १ | स्थानिक नाव | मेक, डोंगरमेखा, मेहकी, मेकी, मेकुल्या |
|---|---|---|
| २ | शास्त्रीय नाव | *Cucumis setosus Cogn., Monogr. Phan. A.DC. C.DC.* |
| ३ | कूळ | Cucurbitaceae |
| ४ | इंग्लिश नाव | Wild Cucumber |
| ५ | संस्कृत नाव | उपलब्ध नाही |
| ६ | उपयोगी भाग | कोवळी फळे, पिकलेली फळे |
| ७ | उपलब्धीचा काळ | कोवळी फळे:- जुलै- ऑगस्ट; पिकलेली फळे- सप्टेंबर-ऑक्टोबर |
| ८ | झाडाचा प्रकार | वेल |
| ९ | अभिवृद्धी | बिया |
| १० | वापर | भाजी, पिकलेली फळे |

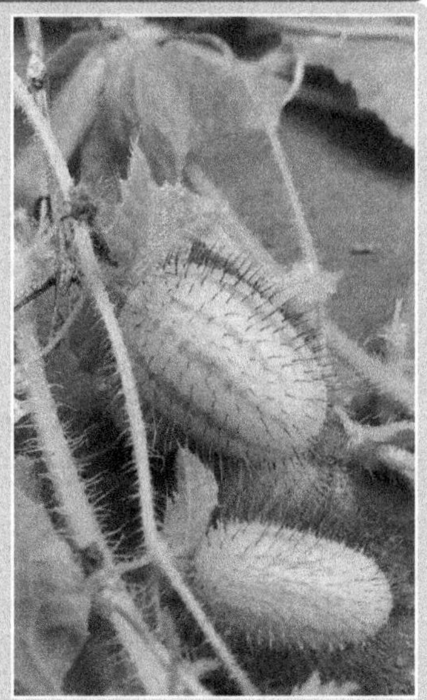

## आढळ :

मेकच्या वेली कोल्हापूर, नाशिक, पुणे, सातारा, सिंधुदुर्ग, ठाणे, पालघर तसेच रायगडमधील जंगलात आढळतात. साधारण पावसाळ्याच्या सुरवातीला या वनस्पतीच्या वेली पडीक जमीन, माळरान, तसेच शेताच्या बांधावर, दुसऱ्या लहान झाडांवर आधाराने वाढलेल्या दिसतात.

## वनस्पतीची ओळख :

मेक ही वार्षिक वेलवर्गीय वनस्पती आहे. याचे खोड ०.५ ते ०.७ सें. मी. व्यासाचे, हिरवट, चतुष्कोणी असून याला लहान काटे असतात. पाने साधी, एकाआड एक एक येणारी, त्रिकोणाकृती, खडबडीत असतात. पाने ८ ते १० सें. मी. लांब व ३ ते ८ सें. मी. रुंद, हिरवट-पोपटी रंगाची, टोकदार असून त्याच्या कडा दातेरी असतात. पानांचे देठ ३ ते ६ सें. मी. लांब असते. फुले १-२, पानाच्या बेचक्यातून येणारी, पिवळी, एकलिंगी असतात. फळे लांबट, १-३.५ सें. मी. लांब व १ ते २ सें. मी. व्यासाची असतात. फळांवर लहान काटे तसेच हिरवी-पांढरे पट्टे असतात आणि चवीला फळे आंबट असतात. आत हिरवट-पांढऱ्या गरात लगडलेल्या अनेक लहान बिया असतात. पिकल्यावर ही फळे पिवळी पडतात. ही फळे खाण्यास शीत असून चविष्ट लागतात. फुले व फळे साधारण ऑगस्ट - ऑक्टोबरपर्यंत येतात.

## औषधी गुणधर्म :

मेकच्या बियांची धुरी दातदुखीवर औषध म्हणून घेतली जाते. तसेच फळांचा वापर पोटदुखी, दमा, छातीत दुखणे, कावीळ यावर उपयुक्त आहे.

## पाककृती : मेकच्या कोवळ्या फळांची भाजी:

**साहित्य :** मेकची कोवळी फळे २ वाट्या, बारीक चिरलेले १-२ कांदे, बारीक चिरलेल्या ४-५ लसूण पाकळ्या, १ चमचा हळद, १-२ चमचे लाल मिरची पूड, अर्धा चमचा धणे पूड, कोथिंबीर, सुपारीएवढा गूळ, फोडणीसाठी तेल, जिरे, मोहरी आणि चवीप्रमाणे मीठ

**कृती :** प्रथम मेकची फळे स्वच्छ पाण्याने धुवून गोल चिरून घ्यावीत. एका कढईत तेल गरम करून जिरे, मोहरीची फोडणी करून त्यावर कांदा लालसर होईपर्यंत परतवून घ्यावा. नंतर त्यात लसूण, हळद, लाल मिरची पूड, धणे पूड, गूळ आणि मेकच्या फळाचे काप घालून मऊ होईपर्यंत शिजवून घ्यावे. वरून चवीपुरते मीठ आणि कोथिंबीर घालून सारखे करून घ्यावे.

*टीप : मेकची पिकलेली फळे गोड, मधुर, चविष्ट लागतात. औषधी वापराआधी वैद्यांचा सल्ला घ्या.* ∎

# मोह

| १ | स्थानिक नाव | मोह/मोहटी |
|---|---|---|
| २ | शास्त्रीय नाव | *Madhuca indica Gmel* |
| ३ | कूळ | Sapotaceaea |
| ४ | इंग्लिश नाव | Butter Tree, Madhuka, honey tree |
| ५ | संस्कृत नाव | मधुका |
| ६ | उपयोगी भाग | कोवळी फळे, फुले, बिया |
| ७ | उपलब्धीचा काळ | कोवळी फळे - मार्च- एप्रिल; फुले - एप्रिल-मे; बिया - मे-जून |
| ८ | झाडाचा प्रकार | वृक्ष |
| ९ | अभिवृद्धी | बिया |
| १० | वापर | भाजी, बियापासून खाद्यतेल |

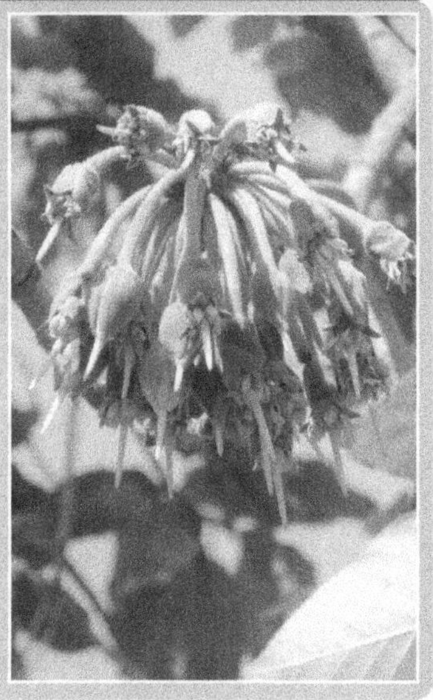

## आढळ :

मोहाची उंच, डेरेदार झाडे महाराष्ट्रात कोकणापासून गडचिरोलीपर्यंत सर्वत्र उपलब्ध आहेत. जंगलात, डोंगराळ भागात, शेताच्या बांधावर, रस्त्याच्या कडेला तसेच माळरानावर मोहाची झाडे वाढतात.

## वनस्पतीची ओळख :

मोह हा बहुवार्षिक, पानझडी वृक्ष असून साधारण १६ ते २० मीटर उंच वाढतो. खोडाचा घेर ८० से.मी. मोठा, साल तपकिरी रंगाची असून सालीच्या खपल्या पडतात. आंतरसाल लाल असून त्यातून पांढरा चीक येतो. तसेच झाड अतिशय डेरेदार असून त्याला अनेक फांद्या असतात. पाने साधी, लंबवर्तुळी, देठाजवळ वाटोळी, शेंड्याला एकत्र, एकाआड एक येणारी, गडद हिरव्या रंगाची, ७ ते १२ से.मी. लांब व ४ ते ६ से.मी. रुंद असतात. फुले शेंड्याला एकवटलेली (साधारण १०-१२) असतात. फुले मधुर, सुवासिक व झाडाला उलटी लटकलेली असून फक्त एक रात्र टिकून नंतर खाली गळून पडतात. फळे हिरवी, बोरासारखी लांबट व पिकल्यावर पिवळी पडणारी असतात. प्रत्येक फळात ३ ते ५ से,मी. लांब, चकाकणाऱ्या १ ते ४ बिया असतात.

## औषधी गुणधर्म :

मोहाच्या फुलात ५० ते ६०% साखर तर बियात ६०% तेल व टॅनिन असते. अतिसाराच्या त्रासावर उपाय म्हणून मोहाची साल पाण्यात उकळून दोन वेळेस पिण्यास देतात. अशक्तपणावरही मोहाची फुले उपयुक्त असतात. औषधी उपयोग करण्यापूर्वी स्थानिक वैदूंचा सल्ला घेणे आवश्यक आहे.

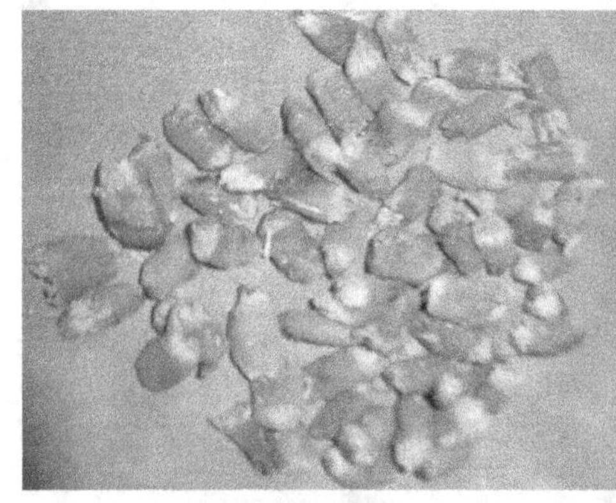

*मोहाची सुकलेली फुले*

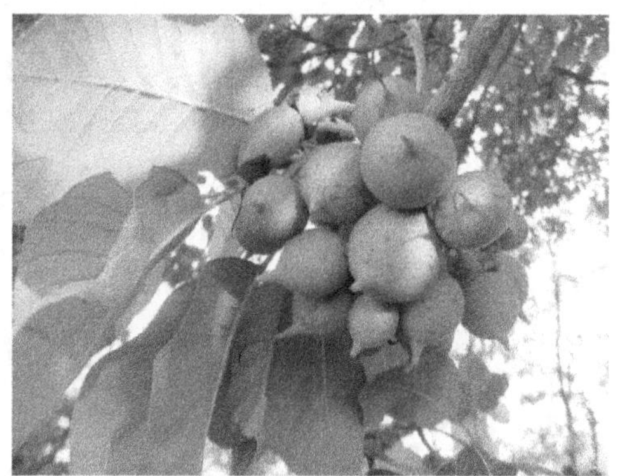

*मोहाची फळे*

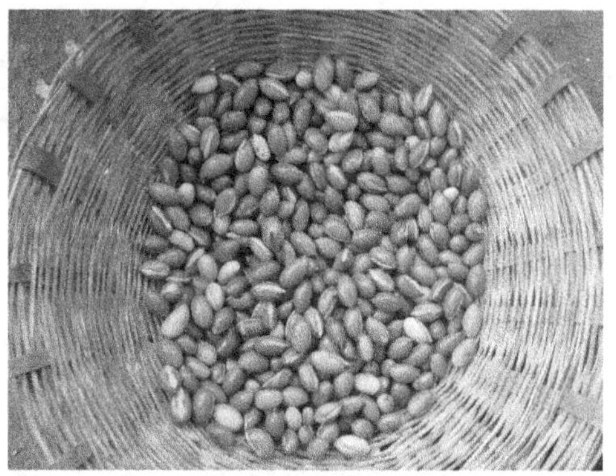

*मोहाच्या बिया*

## लागवडीबद्दल माहिती :

मोहाच्या झाडांची लागवड त्याच्या बियांपासून जून-जुलै महिन्यात पावसाळा सुरू झाल्यानंतर केली जाते. गादी वाफ्यावर बियांची लागवड करून नंतर रोपे उपटून इतर ठिकाणी लावतात.

## पाककृती क्र १. : मोहाच्या कोवळ्या फळाची भाजी :

**साहित्य :** मोहाची कोवळी फळे २५० ग्रॅम, बारीक चिरलेले २-३ कांदे, ठेचलेल्या ५-६ लसूण

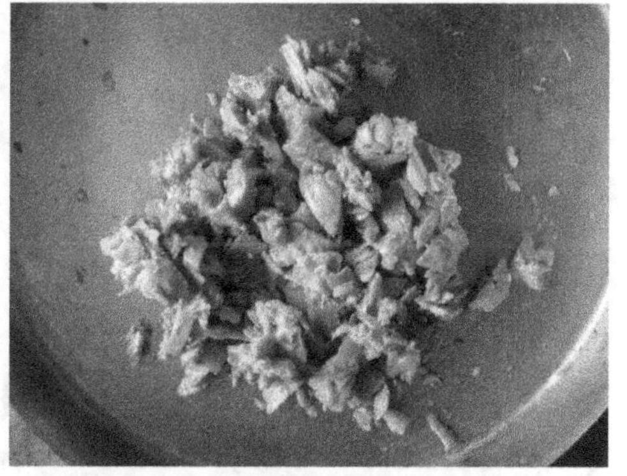

*मोहाच्या कोवळ्या फळांची भाजी*

पाकळ्या, १ चमचा हळद, १-२ चमचा लाल मिरची पूड, १ चमचा धणे पूड, फोडणीसाठी जिरे, मोहरी, हिंग, तेल, चवीपुरते मीठ व कोथिंबीर.

**कृती :** प्रथम मोहाची कोवळी फळे स्वच्छ धुवून साल काढून घ्यावी. फळे उभे चिरून बिया वेगळ्या करून उकळत्या पाण्यात मऊ होईपर्यंत शिजवून घ्यावे व थंड झाल्यावर कुस्करून घ्यावे. कढईत तेल गरम करून जिरे, हिंग, मोहरीची फोडणी तयार करावी. नंतर त्यात कांदा व लसूण घालून तेलात चांगला परतवून घ्यावा. त्यात हळद, लाल मिरची पूड, धणे पूड व फळाच्या कुस्करलेल्या फोडी घालून चांगले परतवून घ्यावे. चवीप्रमाणे मीठ, बारीक चिरलेली कोथिंबीर घालावी.

*टीप : मोहाच्या वाळलेल्या बिया गोळा करून त्यापासून जून-जुलै महिन्यात तेल काढले जाते. २-३ वेळा चांगले उकळून घेतल्यावर खाण्यासाठी वापरले जाते. काही भागात मोहाच्या फुलापासून अनेक पौष्टिक पदार्थही केले जातात.*

# मोखा

| | | |
|---|---|---|
| १. | स्थानिक नाव | मोखा, मोकडी, नकटी |
| २. | शास्त्रीय नाव | *Schrebera swietenioides Roxb* |
| ३. | कूळ | Oleaceae |
| ४. | इंग्लिश नाव | Weaver's Beam Tree |
| ५. | संस्कृत नाव | कस्तपाटोळा, गोलीधा, घंटापटली |
| ६. | उपयोगी भाग | कोवळी पाने, कोवळी देठे |
| ७. | उपलब्धीचा काळ | पाने - फेब्रुवारी-मार्च; फुले - मार्च-एप्रिल |
| ८. | झाडाचा प्रकार | वृक्ष |
| ९. | अभिवृद्धी | बिया |
| १० | वापर | भाजी |

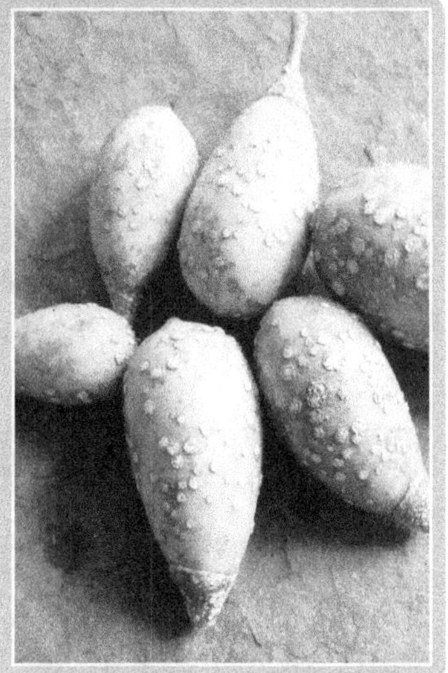

## आढळ :

मोख्याचे पानझडी वृक्ष महाराष्ट्रातील काही जंगलात वाढलेले दिसतात. कोकणात पालघर, ठाणे, रायगड तसेच अहमदनगर, पुणे, नाशिक या जिल्ह्यातील डोंगराळ भागात मोख्याची झाडे काही प्रमाणात आढळतात. काही ठिकाणी शेताच्या बांधावरही या झाडांची लागवड केली जाते.

## वनस्पतीची ओळख :

मोख्याचे झाड साधारण १५ ते २० मीटर उंच वाढते. सालीचा रंग काळपट तपकिरी असून याला फिक्या हिरव्या रंगाची अनेक, संयुक्त पाने असतात. ३ ते ४ पर्णिकांच्या जोड्या समोरासमोर येणाऱ्या व एक पर्णिका टोकाशी येणारी असते. देठ साधारण ३ ते ३० सें.मी. लांब असून फुले द्विलिंगी, पिवळसर तपकिरी रंगाची, गुच्छात येतात. मोख्याची फुले सुगंधी, ८ ते १२ मी. मी. नरसाळ्याच्या आकाराची, ग्रंथीयुक्त असून रात्रीच्या वेळी उमलतात. फळे ५ सें. मी. लांब व २.५ सें. मी. रुंद. असून थोडी लांबट आकाराची असतात. फळे कडक, वरून खरखरीत व ४ बियायुक्त असतात. बिया पंखाच्या आकाराच्या असतात. झाडाची पाने साधारण फेब्रुवारी-मार्च महिन्यात पूर्णपणे गळून जातात. मार्च-एप्रिलमध्ये झाडाला नवीन पालवी फुटते. या कोवळ्या पानाचा वापर काही भागात भाजी करून खाण्यासाठी केला जातो.

## औषधी उपयोग :

मोख्याचे मूळ, खोड, साल व पाने पारंपरिक औषधासाठी वापरली जातात. मूळ, साल व पाने चवीला कडू असून पाचक, भूकवर्धक, मलावरोधक, रेचक तसेच कृमिनाशक असतात.

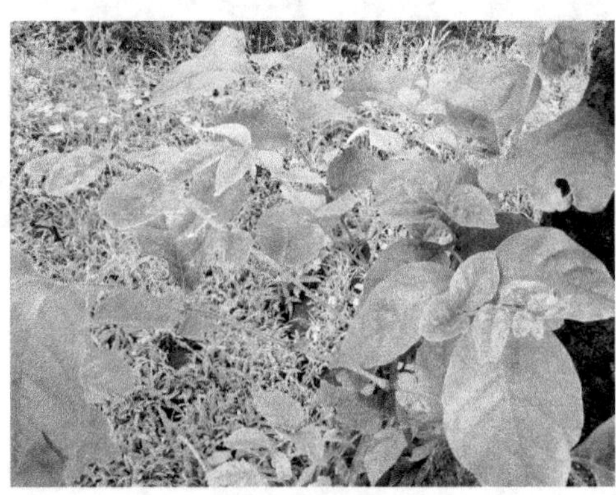

*मोख्याची कोवळी पाने*

अपचन, त्वचारोग, कुष्ठरोग, गळू, रक्तक्षय, मधुमेह अशा अनेक व्याधीवर औषध म्हणून वापरले जातात. औषधी उपयोग करण्यापूर्वी स्थानिक वैदूंचा सल्ला घेणे आवश्यक आहे.

**लागवडीबद्दल माहिती :**

मोखाच्या झाडाची अभिवृद्धी त्याच्या बियांपासून होते. मात्र बिया फार कमी प्रमाणात उपलब्ध होतात. त्यामुळे याच्या जुन्या फांद्याही लागवडीसाठी वापरतात. मात्र यावर आणखी अभ्यास आणि प्रयोग होणे गरजेचे आहे.

**पाककृती : मोख्याच्या कोवळ्या पाल्याची भाजी :**

**साहित्य :** मोख्याचा कोवळा पाला ३-४ वाट्या, बारीक चिरलेले २-३ कांदे, १-२ बारीक चिरलेल्या हिरव्या मिरच्या, ठेचलेल्या ३-४ लसूण पाकळ्या, फोडणीसाठी जिरे, मोहरी, तेल, चिमुटभर हिंग, चवीपुरते मीठ.

**कृती :** प्रथम मोख्याचा पाला स्वच्छ पाण्याने धुवून बारीक चिरुन घ्यावा. एका पातेल्यात पाणी गरम करून त्यात पाला वाफवून घ्यावा. कढईत तेल गरम करून जिरे-मोहरी व हिंग घालून फोडणी करून त्यात बारीक चिरलेला कांदा लालसर परतून

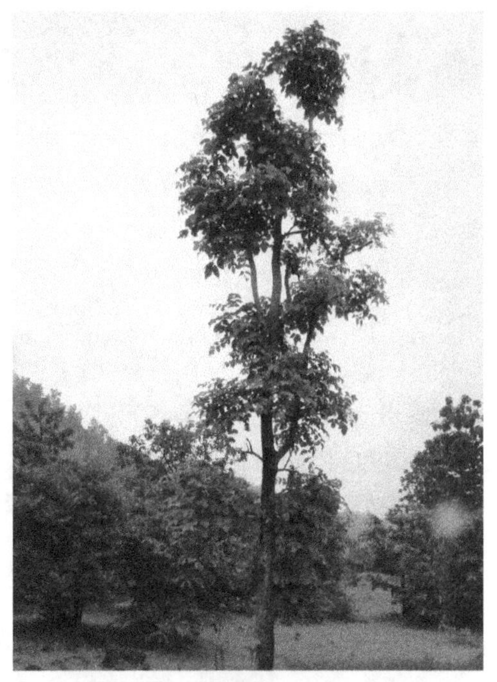

मोख्याचे झाड

घ्यावा. नंतर लसूण, मिरच्या व वाफवून, पिळून घेतलेली मोख्याची पाने घालून चांगले परतून घ्यावे. ही भाजी ५ मिनिटे झाकण ठेवून शिजवून घ्यावी. चवीप्रमाणे मीठ घालावे.

■

# पळस

| १. | स्थानिक नाव | पळस, पलाश, ढाक |
|---|---|---|
| २. | शास्त्रीय नाव | *Butea monosperma* |
| ३. | कूळ | Fabaceae |
| ४. | इंग्लिश नाव | Flame of the Forest, Bastard Teak, Battle of Plassey tree, Bengal Kino, Palas Tree, Parrot Tree, Forest flame, |
| ५. | संस्कृत नाव | किंशुक, पलाश |
| ६. | उपयोगी भाग | फुले, बिया |
| ७. | उपलब्धीचा काळ | फुले - जानेवारी-मार्च; बिया - मार्च-मे |
| ८. | झाडाचा प्रकार | वृक्ष |
| ९. | अभिवृद्धी | बिया |
| १०. | वापर | फुलाचा चहा |

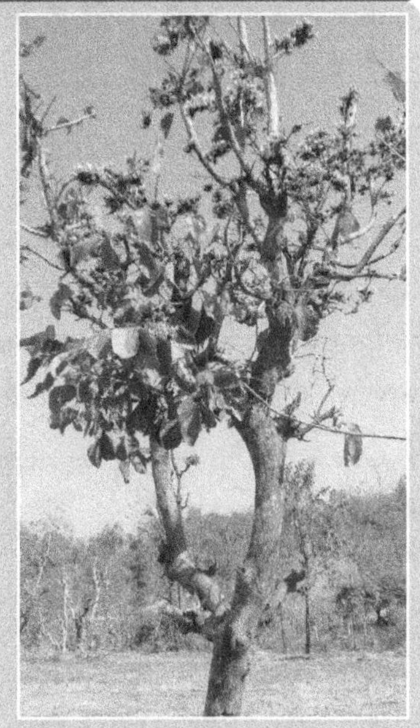

**आढळ :**

पळसाची झाडे भारतातील जवळजवळ सगळ्याच पानझडी प्रकारच्या जंगलात आढळतात. महाराष्ट्रात कोकण, विदर्भातील सगळ्याच जंगलात, रस्त्याच्या दुतर्फा, शेताच्या बांधावर, मोकळ्या माळरानावर, डोंगरकपारीला पळसाची झाडे दिसून येतात.

**वनस्पतीची ओळख :**

पळसाचे पानझडी झाड साधारण १३ ते १५ मीटर उंच तर खोड १.५ ते १.८ मीटर रुंद वाढते. खोड साधारण वक्र, वेडेवाकडे व अनियमित फांद्या असणारे असते. साल कडक, तंतुमय, खडबडीत, करड्या रंगाची असून उकललेली व चिकट स्रावयुक्त असते. पळसाची पाने संयुक्त, तीन पर्णिकायुक्त, गडद हिरवी असून गोलाकार, एकआड एक येणारी, १२ ते २० सें. मी. लांब व १० ते १५ सें. मी. रुंद असतात. तर याचे देठ ८ ते १५ सें. मी. लांब असतात. पळसाची पाने हिवाळ्यात गळून पडतात आणि वसंत ऋतूत याला नवी पालवी येते. कोवळी पाने वरून-खालून मऊ लवयुक्त असून नवी पाने येण्यापूर्वींच फुले येतात. पळसाच्या फुलांचा आकार एखाद्या पक्ष्यासारखा असतो. गडद केशरी व लाल रंगाची ही फुले पूर्ण फांदीवर तसेच फांदीच्या टोकाशी गुच्छाने येतात. फुले उभयलिंगी, ५ सें. मी. लांब, सुगंधविरहित असतात. साधारण डिसेंबर ते जानेवारीदरम्यान पाने गळून गेल्यावर झाड पूर्णपणे फुलांनी बहरून जाते. त्याच्या आकर्षक रंगामुळे जंगलात दुरूनही झाड लगेच ओळखू येते. फुलांच्या रंगामुळे जंगलात ज्वाला निघाल्याचा भास होत असल्याने या वृक्षास इंग्रजीत 'फ्लेम ऑफ फॉरेस्ट' म्हणजेच 'वणव्याचा वृक्ष' या नावाने ओळखले जाते. पळसाच्या शेंगा १५ ते २० सें. मी. लांब, चपट्या, फिक्या हिरव्या रंगाच्या असून वाळल्यावर त्या तपकिरी होतात. त्यावर राखाडी लव असून टोकाशी एकच बी असते. बिया २ सें. मी. लांब, चपट्या, गोल, तांबूस रंगाच्या असतात. उन्हाळ्यात खोडावर असणाऱ्या सालीवर भेगा पाडल्यास त्यातून पाझरणारा रस घट्ट होऊन त्याचा डिंक तयार होतो.

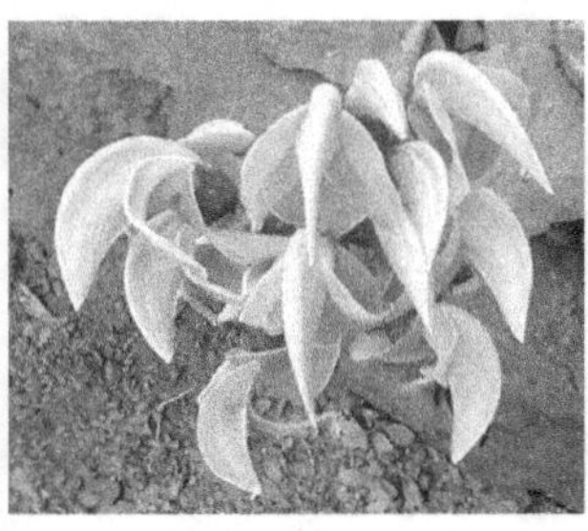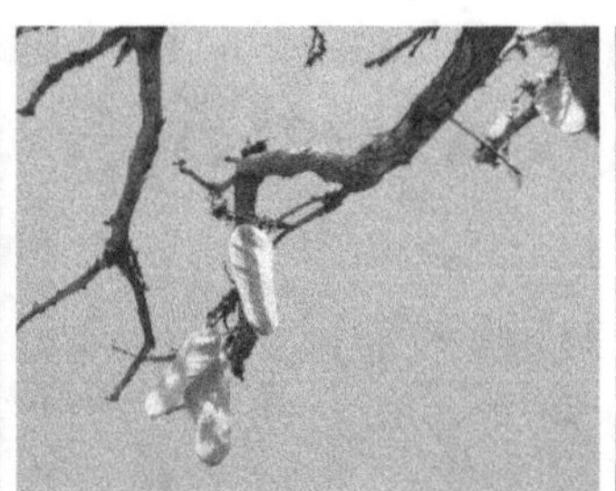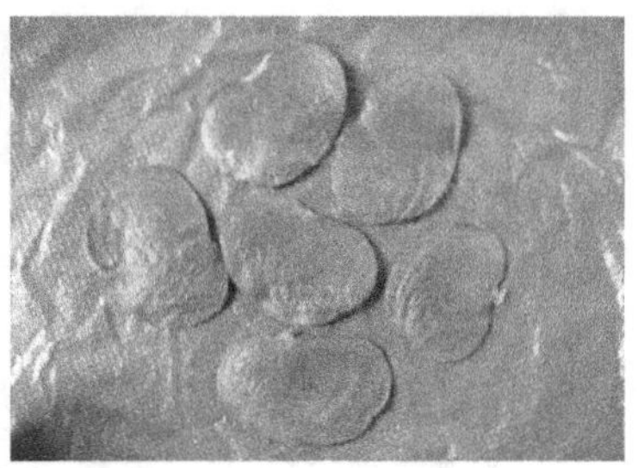

*पळसाची फुले, शेंगा आणि बिया*

## औषधी उपयोग :

पळसाची पाने, फुले, बिया, मुळे आणि डिंक औषधात वापरतात. पळस कफवातनाशक व पित्तनाशक आहे. पळसाच्या सालीच्या काढ्याने रक्तस्राव लगेच थांबतो, त्यामुळे हा काढा जखम धुवायला वापरतात. सूज व वेदना असलेल्या भागावर पळसाची पाने गरम करून बांधल्याने आराम मिळतो. जुलाब होत असल्यास व पोटात आव पडत असल्यास पळसाच्या डिंकापासून बनवलेले चूर्ण गरम पाण्यासह प्यायला देतात. पोटात कृमी झाले असल्यास औषध म्हणून पळसाच्या बियांचे चूर्ण हिंगाबरोबर देतात. गजकर्णासाठी लिंबाच्या रसात पळसाचे बी उगाळून लावतात. पळसाच्या फुलांचा काढा कफ, प्रमेहात उपयोगी आहे. पळसाची फुले रात्री पाण्यात ठेवून, सकाळी गाळून त्यात मीठ अथवा खडीसाखर मिसळून दम्यावर औषध म्हणून देतात. अंगावर चट्टे किंवा पुरळ उठल्यास पळसाची वाळलेली फुले अंघोळीच्या पाण्यात टाकून ते पाणी अंघोळीसाठी वापरतात. फुले सल्फरयुक्त असल्यामुळे अनेक त्वचाविकारातील औषध बनवण्यासाठी त्यांचा वापर होतो. पळसाच्या बियांपासून काढलेले तेल रंगाने पिवळे असून, त्याचा वापर विविध औषधांमध्ये केला जातो. अस्थिभंगात साल, फुले व डिंक यांचा काढा दिल्यास मोडलेले हाड लवकर सांधले जाते. महिलांमधील मासिक पाळीच्या तक्रारींसाठी डिंकाचा वापर औषध म्हणून होतो. मूत्राशयाच्या विकारातही पळसाच्या फुलांचा वापर केला जातो. औषधी उपयोग करण्यापूर्वी स्थानिक वैदूंचा सल्ला घेणे आवश्यक आहे.

## लागवडीबद्दल माहिती :

पळसाच्या बिया लागवडीसाठी वापरल्या जातात. शेंगा वाळल्यानंतर त्या गोळा करून बिया वेगळ्या करतात. पावसाळ्याच्या सुरवातीला शेताच्या बांधावर, माळरानावर, रस्त्याच्या कडेला किंवा गादी वाफ्यावर रोपे तयार करून लावतात. लागवडीसाठी ३ × ३ मी. अंतरावर लागवड करावी.

## इतर उपयोग :

या झाडाच्या पानांचा उपयोग द्रोण, पत्रावळी निर्मितीसाठी, फुलांचा उपयोग नैसर्गिक रंग निर्मितीसाठी तर मूळाचा वापर धागे बनविण्यासाठी केला जातो. त्यापासून दोरखंड बनवतात. लाख निर्मितीसाठी उपयुक्त असलेले लाख किडे पळसाच्या झाडाच्या कोवळ्या फांद्यांवरच आपली उपजीविका करतात.

## पाककृती : पळसाच्या फुलांचा आयुर्वेदिक चहा :

**साहित्य :** पळसाची ताजी किंवा वाळलेली २ ते ३ फुले, १ इंच आल्याचा तुकडा, तुळशीची ४ ते ५ पाने, २ हिरवे वेलदोडे, १ पान गवती चहा, चिमुटभर जायफळ पूड, गूळ आवश्यकतेनुसार, पाणी इ.

**कृती :** प्रथम एक पातेल्यात पाणी उकळून घ्यावे. नंतर वरील सर्व साहित्य एक एक करून पाण्यात घालून उकळवून घ्यावे व आवश्यकतेनुसार गूळ घालून चहा चांगला ढवळून, गाळून घ्यावा. पळसाचा आयुर्वेदिक चहा गरम गरमच प्यावा.

■

# पाथरी

| १ | स्थानिक नाव | पाथरी |
|---|---|---|
| २ | शास्त्रीय नाव | *Launaea procumbens* |
| ३ | कूळ | Asteraceae |
| ४ | इंग्लिश नाव | Creeping Launaea |
| ५ | संस्कृत नाव | गोलामिका |
| ६ | उपयोगी भाग | कोवळी पाने |
| ७ | उपलब्धीचा काळ | वर्षभर |
| ८ | झाडाचा प्रकार | झुडूप |
| ९ | अभिवृद्धी | बिया |
| १० | वापर | भाजी |

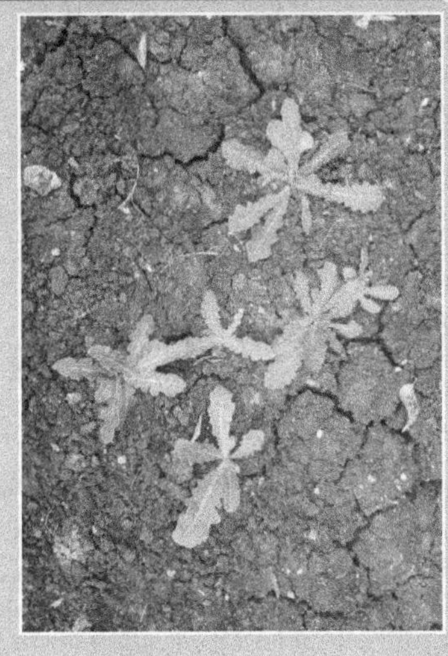

**आढळ :**

शेतात उगवणाऱ्या आणि इतर गवत या प्रवर्गात येणाऱ्या वनस्पतीमध्ये पाथरी या वनस्पतीचा अंतर्भाव होतो. ही वनस्पती नावाप्रमाणेच जमिनीवर पसरत वाढत असल्यामुळे तिला पाथरी असे नाव दिले आहे. शेतात मुख्य पिकाच्या जोडीने तसेच सरी-वरंब्यावर, माळरानात, ओसाड जमिनीवर, ओलावा असणाऱ्या ठिकाणी ही वनस्पती सहज उगवते व वाढते. महाराष्ट्रात कोकण, पश्चिमघाट, विदर्भ तसेच मराठवाड्यातील सर्वच ठिकाणी पाथरीची झुडपे शेतात वाढलेली दिसतात.

**वनस्पतीची ओळख :**

पाथरी हे बहुवर्षायु झुडूप असून ते साधारण ३० ते ६० सें.मी. लांब उंच वाढते. खोड नाजूक असून ते पानाच्या मध्यातून वाढते. याची लांब पाने जमिनीवर पसरट गुच्छात येतात. याची पाने गडद हिरवी असून कधी कधी त्यावर लाल रंगाची छटाही असते. पाने जाड, साधी, एकाआड एक येणारी, चमचाकृती आकाराची असून ५ ते १५ सें.मी. लांब वाढतात. पानाची कडा नागमोडी असते आणि त्यावर पांढरट दातेरी खाचा असतात.

पानांना देठ नसून ती मुख्य खोडाशी व मुळांशी जोडलेली असतात. फुले पिवळी तसेच पांढऱ्या रंगाची, द्विलिंगी, नियमित असून १ ते १.५ सें.मी. व्यासाची व १० ते १५ सें.मी. लांब असतात. फुले दांड्यावर एकाकी किंवा गुच्छात येतात. फुले नोव्हेंबर ते जानेवारी दरम्यान येतात. याच्या बिया कापसासारख्या पांढऱ्या केसात लगडलेल्या असून त्यामुळेच त्या वाऱ्यासोबत सहज सर्वत्र पसरतात.

**औषधी उपयोग :**

पाथरीचे मूळ, पाने, फुले औषधात वापरली जातात. स्तनदा मातांचे दूध वाढण्यासाठी पाथरीच्या पानांपासून काढलेला रस ज्येष्ठमधात मिसळून दिला जातो. पाथरीचे मूळ हे मूत्रवर्धक असल्याने मुळाचा रस औषध म्हणून वापरला जातो. त्वचाविकारांतही पाथरीच्या मुळाचा रस उपयुक्त असतो. तसेच जनावरांच्या दुधाचे प्रमाण वाढवण्यासाठीही त्यांना पाथरीचा कोवळा पाला खाण्यास दिला जातो. औषधी उपयोग करण्यापूर्वी स्थानिक वैदूंचा सल्ला घेणे आवश्यक आहे.

**लागवडीबद्दल माहिती :**

पाथरी ही एक गवतवर्गीय वनस्पती असून परसबागेत किंवा शेतात याची रोपे आपोआप उगवतात. फुले तयार झाल्यानंतर त्याच्या लहान लहान बिया वाळून खाली पडतात व थोडा ओलावा मिळाला की आपोआप रुजतात.

**पाककृती : पाथरीच्या कोवळ्या पानांची भाजी :**

**साहित्य :** पाथरीची निवडलेली पाने २-३ वाट्या, उभा चिरलेला १ मोठा कांदा, ५ ते ६ लसूण पाकळ्या, २ ते ३ हिरव्या मिरच्या, चिमुटभर हिंग, जिरे मोहरी, तेल, चवीपुरते मीठ

**कृती :** पाने निवडून स्वच्छ पाण्याने धुवून कोरडी करून चिरून घ्यावीत. एका पातेल्यात थोडे पाणी उकळून त्यात चिरलेली पाने वाफवून घ्यावीत. थंड झाल्यावर ती पिळून घ्यावीत. एका कढाईत तेल गरम करून जिरे, मोहरी, हिंग घालून फोडणी करावी. त्यात कांदा, हिरवी मिरची व लसूण पाकळ्या घालून परतवून घ्याव्या. नंतर वाफवलेली भाजी घालून चांगले परतवून घ्यावे. चवीपुरते मीठ घालून झाकण ठेवून भाजी वाफवून घ्यावी.

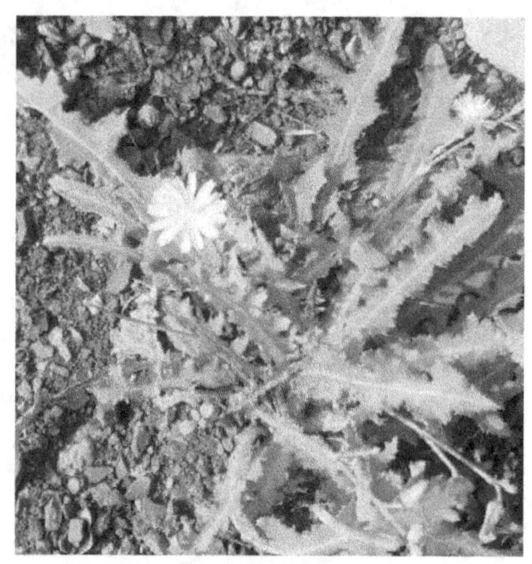

**पाथरीचे फूल**

*टीप : पाथरीची कच्ची, कोवळी पाने पोळी-भाकरीबरोबर तोंडी लावण्यास घेतली जातात. पाथरी हा एक अपायकारक गवताचा प्रकार असून त्याच्या वाढीवर नियंत्रण ठेवणे खूप कठीण आहे. पण पाथरीची फक्त कोवळी पाने खाण्यास योग्य असतात. सारखी तोडणी केल्यामुळे या झुडपाची वाढ होत नाही.*

# पायर

| १ | स्थानिक नाव | पायर, अष्टा |
|---|---|---|
| २ | शास्त्रीय नाव | *Ficus rumphii BLUME* |
| ३ | कूळ | Moraceae |
| ४ | इंग्लिश नाव | Golden Rumph's Fig, Mock Bodh Tree, Mock Peepul Tree |
| ५ | संस्कृत नाव | नन्दवृक्ष, पर्कतकी, प्लास्का, |
| ६ | उपयोगी भाग | कोवळी फळे, पिकलेली फळे |
| ७ | उपलब्धीचा काळ | जानेवारी एप्रिल |
| ८ | झाडाचा प्रकार | परजीवी |
| ९ | अभिवृद्धी | बिया, शाकीय वाढ, गुटी कलम |
| १० | वापर | फळे |

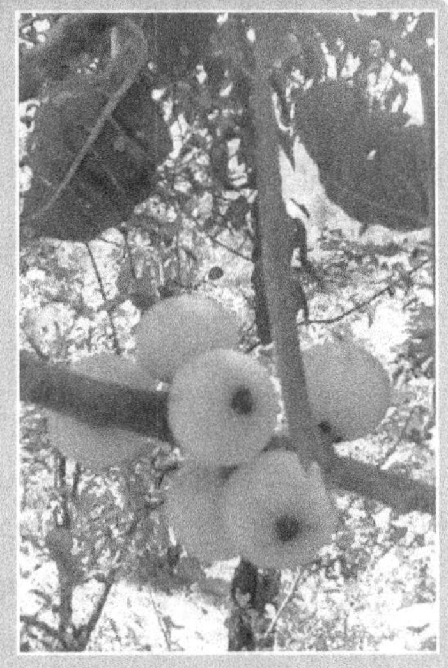

## आढळ :

महाराष्ट्रातील बहुतेक सर्व पानझडी प्रकारच्या जंगलात पायरची झाडे दिसतात. पायरचे झाड हे रस्त्याच्या कडेला, शेताच्या बांधावर असलेल्या मोठ्या झाडावर किंवा जंगलातील इतर कुठल्याही मोठ्या झाडावर वाढते. पक्षांच्या विष्ठेतून याचे बी झाडावर रुजते. पुढे याच्या लहान लहान मुळ्या आवश्यक ते सर्व पोषकघटक त्या मातृवृक्षाकडून घेतात. पायरच्या पारंब्या अधिक वेगाने वाढून जमिनीत रुजतात व त्याची मोठी, मजबूत मुळे तयार होतात. झाडाला जमिनीतून आवश्यक असे पोषक घटक तितक्याच वेगाने मिळाल्यामुळे कालांतराने या पारंब्या मातृवृक्षाला अशा पद्धतीने वेढल्या जातात की त्यामुळे मुख्य झाडाची म्हणजेच मातृवृक्षाची वाढ खुंटते. काही दिवसांनी मुख्य झाडाची पाने अशक्त होऊन गळून जातात आणि मुख्य झाड आपोआपच मरण पावते. त्या मातृवृक्षाच्या जागी नंतर पायरचेच विस्तीर्ण झाड वाढू लागते.

## वनस्पतीची ओळख :

पायर हे सदाहरित, परजीवी झुडूप दुसऱ्या झाडावरच वाढते. हे साधारण १२ ते १५ मी. पर्यंत उंच वाढते. कालांतराने या झाडाची मुळे मुख्य झाडाच्या खोडावर तसेच फांद्यावर पसरलेली दिसून येतात. साल गडद करड्या रंगाची असून, पाने गडद हिरव्या रंगाची, १० ते १३ सें.मी. लांब ५ ते ८ सें.मी. रुंद, एकाआड एक येणारी, जाड पण लवचिक, हृदयाच्या आकाराची व टोकाशी निमुळती असणारी असतात. पाने कोवळी असताना चकाकतात. फुले पांढरी आणि छोट्या फांदीवर येतात. फळे बोराच्या आकाराची, साधारण १ ते २ सें.मी. व्यासाची, पांढरी किंवा हिरव्या रंगाची असतात. याच्या फळांना देठ नसते. पिकल्यावर फळे गडद तपकिरी-काळी होतात.

## औषधी उपयोग :

पायरची पाने, फळे, चीक, साल औषधात वापरली जातात. पायरच्या झाडापासून तयार केलेला रस जंतनाशक म्हणून उपयुक्त आहे. तसेच या रसात हळद, तूप, काळी मिरी योग्य प्रमाणात मिसळून तयार केलेले औषध दम्यावर उपयुक्त आहे. सर्पदंशानंतर विष उतरवण्यासाठी या झाडाची साल वापरतात. सालीपासून तसेच फळापासून निघालेला चीक हा कृमिनाशक, वांतिकारक तसेच जंतनाशक

असून तो खाज-खरुज तसेच दम्यावरही वापरतात. औषधी उपयोग करण्यापूर्वी स्थानिक वैदूंचा सल्ला घेणे आवश्यक आहे.

### लागवडीबद्दल माहिती :

पायर ही परजीवी वनस्पती असून त्याचा प्रसार पक्षांच्या विष्ठेतून तसेच त्यांच्या चोचीतून होतो. पक्षी पिकलेली फळे खातात. त्यांच्या चोचीला या वनस्पतीचे बी चिकटते. ते पुढे दुसऱ्या झाडावर या पक्षांनी चोच मारताना खोडात रुजते व तिथेच पायरचे नवे रोप तयार होते.

### इतर उपयोग :

पायरचे झाड सदाहरित असल्यामुळे रस्त्याच्या कडेला तसेच बागेत शोभेसाठी लावले जाते. पायरच्या सालीपासून जाडसर दोरखंड बनवला जातो. लाकूड सरपण म्हणून वापरले जाते.

### पाककृती : पायरच्या कच्च्या फळांची भाजी :

**साहित्य :** पायरची कच्ची फळे २५० ग्रॅम, बारीक चिरलेले १-२ कांदे, ठेचलेल्या ६-७ लसूण पाकळ्या, १-२ चमचे लाल मिरची पूड, १ चमचा हळद, १ चमचा धणे पूड, फोडणीसाठी हिंग, जिरे, मोहरी, कढीपत्ता, तेल, चवीप्रमाणे मीठ.

**कृती :** प्रथम पायरची कच्ची फळे स्वच्छ धुवून

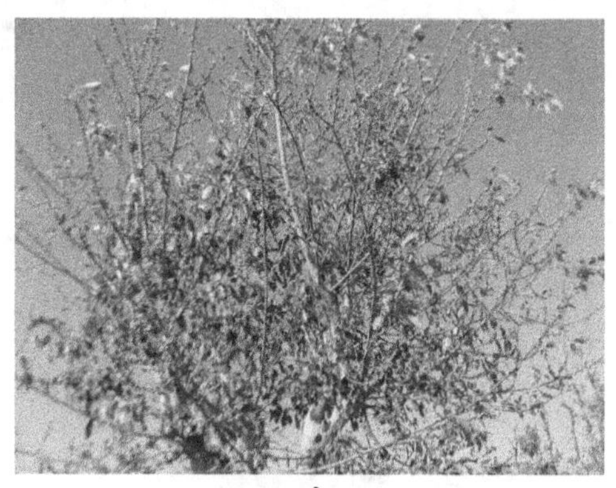

पायरचे झाड

चिरून घ्यावी. नंतर एका कढईत तेल गरम करून त्यात जिरे, मोहरी, कढीपत्ता, हिंगाची फोडणी करून घ्यावी. तेलात कांदा, लसूण चांगला परतून घेऊन लाल मिरची पूड, हळद, धणे पूड व चिरलेली फळे घालून परतून घ्यावे. चवीप्रमाणे मीठ घालावे. १० ते १५ मिनिटे झाकण ठेवून भाजी मऊ होईपर्यंत शिजवून घ्यावी.

*टीप : पायरची पिकलेली आंबट-गोड, सुमधुर फळे चविष्ट असतात. पक्ष्यांनाही ही फळे आकृष्ट करतात. पक्षांच्या विष्ठेतूनच पायरच्या बियांचा प्रसार होतो.*

■

# पेंढर

| १ | स्थानिक नाव | पेंढर |
|---|---|---|
| २ | शास्त्रीय नाव | *Tamilnadia uliginosa (Retz.)* |
| ३ | कूळ | Rubiaceae |
| ४ | इंग्लिश नाव | Tamilnadia |
| ५ | संस्कृत नाव | गांगेरुक |
| ६ | उपयोगी भाग | फळे |
| ७ | उपलब्धीचा काळ | कोवळी फळे - जुलै-ऑगस्ट; पिकलेली फळे - नोव्हेंबर-मार्च |
| ८ | झाडाचा प्रकार | झाड |
| ९ | अभिवृद्धी | बिया, शाकीय वाढ |
| १० | वापर | भाजी, लोणचे |

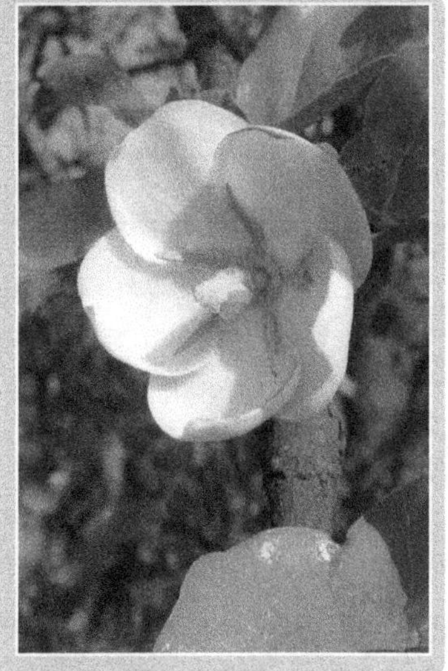

## आढळ :

पेंढर ही वनस्पती भारतात गुजरात, महाराष्ट्र, कर्नाटक, केरळ, तामिळनाडू येथील जंगलात प्रामुख्याने आढळते. पेंढरची छोटी झाडे महाराष्ट्रात पश्चिम घाट तसेच कोकण या भागात आढळतात. काही भागात माळरानात तसेच शेताच्या बांधावर, रस्ताच्या कडेला पेंढरची अनेक झाडे वाढलेली दिसतात.

## वनस्पतीची ओळख :

पेंढरचे झाड सुमारे ६ ते ७ मीटर उंचीपर्यंत वाढते. खोडाचा घेर लहान असून साल तांबूस-तपकिरी रंगाची व खडबडीत असते. अनेक, चारकोनी, लहान-मोठ्या फांद्या असतात. फांद्याच्या पेरापासून १ ते २ टोकदार १.४ सें.मी. लांब तीक्ष्ण काटे तयार होतात. पाने साधी १० ते १२ सें.मी. लांब व ६ ते ७ सें.मी. रुंद असून प्रत्येक पेरापासून तीन पाने तयार होतात. पाने गुळगुळीत, चकाकणारी, लंबगोल परंतु देठाकडे निमुळती असतात. पानावर ६ ते ८ शिरांच्या जोड्या असून पानाचे देठ ५ ते १० मि.मी. आखूड असतात. पेंढरची सुवासिक फुले पांढरी, आकर्षक, द्विलिंगी, नियमित, ३-४ सें.मी. व्यासाची असून ती फांदीच्या शेवटी बेचक्यातून येतात. ५

दलांचा पुष्पमुकुट हिरवा, साधारण जाडसर असतो. एकमेकांना चिकटलेल्या ५ ते ७ पाकळ्या असतात. फळे लंबगोलाकार, हिरवी-पोपटी, लहान लिंबाएवढी व पिकल्यावर पिवळी पडतात. गरात लगडलेल्या अनेक बिया फळात असतात. साधारण मे-जून महिन्यात फुले येतात व जुलै-ऑगस्टनंतर फळे भाजीसाठी तयार होतात.

## औषधी गुणधर्म :

पेंढरची कच्ची फळे औषधात वापरतात. याचे पिकलेले फळ मधूर, शीतल औषधी असते. जुलाब, अतिसार, आव या आजारांवर कच्चे फळ भाजून त्याचा गर व साल औषध म्हणून देतात. औषधी उपयोग करण्यापूर्वी स्थानिक वैदूंचा सल्ला घेणे आवश्यक आहे.

## लागवडीबद्दल माहिती :

पेंढरची लागवड जुन्या फांद्या वापरून करतात. लागवडीसाठी २ ते ३ डोळे असलेल्या साधारण २५ ते ३० सें.मी. लांबीच्या फांद्या छाटून घ्याव्या. या फांद्या पावसाळ्यात जमिनीत लावाव्यात.

**पाककृती क्र. १. : पेंढरच्या कोवळ्या फळाची भाजी :**

**साहित्य :** पेंढराची कोवळी फळे २५० ग्रॅम, बारीक चिरलेले २-३ कांदे, ठेचलेल्या ३-५ लसूण पाकळ्या, १ चमचा हळद, १-२ चमचा लाल मिरची पूड,१ चमचा धणे पूड, फोडणीसाठी कढीपत्ता, जिरे, मोहरी, हिंग, तेल, चवीपुरते मीठ व कोथिंबीर.

**कृती :** प्रथम पेंढराची कोवळी फळे स्वच्छ धुवून साल काढून घ्यावी. फळे उभी चिरून बिया वेगळ्या करून उकळत्या पाण्यात मऊ होईपर्यंत शिजवून घ्यावी. थंड झाल्यावर पिळून घ्यावी. कढईत तेल गरम करून कढीपत्ता, जिरे, हिंग, मोहरीची फोडणी तयार करावी. नंतर त्यात कांदा व लसूण घालून तेलात चांगला परतवून घ्यावा. त्यात हळद, लाल मिरची पूड, धणे पूड व शिजवलेल्या फोडी घालून चांगले परतवून घ्यावे. चवीप्रमाणे मीठ घालावे व बारीक चिरलेली कोथिंबीर घालावी.

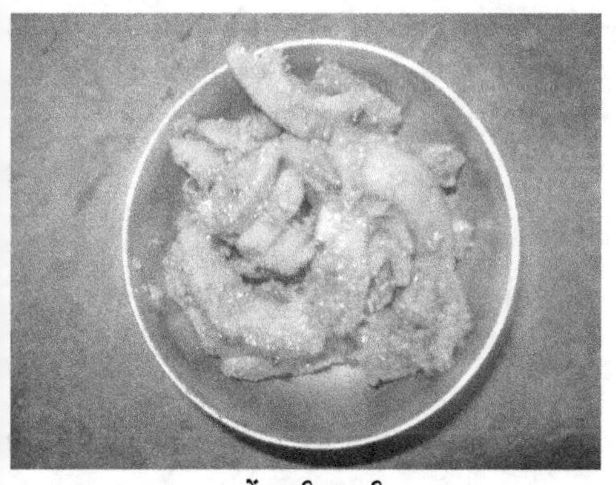

*पेंढरची भाजी*

**पाककृती क्र. २ : पेंढारच्या फळाची भरलेली भाजी**

**साहित्य :** पेंढाराची कोवळी फळे ६-७, ३-४ चमचे शेंगदाण्याचे कूट/तिळाचे कूट, ४ चमचे बेसन

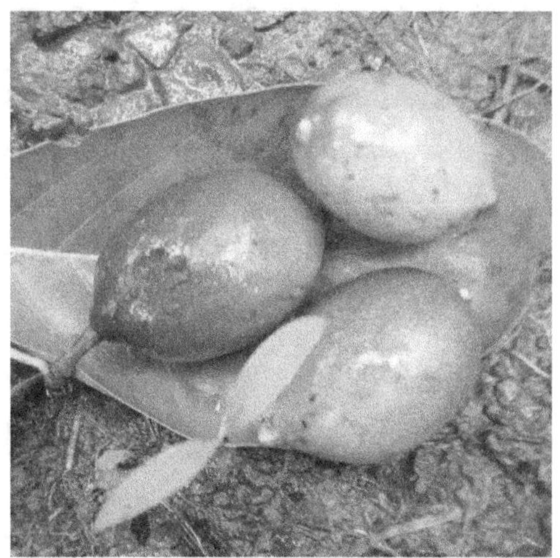

*पेंढरची फळे*

पीठ, ठेचलेल्या ३-५ लसूण पाकळ्या, दीड चमचा हळद, ३ चमचे लाल मिरची पूड,१ चमचा धणे पूड, फोडणीसाठी जिरे, मोहरी, हिंग, तेल, चवीपुरते मीठ व कोथिंबीर.

**कृती :** प्रथम पेंढारची फळे स्वच्छ पाण्याने धुवून घ्यावी व दोन्ही टोकावरील भाग व बिया काढून टाकाव्या. एका ताटलीत वरील सर्व जिन्नस एकत्र करून घ्यावे. पेंढाराला दोन उभे चिरे देऊन बिया काढून टाकाव्या व वरील मिश्रण त्यात भरावे. एका कढईत तेल गरम करून जिरे, हिंग, मोहरीची फोडणी तयार करावी व त्यात ही भरलेली फळे मऊ होईपर्यंत शिजवून घ्यावी.

*टीप : काही भागात पिकलेली फळे उभी चिरून, बिया काढून टाकून त्यात मीठ, लाल मिरची पूड भरून ते निखाऱ्यावर भाजून खाण्याची पद्धत आहे. तसेच कच्च्या फळापासून चविष्ट लोणचेही बनवता येते.*

■

# पेटार

| १ | स्थानिक नाव | पेटार, पेटारी, पेटारा |
|---|---|---|
| २ | शास्त्रीय नाव | *Trewia polycarpa Bth* |
| ३ | कूळ | Euphorbiaceae |
| ४ | इंग्लिश नाव | False White Teak |
| ५ | संस्कृत नाव | पिण्डार: |
| ६ | उपयोगी भाग | पिकलेले फळ |
| ७ | उपलब्धीचा काळ | पिकलेले फळ:- मार्च- मे |
| ८ | झाडाचा प्रकार | झाड |
| ९ | अभिवृद्धी | बिया |
| १० | वापर | पिकलेले फळ |

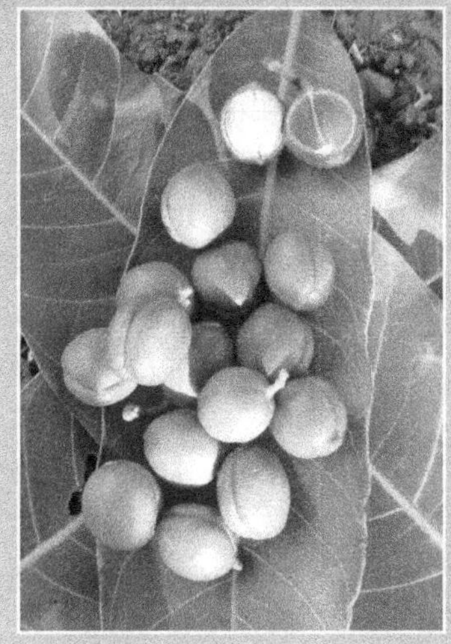

## आढळ :

महाराष्ट्रातील बहुतेक जंगलामध्ये पेटारचे पानझडी झाड पहायला मिळते. कोकणातील ठाणे, पालघर, रायगड, रत्नागिरी, सिंधुदुर्ग तर पश्चिमघाटातील पुणे, कोल्हापूरच्या जंगलात, माळरानावर तसेच डोंगरकपारीला पेटारची झाडे वाढलेली दिसतात.

## वनस्पतीची ओळख :

पेटारचे झाड साधारण १० ते २० मीटर उंच वाढते. या झाडाची साल मऊ, तपकिरी-करड्या रंगाची असून सालीच्या आतील भाग पिवळसर पांढरा असतो. सालीचा कोवळा भाग लवदार असतो. पाने साधी, गडद हिरव्या रंगाची, मऊसर लव असणारी तर कोवळी पाने तपकिरी रंगाची असतात. पाने हृदयाच्या आकाराची व टोकाशी निमुळती, शिरायुक्त असतात. पेटारची पाने ७ ते १७ सें.मी. लांब व ७ ते १० सें.मी. रुंद आणि देठ ३ ते ७ सें.मी. लांब असतात. पानाच्या कडा दातेरी असतात. याला फिक्या हिरव्या रंगाची, अनेक एकलिंगी फुले येतात. नर फुले ४ ते ५ मि.मी. लांब असून ती ७ ते २० सें.मी. लांब पुष्पगुच्छात येतात तर मादी फुले ५ ते ९ मिमी. लांब दांड्यावर येतात. फळे गोल, २ ते ३ सें. मी. व्यासाची, कठीण कवच असणारी, लवयुक्त, हिरवी-लालसर छटा असणारी असतात. फळाचा गाभा ३ ते ४ भागात विभागलेला असतो. याच्या गोल बिया पांढऱ्या गरात लगडलेल्या असतात. पेटारची फुले डिसेंबर ते मार्चपर्यंत येण्यास सुरवात होते तर मार्च ते मेपर्यंत पिकलेली फळे खाण्यासाठी तयार होतात.

## औषधी उपयोग :

पेटारची साल व पाने औषधात वापरली जातात. सालीचा काढा पोटदुखीवर औषध म्हणून देतात. पाने जाळून केलेली त्याची राख मुळव्याधीवर उपाय म्हणून वापरली जाते. स्थानिक भाषेत त्याला 'मिसरी' असे म्हणतात. औषधी उपयोग करण्यापूर्वी स्थानिक वैदूंचा सल्ला घेणे आवश्यक आहे.

## लागवडीबद्दल माहिती :

पेटारच्या पिकलेल्या फळांच्या बिया लागवडीसाठी वापरतात. गादी वाफ्यावर रोपे तयार करून लागवड करतात.

## इतर उपयोग :

पेटारची पिकलेली फळे खाण्यासाठी वापरतात. फळांचा गर अतिशय मधुर, रुचकर व शीतल असतो.

# कवदर/रानकेळी/कोका

| १ | स्थानिक नाव | रानकेळी/कोका/कवदर |
|---|---|---|
| २ | शास्त्रीय नाव | *Ensete superbum (Roxb.) Chessam* |
| ३ | कूळ | Musaceae |
| ४ | इंग्लिश नाव | Wild Banana, Cliff Banana, Rock Banana, Wild Plantain |
| ५ | संस्कृत नाव | बहुजा |
| ६ | उपयोगी भाग | खोडातील आतील कोवळा भाग, फुलोरा, पिकलेले फळ |
| ७ | उपलब्धीचा काळ | खोडातील कोवळा आतील भाग जून-जुलै; फुलोरा - ऑगस्ट-सप्टेंबर; फळ ऑक्टोबर-नोव्हेंबर |
| ८ | झाडाचा प्रकार | झाड |
| ९ | अभिवृद्धी | कंद, मुनवे |
| १० | वापर | शिजवून भाजी, आणि पिकलेले फळ |

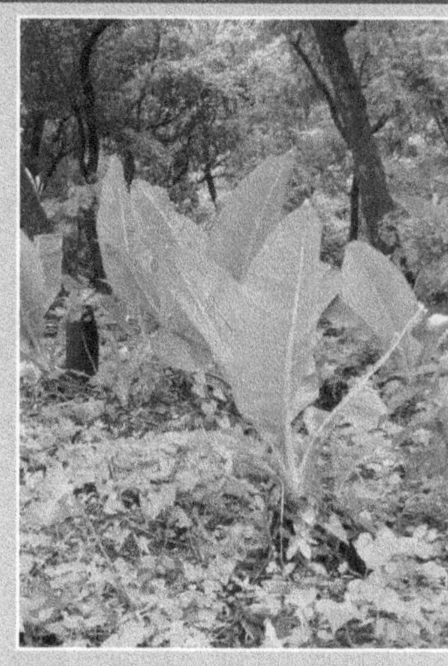

## आढळ :

रानकेळी महाराष्ट्रात कोकण, पश्चिमघाट, सह्याद्री डोंगररांगांवर मोठ्या प्रमाणात वाढलेली दिसतात. तसेच भारतात राजस्थान, उत्तरप्रदेश, मध्यप्रदेश, आसाम इ. ठिकाणीही जंगलात आढळतात.

## वनस्पतीचे वर्णन :

रानकेळी ही झाडवर्गीय वनस्पती साधारण ३ ते ५ मीटर उंचीपर्यंत वाढते. डोंगरउतारावर, दगडामध्ये रानकेळीचे झाड पसरट वाढते. रानकेळीच्या खोडाची उंची झाडाच्या निम्म्यापर्यंत असते. खोडाच्या खालचा भाग २.५ ते ३ मीटर व्यासाचा असतो. पाने हिरवट पोपटी, जमिनीला समांतर पसरलेली असून पानाची लांबी ३.५ मीटरपर्यंत असू शकते. पानाचे देठ आखूड असते. पानांच्या गाभ्यातून एक पुष्प बाहेर पडते. फूल/फुलोरा तपकिरी रंगाचा असतो. रानकेळीच्या फुलाची वरची गुलाबी, लाल रंगाची जाड पाने उलगडली की आत पिवळसर फुलांचे केळ्याच्या घडासारखे घड दिसतात. कच्ची फळे हिरवी तर पिकलेली पिवळी किंवा लालसर असतात. रानकेळीची फळे ३ इंच लांब असून त्यात तपकिरी रंगाच्या, राईच्या आकाराच्या खूप बिया असतात. एकदा फूल आल्यानंतर झाड पूर्ण सुकून जाते व पुढच्या वर्षी पावसाळ्याच्या सुरवातीस पुन्हा वाढू लागते.

## औषधी उपयोग :

रानकेळीच्या बिया, कंदामध्ये औषधी गुणधर्म आहेत. बिया मधुमेह, मुतखडा, पोटदुखी, प्रदर यासारख्या आजारावर अत्यंत गुणकारक आहे. रानकेळीचा कोवळा गाभा खाण्यास वापरला जातो. त्यामुळे भूक आणि तहान लागत नाही, असा आदिवासी लोकांचा समज आहे. औषधी उपयोग करण्यापूर्वी स्थानिक वैदूंचा सल्ला घेणे आवश्यक आहे.

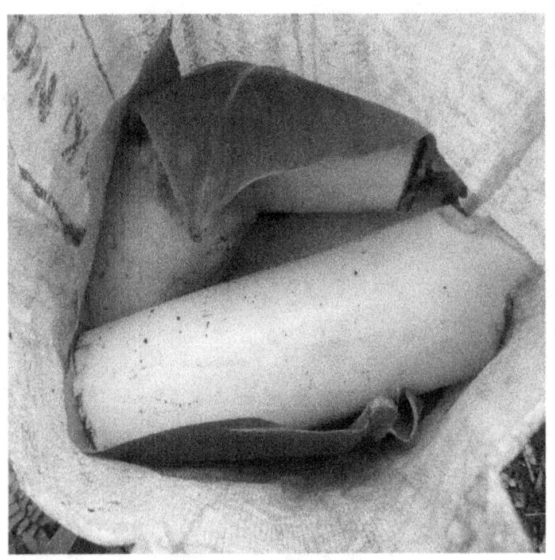

*रानकेळीचा कोवळा गाभा*

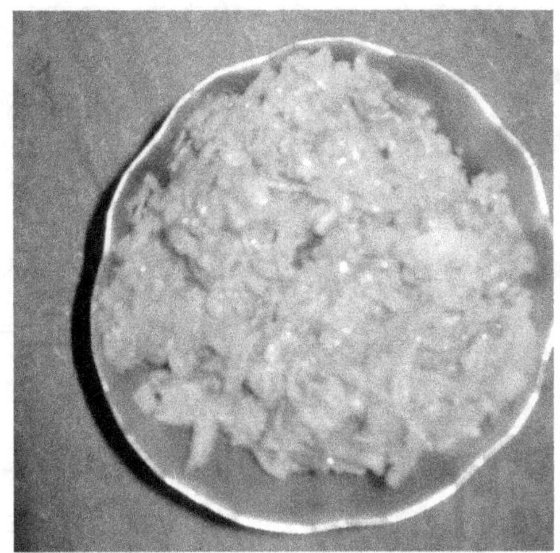

*रानकेळीच्या कोवळ्या गाभ्याची भाजी*

## लागवडीबद्दल माहिती :

रानकेळीची अभिवृद्धी कंद तसेच मुनव्यापासून होते. डोंगरकपारीला असणारे झाडाचे कंद तसेच मुनवे खणून आणले जातात व परसबागेत, शेताच्या बांधावर लावले जातात.

## पाककृती क्र.१ : रानकेळीच्या कोवळ्या गाभ्याची भाजी :

**साहित्य :** मध्यम आकाराचा रानकेळीचा कोवळा गाभा, बारीक चिरलेले ३-४ कांदे, बारीक चिरलेल्या १-२ हिरव्या मिरच्या, ठेचलेल्या ३-५ लसूण पाकळ्या, १ चमचा हळद, १-२ चमचे लाल मिरची पूड, फोडणीसाठी जिरे, मोहरी, तेल, चवीपुरते मीठ व कोथिंबीर.

**कृती :** प्रथम रानकेळीचा खोडाचा भाग तोडून आणावा. वरील ३-४ आवरणे काढून टाकावीत व आतील कोवळा गाभा भाजीसाठी योग्य समजावा. या गाभ्याचे पातळ काप करून पाण्यात स्वच्छ धुवून घ्यावे. कढईत तेल गरम करून त्यात जिरे, मोहरीची फोडणी करून त्यात बारीक चिरलेला कांदा मंद आचेवर परतवून घ्यावा. नंतर त्यात बारीक चिरलेला लसूण, मिरच्या, हळद, लाल मिरची पूड घालून परतून घ्यावे. नंतर त्यामध्ये वरील काप घालावे. नंतर चवीप्रमाणे मीठ व कोथिंबीर घालावी.

*टीप : पिकलेली फळे (केळी) खाण्यासाठी वापरली जातात.*

## पाककृती क्र. २ : रानकेळीच्या फुलांची भाजी:

**साहित्य :** रानकेळीची फुले, खवलेले ओले खोबरे अर्धी वाटी, ३-४ बारीक चिरलेले कांदे, १-२ बारीक चिरलेल्या हिरव्या मिरच्या, १ चमचा हळद, फोडणीसाठी जिरे, मोहरी, तेल, चवीपुरते मीठ, गूळ व कोथिंबीर.

**कृती :** रानकेळीच्या फुलाची भाजी निवडायला किचकट असते. त्यातल्या प्रत्येक फुलातला कडक दांडा (स्त्रीकेसर) आणि पातळ पापुद्रा काढून टाकावा. फुले बारीक चिरून पाण्याने स्वच्छ धुवून घ्यावी. एका कढईत तेल गरम करून त्यात जिरे, मोहरीची फोडणी करून त्यात बारीक चिरलेला कांदा मंद आचेवर परतवून घ्यावा. नंतर त्यात मिरच्या, हळद, खवलेले ओले खोबरे घालावे. नंतर त्यामध्ये चिरलेली फुले घालून झाकण ठेऊन चांगले शिजवून घ्यावे. नंतर चवीप्रमाणे मीठ, गूळ व कोथिंबीर घालावी.

# राजगिरा

| १ | स्थानिक नाव | राजगिरा, श्रावणी माठ |
|---|---|---|
| २ | शास्त्रीय नाव | *Amaranthus cruentus* |
| ३ | कूळ | Amaranthaceae |
| ४ | इंग्लिश नाव | Amarantus, Duck Wheat, Biscuits maranth, Mexican Grain maranth, Caterpillar Amaranth, Prince's Feather, Purple Amaranth, Red Amaranth, African-Spinach, Bush Greens, Grain Amaranth, Blood Amaranth, |
| ५ | संस्कृत नाव | राजाद्री, राजगिरी |
| ६ | उपयोगी भाग | कोवळी पाने, कोवळे देठ |
| ७ | उपलब्धीचा काळ | कोवळी पाने - जुलै - ऑगस्ट, कोवळे देठ -ऑगस्ट ऑक्टोबर, बिया - नोव्हेंबर-डिसेंबर |
| ८ | झाडाचा प्रकार | झुडूप |
| ९ | अभिवृद्धी | बिया |
| १० | वापर | भाजी, बियांपासून पीठ |

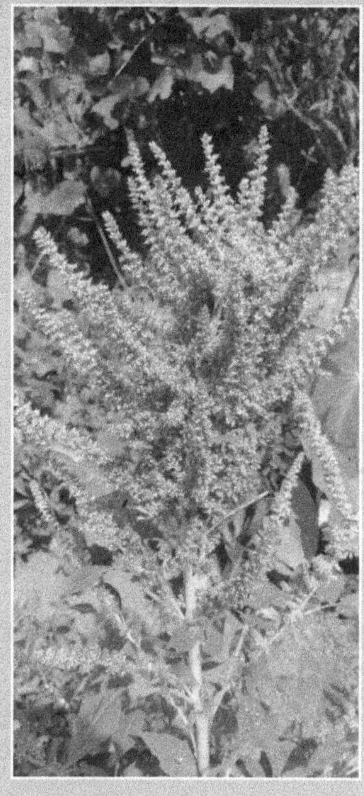

**आढळ :**

राजगिरा या वर्षायु, झुडूपवर्गीय वनस्पतीची लागवड महाराष्ट्रासह भारतात सगळीकडे मोठ्या प्रमाणात केली जाते. राजगिऱ्याच्या बिया अतिशय बारीक असल्यामुळे पेरल्यानंतर खूप जवळजवळ उगवतात. योग्य वाढ झाल्यानंतर विरळणी करून जुड्या बांधून विकल्या जातात. मोठी रोपे बिया तयार होण्यासाठी वाढवली जातात. काही भागात राजगिरा हा परसबागेत, शेताच्या बांधावर आवर्जून लावला जातो. पुढे पावसाळ्यात याच्या पानांचा भाजी म्हणून वापर केला जातो.

**वनस्पतीची ओळख :**

राजगिरा ही वनस्पती साधारण १५ ते ६० सें.मी. उंच वाढते. याचे खोड २ ते ३ सें. मी. व्यासाचे, सरळ वाढणारे, ताठ, मजबूत, फिकट गुलाबी छटा असणारे व गुळगुळीत असून याला अनेक फांद्या असतात. पाने साधी, लालसर-तपकिरी रंगाची, एकाआड एक येणारी, २.५ ते १२ सें.मी. लांब १ ते ४ सें. मी. रुंद, टोकाकडे अगदी निमुळती असतात. तसेच उपपर्णे नसतात. राजगिऱ्याच्या पानांचा देठ २.५ ते ८ सें. मी. लांब असतो. पाने ठळक शिरायुक्त असतात. फुले नियमित, एकलिंगी, लहान, हिरवट-पांढऱ्या किंवा लालसर-गुलाबी रंगाची असून फांदीच्या टोकाशी पुष्पमंजिरीत येतात. बिया अतिशय लहान, गोल, काळ्या/पिवळ्या/पांढऱ्या रंगाच्या, चकाकणाऱ्या असतात. साधारण जुलै-ऑगस्टमध्ये कोवळी पाने खाण्यास योग्य होतात. तर ऑक्टोबर-नोव्हेंबरपर्यंत बिया तयार होऊन जमिनीवर पडतात व पुढच्या वर्षी पावसाळ्यात पुन्हा रुजतात. तयार झालेल्या बियांवरचे साल काढून त्यापासून पीठ तयार केले जाते. हे पीठ खाण्यासाठी वापरले जाते.

**औषधी गुणधर्म :**

त्वचेवरील व्रण कमी करण्यासाठी राजगिऱ्याच्या पानांचा वाटून लेप करतात. रक्तशुद्धीसाठी राजगिरा वनस्पतीच्या पानाचा रस औषध म्हणून घेतात. राजगिऱ्याच्या बियांमध्ये शरीरासाठी लागणारी आवश्यक घटकद्रव्ये असतात. बिया भाजून त्याच्या लाह्या करतात. राजगिऱ्याच्या पानांची भाजी खाल्ल्याने पोट साफ होते. ही वनस्पती वेदनाहारक आहे. औषधी उपयोग करण्यापूर्वी स्थानिक वैदूंचा सल्ला घेणे आवश्यक आहे.

**लागवडीबद्दल माहिती :**

राजगिऱ्याची वाढ बियांमुळे होते. पूर्ण तयार फुले वाळली की त्यातील बिया खाली पडण्यापुर्वी गोळा कराव्यात. उन्हात सुकवून पुढल्या वर्षी पावसाळ्यात लावण्यासाठी वापराव्यात.

**पाककृती क्र. १ : राजगिऱ्याच्या कोवळ्या पानांची भाजी :**

**साहित्य :** राजगिऱ्याच्या पानांच्या २ जुड्या, २-३ बारीक चिरलेले कांदे, बारीक चिरलेल्या २-४ हिरव्या मिरच्या, ठेचलेल्या ६-७ लसूण पाकळ्या, फोडणीसाठी जिरे, मोहरी, तेल, चवीपुरते मीठ.

**कृती :** प्रथम राजगिऱ्याची पाने निवडून, पाण्याने स्वच्छ धुवून घ्यावीत. कढईत तेल गरम करून जिरे-मोहरी घालून फोडणी करावी. त्यात बारीक चिरलेला कांदा, लसूण व हिरव्या मिरच्या परतून घ्यावा. नंतर राजगिऱ्याची पाने घालून वाफेवर भाजी शिजवून घ्यावी. चवीप्रमाणे मीठ घालावे.

*टीप : वर दिलेल्या भाजीत राजगिऱ्याचे कोवळे देठ घातली तरी चालतात अथवा फक्त कोवळ्या देठांचीही याच पद्धतीने भाजी करता येते.*

**पाककृती क्र. २ : राजगिऱ्याच्या पानांची उपवासाची भाजी :**

**साहित्य :** राजगिऱ्याच्या २ जुड्या, बारीक चिरलेल्या २-४ हिरव्या मिरच्या, शेंगदाण्याचे कूट ४ चमचे, फोडणीसाठी जिरे, तूप, चवीपुरते मीठ व गूळ.

**कृती :** प्रथम राजगिऱ्याची पाने निवडून, पाण्याने स्वच्छ धुवून, निथळून घ्यावीत. कढईत तूप गरम करून त्यात जिरे, हिरव्या मिरच्या घालून फोडणी करावी. नंतर त्यात राजगिऱ्याची पाने, शेंगदाण्याचे कूट, थोडा गूळ घालून वाफेवर भाजी शिजवून घ्यावी. चवीप्रमाणे मीठ घालावे.

*टीप : राजगिऱ्याच्या बियांपासून तयार केलेल्या पिठापासून उपवासाचे थालीपीठ, शिरा, खीर असे पदार्थ केले जातात. भाजलेल्या बियापासून उपवासाची चिक्की, लाडू तयार करतात.*

**पाककृती क्र. ३ : राजगिऱ्याच्या पीठाचे उपवासाचे थालीपीठ**

**साहित्य :** राजगिरा पीठ २ वाट्या, ४ उकडलेले बटाटे, १ वाटी चिरलेली कोथिंबीर, २ चमचे किसलेले आले, बारीक चिरलेल्या ३ ते ४ हिरव्या मिरच्या, १ वाटी ताक, २ चमचे साखर, अर्धी वाटी तूप, १ चमचा जिरे, अर्धी वाटी भाजलेल्या शेंगदाण्याचे कूट, चवीनुसार मीठ.

**कृती :** प्रथम उकडलेले बटाटे किसून घ्यावेत. एका भांड्यात उकडलेले बटाटे घेऊन त्यात चिरलेली कोथिंबीर, बारीक चिरलेली हिरवी मिरची, साखर, भाजलेल्या शेंगदाण्याचे कूट, जिरे, राजगिऱ्याचे पीठ, चवीप्रमाणे मीठ घालून सगळे पदार्थ ताकात मऊसर मळून घ्यावे. १० ते १५ मिनिटे मळलेला गोळा झाकून ठेवावा. नंतर छोटे गोळे करून घ्यावे आणि तव्यावर तूप घालून पाण्याच्या साह्याने थालीपीठ तव्यावर थापावे. २ मिनिटे झाकण ठेवून दोन्ही बाजूने तूप घालून खरपूस भाजून घ्यावे. उपवासाच्या चटणीबरोबर किंवा दह्याबरोबर खायला द्यावे.

■

# रुखाळू

| १ | स्थानिक नाव | रुखाळू |
|---|---|---|
| २ | शास्त्रीय नाव | *Remusatia vivipara (Roxb.) Schott* |
| ३ | कूळ | Araceae |
| ४ | इंग्लिश नाव | Hitchhiker Elephant Ear |
| ५ | संस्कृत नाव | उपलब्ध नाही |
| ६ | उपयोगी भाग | कंद, पाने |
| ७ | उपलब्धीचा काळ | जुलै-सप्टेंबर |
| ८ | झाडाचा प्रकार | परजीवी |
| ९ | अभिवृद्धी | कंद |
| १० | वापर | भाजी, उकडलेले कंद |

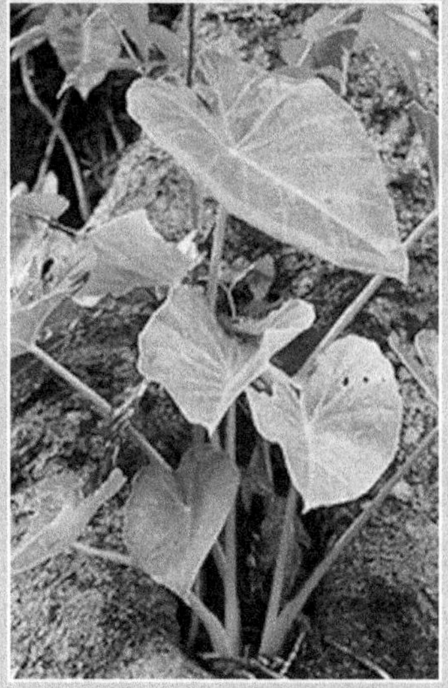

## आढळ :

रुखाळू ही एक परजीवी वनस्पती असून ती इतर मोठ्या झाडाच्या आधाराने (उंबर, हिरडा, आंबा इ.) वाढते. महाराष्ट्रात कोकण, ठाणे, पालघर, रायगड तसेच पश्चिम घाटातील पुणे, नाशिक, अहमदनगर, कोल्हापूर येथील जंगलातील मोठ्या झाडावरील खोडावर रुखाळूची पाने वाढलेली दिसतात.

## वनस्पतीची ओळख :

रुखाळू ही शैलपादप (खडकावर किंवा झाडाच्या खोडावर वाढणारी वनस्पती) किंवा परजीवी वनस्पती असून ती मोठ्या झाडाच्या खोडावर वाढते. त्याची मांसल मुळे व खोड मोठ्या झाडाच्या खोडावर खोलवर रुजून पोषक अन्नघटकांचे शोषण करतात. कंद गोलाकार २ ते ३ सें.मी. व्यासाचे व १.५ ते २ सें.मी जाड असतात. शल्कपर्ण ८ ते १५ सें.मी. लांब असून मुख्य पाने २० ते ३० सें.मी. लांब असून हृदयाच्या आकाराची व टोकाशी निमुळती होत गेलेली असतात. पाने गडद हिरव्या रंगाची, चकाकणारी, ठळक शिरांयुक्त असतात. पानाचे देठ गोलाकार, काळपट-तपकिरी किंवा हिरव्या रंगाचे, ३० ते ४० सें.मी. लांब असतात. फुले पिवळसर-पांढऱ्या रंगाची, एकेरी, ८ ते १० सें.मी. लांब, पुष्पमुकुटावर येतात. पुष्पमंजिरी ९ ते १२ सें.मी. लांब वाढतात.

## औषधी गुणधर्म :

जनावरांना गंडमाळ (मानेला पुळी येण्याचा रोग) झाल्यास रुखाळूचा कंद खाण्यास देतात. माणसाच्या पोटात केस किंवा अन्य अपायकारक घटक गेल्यास पानांची भाजी औषध म्हणून खाण्यास देतात. स्तनदाह, जखम, गळू तसेच सूज आली असता त्यावर औषध म्हणून रुखाळूचे कंद वाटून त्याचा लेप लावतात. औषधी उपयोग करण्यापूर्वी स्थानिक वैदूंचा सल्ला घेणे आवश्यक आहे.

## लागवडीबद्दल माहिती :

रुखाळू ही दुसऱ्या झाडावर वाढणारी परजीवी, परपोषी वनस्पती आहे. याची अभिवृद्धी कंदापासूनच होते. तसेच याची वाढ झाडावरच चांगल्याप्रकारे होऊ शकते. हिवाळ्यापर्यंत याचे कंद झाडावर वाढलेले दिसतात.

**पाककृती क्र. १ : रुखाळूच्या कोवळ्या पानांच्या पाटवड्या :**

**साहित्य :** रुखाळूची ७ ते ८ पाने, अर्धी वाटी बेसनपीठ, ४ ते ५ चमचे तांदळाचे पीठ, अर्धा चमचा हळद, १ ते दीड चमचा लाल मिरची पूड, १ चमचा धणे पूड, लसूण आणि हिरवी मिरचीची पेस्ट १ ते २ चमचे, थोडा चिंचेचा कोळ, गूळ, फोडणीसाठी तेल, जिरे, मोहरी, हिंग आणि चवीपुरते मीठ.

**कृती :** प्रथम रुखाळूची पाने स्वच्छ धुवून, निथळून घ्यावीत. एका पातेल्यात बेसन पीठ, तांदळाचे पीठ, लसूण आणि हिरवी मिरचीची पेस्ट, हळद, लाल मिरची पूड, धणे पूड, चिंचेचा कोळ, गूळ, मीठ घालून पीठ कालवून घ्यावे. पानावरून ओघळणार नाही इतपत मिश्रण घट्ट असावे. नंतर रुखाळूचे पान पालथे ठेवून त्यावर वरील कालवलेले मिश्रण लावावे. त्यावर पुन्हा एक पान पालथे ठेवून पुन्हा तीच क्रिया करावी. नंतर त्याच्या वळकट्या करून घ्याव्यात. एका मोठ्या पातेल्यात पाणी गरम करून वर एका चाळणीत या वळकट्या ठेवून १५ ते २० मिनिटे वाफवून घ्याव्यात. थंड झाल्यावर सुरीच्या साह्याने कापून त्याचे गोल-गोल काप करून घ्यावे. हे काप तव्यावर ठेवून बाजूने थोडे थोडे तेल सोडून खरपूस भाजून घ्यावेत किंवा फोडणी करून त्यात परतवून घ्यावेत.

*टीप : वरील साहित्य वापरून पाटवड्यांप्रमाणेच रुखाळूच्या कोवळ्या पानांचे मुटकुळेही करता येतात. मात्र, मुटकुळे करण्यासाठी रुखाळूची पाने बारीक चिरून घ्यावीत आणि बाकी सर्व कृती पाटवड्यांप्रमाणेच करावी. रुखाळूची पाने खाजू नयेत म्हणून यात चिंचेचा कोळ किंवा बोन्डाराची पाने घालतात.*

| | | |
|---|---|---|
| १ | स्थानिक नाव | सफेद मुसळी, कोळू, कोवळी भाजी |
| २ | शास्त्रीय नाव | *Chlorophytum borivilianum Santapau Fernandes* |
| ३ | कूळ | Liliaceae |
| ४ | इंग्लिश नाव | Chlorophytum, Indian Spider Plant, White Musli |
| ५ | संस्कृत नाव | मुसली, श्वेत मुसली |
| ६ | उपयोगी भाग | कोवळी पाने, कंद |
| ७ | उपलब्धीचा काळ | कोवळी पाने :-जून-जुलै<br>कंद : ऑक्टोबर-जानेवारी |
| ८ | झाडाचा प्रकार | झुडूप |
| ९ | अभिवृद्धी | कंद, बिया |
| १० | वापर | भाजी |

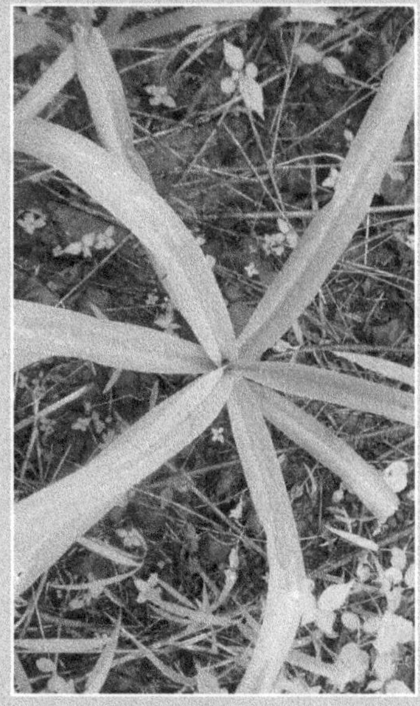

## आढळ :

सफेद मुसळी ही रोपवर्गीय वनस्पती सर्वत्र डोंगर उतारावर, उघड्या जागेवर किंवा मोठ्या झाडाच्या सावलीत वाढते. ही वनस्पती राजस्थान, गुजरात, मध्य प्रदेश आणि महाराष्ट्राच्या जंगलात वाढलेली आढळते. महाराष्ट्रात कोकण, मराठवाडा, विदर्भ, पश्चिम घाट व पश्चिम महाराष्ट्र परिसरात आढळते. कोकण, दक्षिण महाराष्ट्र आणि गुजरात या ठिकाणी काही प्रमाणावर याची शेतात लागवडही केली जाते.

## वनस्पतीची ओळख :

सफेद मुसळी ही वनस्पती लिलियासी या कुळातील असून याची मुळे पांढरी असतात. ही एक महत्त्वाची झुडुपवर्गीय, वार्षिक, औषधी वनस्पती असून जमिनीत तिचा छोटासा गड्डा असतो. त्याला सभोवताली मुळे फुटलेली असतात. मुळे लांबट, दंडगोलाकार असतात. त्यांची संख्या १० ते २० पर्यंत असू शकते. जमिनीचा प्रकार, पाण्याची उपलब्धता व हवामानानुसार त्याच्या पानाची वाढ होते. या झुडुपाची उंची ३० ते ४० से.मी. पर्यंत असते. याला ६ ते १२ पर्यंत पाने असून ती पातळ, लांबट, टोकदार असतात. त्यांची लांबी १३ ते १५ से. मी. पर्यंत असते. फुलाचा देठ ०.६ ते ०.८ से. मी. लांब असून फुले मऊ असतात. फुले जुलै-ऑगस्टमध्ये येतात तर फुलांपासून सप्टेंबरपर्यंत फळे तयार होतात. बिया नियमित, गोल व काळ्या रंगाच्या असतात. फळे तयार झाल्यानंतर हिवाळ्यात याची पाने हळूहळू सुकायला लागतात. जानेवारी ते फेब्रुवारीपर्यंत झाडे पूर्ण सुकतात व नाहीशी होतात. त्यानंतर पावसाळ्यापर्यंत त्याचे खोड व मुळे सुप्तावस्थेत जमिनीतच राहतात.

## औषधी उपयोग :

सफेद मुसळीमध्ये सॅपोजिनाईन (०.५ ते १.२ टक्के ) हा उत्तेजक घटक आहे. याचा उपयोग शक्तिवर्धक म्हणून केला जातो. मुळाचा उपयोग लघवीची जळजळ, अधिक मासिकस्राव, दमा, मूळव्याध, कावीळ, अतिसार, पोटदुखी इ. आजारामध्ये औषध म्हणून होतो. सफेद मुसळी ही शुक्रजंतू व शुक्रोत्पादनास उपयुक्त मानली जाते. तसेच बालकांना स्तनपान देणाऱ्या मातांना दूध वाढवण्यास उपयोगी आहे. सफेद मुसळीमध्ये चरबीचे प्रमाण कमी असल्यामुळे ही भाजी

मधुमेहींना उपयोगी आहे. औषधी उपयोग करण्यापूर्वी स्थानिक वैदूंचा सल्ला घेणे आवश्यक आहे.

## विशेष महिती :

पालघर, नाशिक, अहमदनगर आणि ठाणे या जिल्ह्यातील आदिवासी लोक या भाजीचा 'कोवळी भाजी सण' असा चक्क उत्सव साजरा करतात. निसर्गाकडून मिळणाऱ्या साधनसामग्रीबद्दल कृतज्ञता व्यक्त करण्यासाठी पावसाळ्याच्या सुरवातीला भात लागवडीच्या आधीचा एक दिवस ठरवला जातो. या दिवशी ग्रामदेवता, आजूबाजूच्या परिसरातील ग्रामदैवत यांची साग्रसंगीत उपासना केली जाते. भात लागवडीच्या आधीचा मंगळवार म्हणजेच मोडा या दिवशी हा उत्सव साजरा केला जातो. सोमवारी सकाळी महिला जंगलातून ही भाजी आणतात. ती वेगवेगळ्या प्रकारे शिजवतात. सर्व देवतांना या भाजीचा नैवेद्य दाखवतात. भात, नाचणी, वरई, उडीद, तूर या पिकांवर ज्या किडींचा प्रादुर्भाव होतो त्याची प्रतिकृती बनवून, पूजा करून दुसऱ्या दिवशी या प्रतिकृती पाण्यात सोडतात. पहिल्या पावसाच्या सुरवातीला जे उगवते व जे प्रथम खाण्यास उपलब्ध होते ते म्हणजे ही 'कोवळी भाजी'. निसर्गाने दिलेल्या या वरदानाचा आनंद साजरा करण्यासाठी हा उत्सव करतात. इतर कुठल्याही दिवशी ही भाजी खाल्यास ती कडू लागते असा या आदिवासी लोकांचा समज आहे.

## लागवडीबद्दल माहिती :

सफेद मुसळीची लागवड मुख्यतः कंदांपासून होते. लागवडीसाठी पावसाळा संपल्यावर कंद जमिनीतून काढून राख लावून थंड व मोकळ्या हवेत ठेवावे. कंद वाळूत गाडून ठेवल्याने ते सुप्त अवस्थेत चांगले राहतात. उन्हाळ्यात त्याला कोंब येण्यास सुरवात होते. असे कोंब आलेले कंद लागवडीसाठी वापरावे. पावसाळ्यात जमिनीत असलेले सफेद मुसळीचे कंद आपोआप उगवू लागतात. या वनस्पतीच्या बियांपासून उगवण फार कमी प्रमाणात होते.

## पाककृती क्र.१ : सफेद मुसळीची पातळ भाजी:

**साहित्य :** १-२ जुड्या सफेद मुसळीची भाजी, तूर/मूग/मसूर डाळ ०.५ ते १ वाटी, उभे पातळ चिरलेले २-३ कांदे, बारीक चिरलेल्या लसूण पाकळ्या ३-५ , बारीक चिरलेल्या १-२ हिरव्या मिरच्या, १ चमचा हळद, १-२ चमचे लाल मिरची पूड, कोथिंबीर, चवीपुरते मीठ, फोडणीसाठी तेल, जिरे, मोहरी

**कृती :** प्रथम सफेद मुसळीची पाने पाण्याने स्वच्छ धुवून घ्यावीत. एका पातेल्यात थोडेसे पाणी गरम करून त्यात वरीलपैकी एक डाळ व तोडून बारीक केलेली पाने एकत्रित शिजवून घ्यावे. फोडणीसाठी कढईत तेल गरम करून त्यात जिरे, मोहरी घालून उभा चिरलेला कांदा मंद आचेवर परतवून घ्यावा. नंतर त्यात लसूण आणि बारीक चिरलेल्या मिरच्या हळद व लाल मिरची पूड घालावे व वरील शिजवलेले मिश्रण घालून चांगले शिजवून घ्यावे. नंतर चवीप्रमाणे मीठ घालावे. भाजी शिजल्यानंतर वरून कोथिंबीर घालावी.

## पाककृती क्र. २ : सफेद मुसळीच्या पानांची सुकी भाजी :

**साहित्य :** १-२ जुड्या सफेद मुसळी, उभे पातळ चिरलेले २-३ कांदे, बारीक चिरलेल्या २-३ लसूण पाकळ्या, बारीक चिरलेल्या १-२ हिरव्या मिरच्या, चवीपुरते मीठ, फोडणीसाठी तेल, जिरे, मोहरी

**कृती :** प्रथम सफेद मुसळीची पाने स्वच्छ पाण्याने धुवून व बारीक चिरून घ्यावीत. फोडणीसाठी कढईत तेल गरम करून त्यात जिरे, मोहरी घालून उभा चिरलेला कांदा घालावा. मंद आचेवर शिजवून घ्यावा. नंतर त्यात लसूण आणि बारीक चिरलेल्या हिरव्या मिरच्या घालून परतून घ्यावे. बारीक चिरलेली सफेद मुसळीची पाने घालून चांगले शिजवून घ्यावे. नंतर चवीप्रमाणे मीठ घालावे.

# सापुडचे दांड

| १ | स्थानिक नाव | सापुडचे दांड, दिंडा, गजकर्णी, |
|---|---|---|
| २ | शास्त्रीय नाव | *Lea macrophylla* |
| ३ | कूळ | Vitaceae Lea |
| ४ | इंग्लिश नाव | Lea |
| ५ | संस्कृत नाव | ढोलसमुद्रिका |
| ६ | उपयोगी भाग | कोवळे दांडे, कोवळी पाने |
| ७ | उपलब्धीचा काळ | जून-जुलै |
| ८ | झाडाचा प्रकार | झुडूप |
| ९ | अभिवृद्धी | बिया, कंद |
| १० | वापर | भाजी |

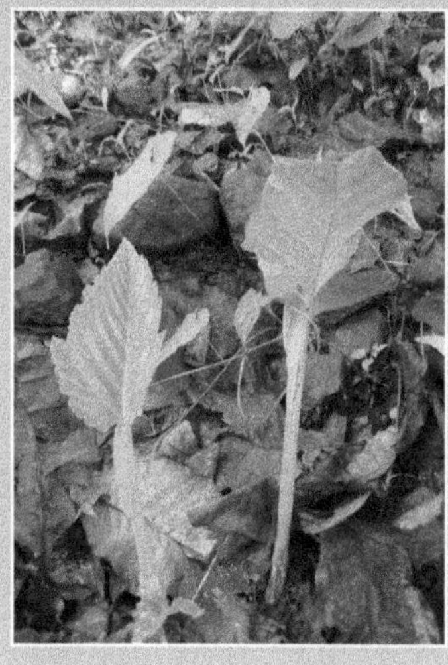

## आढळ :

सापुडचे दांड ही वनस्पती महाराष्ट्रात पश्चिम घाट, कोकण, मराठवाडा, विदर्भ या भागातील जंगलात, डोंगरकपारीला, रस्त्याच्या कडेला आढळते. कोकणातील जंगलात या वनस्पतीच्या अनेक प्रजातीही आढळतात.

## वनस्पतीची ओळख :

सापुडचे दांड ही झुडुपवर्गीय वनस्पती असून ती ६० ते ९० सें.मी पर्यंत वाढते. झुडुपाखाली कंद असतो तर कोवळे, खोड वर वाढते. पाने साधी, एकाआड एक, लांबट, हृदयाकृती आकाराची असून याच्या कडा कातरलेल्या असतात. पाने वरील बाजूस गडद हिरव्या रंगाची तर मागील बाजूस फिकट हिरव्या रंगाची व मऊसर असतात. पानाचा देठ ५ ते १० सें.मी. असतो. फुले लहान, पांढरी, खोडाच्या टोकांवर, मोठ्या, संयुक्त पुष्पमंजिरीत साधारण ३० सें.मी अंतरावर येतात. फळे गोलाकार हिरवी असून पिकल्यावर काळी होतात. जुलै ते ऑक्टोबरमध्ये फुले व फळे येतात.

## औषधी गुणधर्म :

जखम लवकर भरून येण्यासाठी सापुडचा कंद वाटून तो लेप जखमेवर बांधतात. जखमेतील रक्त लगेच थांबते व जखम लवकर भरून येण्यास मदत होते. औषधी उपयोग करण्यापूर्वी स्थानिक वैदूंचा सल्ला घेणे आवश्यक आहे.

## लागवडीबद्दल माहिती :

सापुडच्या बिया तसेच कंदापासून त्याची वाढ होते. हिवाळ्यात बिया तयार होतात. त्या झाडावरून गोळा करून उन्हात चांगल्या सुकवल्या जातात. नंतर पावसाळ्यात गादी वाफ्यावर याची रोपे तयार करून शेताच्या बांधावर तसेच मोकळ्या माळरानावर लागवडीसाठी वापरतात.

## पाककृती क्र. १ : सापुडच्या कोवळ्या दांडाची भाजी :

**साहित्य :** सापुडचे कोवळे दांड ४-५, काकडची ३-४ फळे किंवा आंबोशी, बारीक चिरलेले १-२ कांदे, बारीक चिरलेल्या १-२ हिरव्या मिरच्या, ठेचलेल्या ६-७ लसूण पाकळ्या, १ चमचा हळद, २ चमचे लाल मिरची पूड, एक चमचा धणेपूड, फोडणीसाठी जिरे, हिंग, मोहरी, तेल, चवीपुरते मीठ.

**कृती :** प्रथम सापुडचे दांड सोलून घेऊन त्याचे

गोल काप करून पाण्याने धुवून घ्यावेत. कढईत तेल गरम करून हिंग, जिरे, मोहरीची फोडणी तयार करावी. नंतर कांदा, लसूण तेलात चांगला परतवून घ्यावे. त्यात गोल कापलेले सापुडचे दांड घालून चांगले परतवून घ्यावे. लाल मिरची पूड, धणेपूड, भिजवलेली आंबोशी किवा काकड्चे फळ घालावे व ४-५ मिनिटे झाकण ठेवून शिजवून घ्यावे. नंतर चवीपुरते मीठ घालावे.

**पाककृती क्र. २ : सापुडच्या फुलांची भाजी**

**साहित्य :** सापुडची फुले १-२ वाट्या, बारीक चिरलेले १-२ कांदे, बारीक चिरलेल्या १-२ हिरव्या मिरच्या, ठेचलेल्या ४-५ लसूण पाकळ्या, १ चमचा हळद, २ चमचे लाल मिरची पूड, एक चमचा धणे पूड, फोडणीसाठी जिरे, हिंग, मोहरी, तेल, चवीपुरते मीठ .

**कृती :** प्रथम सापुडची फुले निवडून धुवून घ्यावी. कढईत तेल गरम करून हिंग, जिरे, मोहरी, लसूण घालून फोडणी तयार करावी. नंतर कांदा तेलात चांगला परतून घ्यावा. त्यात लाल मिरची पूड, हळद, धणे पूड व निवडलेली फुले घालून चांगली परतून घ्यावी. ४-५ मिनिटे झाकण ठेवून शिजवून घ्यावे. नंतर चवीपुरते मीठ घालावे.

# सरंबल

| १ | स्थानिक नाव | सरंबल, सरंबल्या, सनबल, करंबल, पित्तपापडी, कलमासी |
|---|---|---|
| २ | शास्त्रीय नाव | *Justicia procumbens* |
| ३ | कूल | Acanthaceae |
| ४ | इंग्लिश नाव | Prostrate maranth, water willow |
| ५ | संस्कृत नाव | उपलब्ध नाही |
| ६ | उपयोगी भाग | कोवळी पाने, फुले |
| ७ | उपलब्धीचा काळ | कोवळी पाने -जून-ऑगस्ट , फुले- सप्टेंबर- ऑक्टोबर |
| ८ | झाडाचा प्रकार | झुडूप |
| ९ | अभिवृद्धी | बिया, |
| १० | वापर | भाजी, फुलांची चटणी |

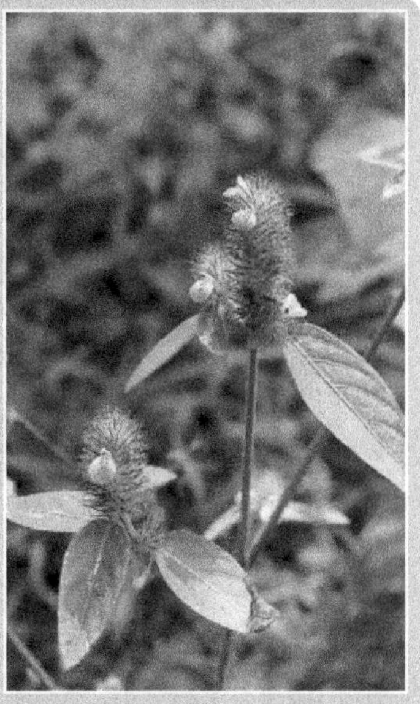

## आढळ :

सरंबल ही परसबागेत, पाणथळ जमिनीवर, तसेच शेतात तण म्हणून वाढणारी वनस्पती आहे. महाराष्ट्रात पालघर, डहाणू, जव्हार, मोखाडा, रायगड, नाशिक, तसेच अहमदनगरमधील काही भागात ही वनस्पती आढळते.

## वनस्पतीचे वर्णन :

ही वर्षायु, गवतवर्गीय वनस्पती जमिनीवर १० ते ४० सें.मी. पर्यंत वाढते. खोड नाजूक, पोपटी रंगाचे असून मुख्य खोडाला अनेक फांद्या येतात. पाने साधी, लंबवर्तुळाकार, हिरवी, समोरासमोर ३ ते ५ सें.मी लांब व १ ते २ सें.मी रुंद असतात. फुले लहान, गुलाबी-फिक्या जांभळ्या रंगाची व फांदीच्या टोकाशी १ ते ५ सें.मी. लांब तुऱ्यात येतात.

## औषधी उपयोग :

सरंबलच्या पूर्ण झाडापासून तयार केलेला काढा दमा, खोकला, पाठदुखी, पोटातील वात यावर अत्यंत उपयुक्त आहे. नेत्रदाह होत असल्यास सरंबलच्या पानापासून तयार केलेला रस औषध म्हणून डोळ्यात घालतात. (स्थानिक वैदूंचा सल्ला घ्या.)

## लागवडीबद्दल माहिती :

सरंबलची वाढ बियांमुळे होते. याच्या बिया आकाराने अतिशय लहान असल्यामुळे त्या लागवडीसाठी तयार झाल्या की काळजीपूर्वक गोळा कराव्या लागतात. गादी वाफ्यावर टाकाव्यात. परसबागेत तसेच रस्त्याच्या कडेला, बांधवर सरंबल आपोआपही उगवते.

## पाककृती : सरंबलच्या कोवळ्या पानांची भाजी:

**साहित्य :** सरंबलची कोवळी पाने ३-४ वाट्या, बारीक चिरलेले २-३ कांदे, ठेचलेल्या ४-५ लसूण पाकळ्या, बारीक चिरलेल्या ३-४ हिरव्या मिरच्या, चवीपुरते मीठ, फोडणीसाठी तेल, जिरे, हिंग, मोहरी

**कृती :** प्रथम सरंबलची कोवळी पाने तोडून, स्वच्छ धुवून घ्यावी. कढईत तेल गरम करून जिरे, मोहरी, हिंगाची फोडणी करून घ्यावी. त्यात बारीक चिरलेला कांदा मंद आचेवर परतून त्यात लसूण, हिरव्या मिरच्या व पाने पान घालून चांगले परतून घ्यावे. ३-५ मिनिटे झाकण ठेवून भाजी शिजवून घ्यावी व चवीप्रमाणे मीठ घालावे.

*टीप : सरंबलची पाने सुकलेले मासे वा इतर कुठल्याही डाळीबरोबर शिजवल्यास चांगली चव येते.*

*सरंबलच्या फुलाची चटणी : काही भागात सरंबलची जांभळ्या रंगाची फुले गोळा करून ती उडीद किंवा तूर डाळीत कुस्करून भाकरीबरोबर खातात.* ∎

# शेवूळ

| १ | स्थानिक नाव | रानसुरण, जंगली सुरण, अरण्य सुरण, मोगरी कंद |
|---|---|---|
| २ | शास्त्रीय नाव | *Amorphophallus commutatus* |
| ३ | कूळ | Araceae |
| ४ | इंग्लिश नाव | Wild Elephant Foot Yam, Dragon Stock Yam |
| ५ | संस्कृत नाव | उपलब्ध नाही |
| ६ | उपयोगी भाग | फुले, कंद |
| ७ | उपलब्धीचा काळ | पावसाळा सुरु होण्याआधी फक्त काहीच दिवस |
| ८ | झाडाचा प्रकार | झुडूप |
| ९ | अभिवृद्धी | कंद |
| १० | वापर | भाजी |

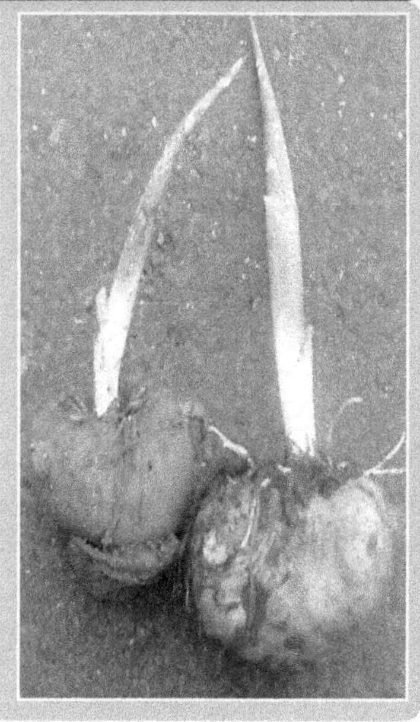

## आढळ :

शेवूळ ही वनस्पती केरळ, कर्नाटक, गोवा, महाराष्ट्र, गुजरात या राज्यामधील जंगलात आढळते. महाराष्ट्रात प्रामुख्याने कोंकण, मोखाडा, जव्हार, वाडा, विक्रमगड, हर्सूल, पेठ, सुरगाणा, अकोले तसेच अकोला भागात पावसाच्या सुरवातीला जंगलात वाढलेली आढळते.

## वनस्पतींची ओळख :

शेवूळ ही वर्षायु, रोपवर्गीय, कंदवर्गीय वनस्पती असून याचा कंद जमिनीत असतो. कंद साधारण १०-१२ से.मी. व्यासाचा व ४-५ से.मी. उंचीचा असून तांबूस करड्या रंगाचा असतो. शेवूळच्या पानाचा देठ ६० ते ८० से.मी. लांब व १.८ ते २.२ से.मी. रुंदीचा असतो. देठाचा वरील भाग निमुळता असून देठ भरीव असतो. देठाच्या त्वचेवर काळसर-हिरवे डाग असतात. देठाच्या टोकावर त्रिविभागी संयुक्त पान असते. या पानाचा गोलाकार घेर ६०-७० से.मी. इतका असतो. पर्णिका १२.५ ते ५.० से.मी. आकाराची आणि गोलाकार

पसरलेली असते. शेवूळची फुले तयार होण्यापूर्वी एक ते दीड महिना अगोदर शेवूळ वनस्पतीच्या कंदापासून लंबगोलाकार पुष्पमंजिरी तयार होते. पुष्पमंजिरीचा देठ ३० ते ९० से.मी. लांब व १.८ ते २.२ से.मी. रुंद असतो व त्यावर काळसर-हिरवे डाग असतात किंवा संपूर्ण त्वचा काळसर-तपकिरी रंगाची असते. पुष्पदांड्याच्या टोकावर १५ ते २५ से.मी. लांब व ५ ते १२.५ रुंद, टोकाकडे निमुळते होणारे, जांभळट-तपकिरी रंगाचे आवरण असते. आवरणाच्या आतील बाजूस गुलाबी-पांढरट रंगाच्या पुष्पदांड्यावर लहान, देठरहित नर व मादी फुले असतात. नर फुले तपकिरी-जांभळट रंगाची असून वरील बाजूस २ ते ४ पुंकेसर असतात. मादी फुले लालसर-तांबूस रंगाची असून याला बीजांडकोश, एक कप्पी असते. फळे लहान, गोलाकार, लालसर, पुष्पदांड्याच्या टोकावर गुच्छाने येतात. प्रत्येक फळात एक, गोलाकार, लाल-तांबड्या रंगाची बी असते. जमिनीत असणाऱ्या कंदाला मे-जून महिन्यात फुले येतात. त्यावेळी या वनस्पतीला पाने नसतात. पुष्पदंड काढले नाही

तर त्याचे रुपांतर पुढे फळामध्ये होते. फुलांमध्ये असणाऱ्या स्त्रीकेसराला अत्यंत घाणेरडा वास येतो. एका वर्षी कंदाला फुले आली तर त्याच्या पुढच्या वर्षी कंदापासून जमिनीवर एक पान तयार होते.

## इतर उपयोग :

ही फुले, कंद व कोवळी पाने भाजीसाठी वापरतात. शेवूळ थोडा खाजरा असतो, म्हणून याबरोबर काकड फळ, अंबाडाची पाने, बोंडराची पाने आणली जातात. त्यामुळे ही भाजी खाजत नाही. शेवूळची भाजी पौष्टिक असते.

## औषधी गुणधर्म :

शेवूळचा कंद कापून सूज आलेल्या भागावर बांधल्याने आराम पडतो. औषधी उपयोग करण्यापूर्वी स्थानिक वैदूंचा सल्ला घेणे आवश्यक आहे.

## लागवडीबद्दल माहिती :

शेवूळची लागवड कंदापासून केली जाते. पावसाळा संपल्यावर जंगलातून कंद खणून आणून ते परसबागेत लावता येऊ शकतो.

## पाककृती क्र. १. : शेवूळच्या कंदाची भाजी:

**साहित्य :** शेवूळचे कंद, काकड फळ, चिरलेला कांदा, तिखट, हळद, लसूण पाकळ्या, तेल, मीठ, कोथिंबीर

**कृती :** प्रथम शेवूळ कंदावरची साल काढून टाकावी व त्याचे बारीक तुकडे करावेत. ते स्वच्छ धुवून घ्यावेत. फोडणी करून त्यात बारीक चिरलेला कांदा, लसूण घालावा. तो परतून घेऊन त्यावर

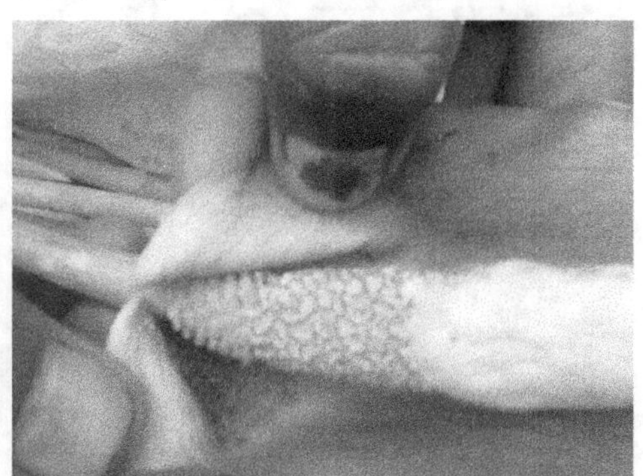

शेवूळच्या फुलामधील पिवळा भाग काढून टाकला जातो

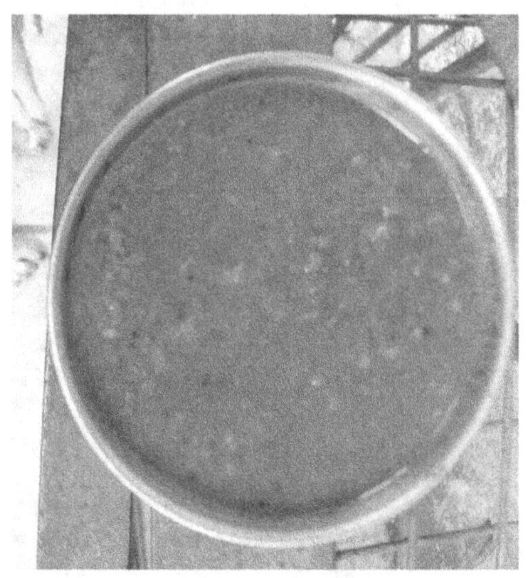

*शेवूळची पातळ भाजी*

हळद, लाल तिखट घालून परतावे. नंतर तेलावर बारीक चिरलेली भाजी थोडावेळ परतून घ्यावी. नंतर काकड फळ व चवीप्रमाणे मीठ घालावे. भाजी शिजल्यानंतर वरून कोथिंबीर घालावी.

## पाककृती क्र. २. : शेवूळच्या फुलांची पातळ भाजी:

**साहित्य :** शेवूळची फुले, बारीक चिरलेला कांदा, लसूण, मोहरी, जिरे, हळद, लाल मिरची पूड, तूर डाळ/मसुराची डाळ, शेंगदाणे, काकड फळ/ अंबाडाची पाने/बोन्डाराची पाने, तेल.

**कृती :** प्रथम शेवूळची फुले धुवून त्यातील स्त्रीकेसराचा भाग काढून टाकावा. नंतर फुले चिरून वरीलपैकी एका डाळीबरोबर शिजवून घ्यावे. भाजी खाजू नयेत म्हणून यात काकड फळ/ अंबाडाची पाने/बोन्डाराची पाने घालावी. एका पातेल्यात तेल गरम करून घ्यावे. त्यात मोहरी, जिरे घालून फोडणी तयार करून त्यात बारीक चिरलेला कांदा, लसूण सोनेरी रंग येईपर्यंत परतून घ्यावा. त्यात लाल मिरची पूड, हळद परतून घ्यावी. नंतर शिजलेले वरील सर्व जिन्नस घालून उकळून घ्यावे. शिजल्यानंतर चवीप्रमाणे मीठ घालावे.

# शिरीची फुले

| | | |
|---|---|---|
| १ | स्थानिक नाव | शिरीची फुले, शिरीची दोडे, शिरदोडी, दुदूली, शिदोडी |
| २ | शास्त्रीय नाव | *Holostemma ada-kodien* |
| ३ | कूळ | Asclepiadaceae |
| ४ | इंग्लिश नाव | Holostemma creeper |
| ५ | संस्कृत नाव | जिवन्ति, क्षिरिणी, अर्कपुष्पी |
| ६ | उपयोगी भाग | पिवळी फुले |
| ७ | उपलब्धीचा काळ | एप्रिल-मे |
| ८ | झाडाचा प्रकार | वेल |
| ९ | अभिवृद्धी | बिया |
| १० | वापर | भाजी |

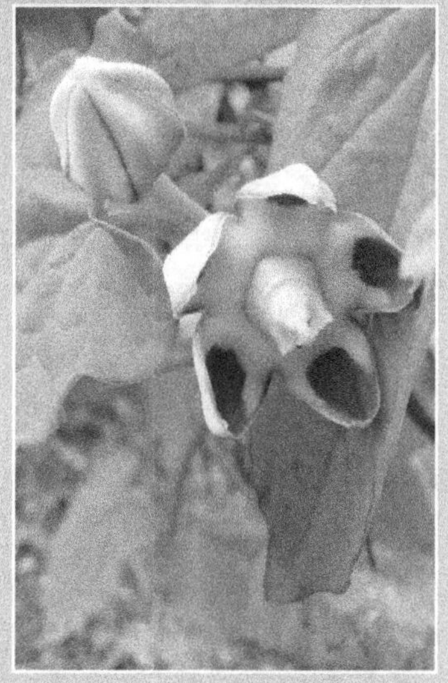

## आढळ :

शिरीच्या फुलांची वेल ही प्रामुख्याने पश्चिमघाट, कोकण तसेच मराठवाडा या भागात मुबलकपणे आढळते. जंगलात, माळरानावर मोठ्या झाडाच्या आधाराने याची वेल वाढलेली दिसते.

## वनस्पतीची ओळख :

शिरी ही वेल बहुवार्षिक वनस्पती असून याच्या फांद्या अनेक, खडबडीत व जाड असतात. पाने साधी, फिकट हिरवी, समोरासमोर असून ५ ते १२ सें.मी. लांब, व २ ते ७ सें.मी. रुंद, हृदयाकृती असतात. पाने गुळगुळीत, चमकणारी असून याच्या शिरा उठावदार असतात. पानाचा देठ २.५ ते ५ सें.मी. लांब असतो. फुले नियमित, द्विलिंगी, आकर्षक, सुवासिक, व गडद गुलाबी-पांढऱ्या रंगाची असतात. पानाच्या बेचक्यातून तयार होणाऱ्या छत्रीच्या आकाराच्या पुष्पगुच्छात (१०-१२) येतात. फुलांच्या पाकळ्या जाड असून खाली एकमेकांना चिकटलेल्या, १-२ सें.मी. लांब तर फुलांचे देठ २.५ ते ५ सें.मी. लांब असतात. खोड, पाने व फुलांमधून पांढरा चीक निघतो. याचे बीजकोष ८ ते १० सें.मी. लांब ५ ते ६ सें.मी. रुंद, लांबट-गोलाकार, टोकाशी निमुळते असतात. बिया अनेक, चपट्या, तपकिरी रंगाच्या, हलक्या, लंबगोलाकार, केसयुक्त (२.५ सें.मी.) असून त्यांचा हवेमार्फत लांब प्रसार होतो. फुले साधारण जुलैसप्टेंबर महिन्यात येतात. शिरीची फुले साधारण रुईच्या फुलांसारखी दिसतात.

## औषधी उपयोग :

शिरीची पूर्ण वेल औषधात वापरतात. पाने आणि मुळांची पेस्ट वेदना कमी करण्यासाठी, त्वचारोगावर, जळजळ कमी करण्यासाठी उपयुक्त आहेत. शिरीची पाने ठेचून, तेलात मिसळून

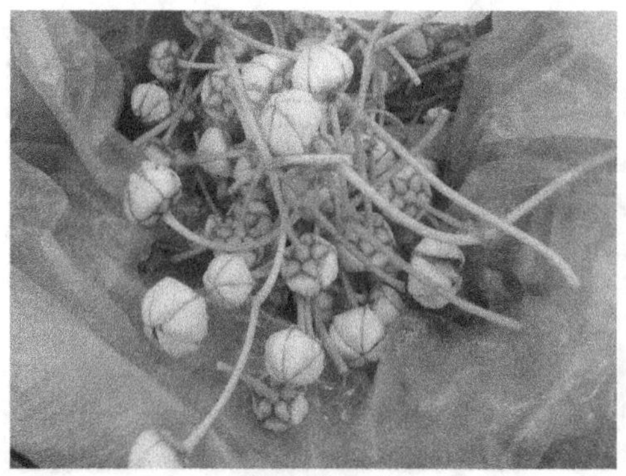

*शिरीची फुले*

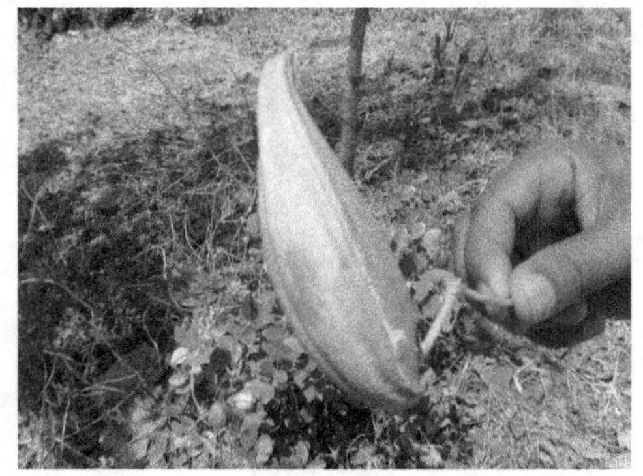

*शिरीचे फळ*

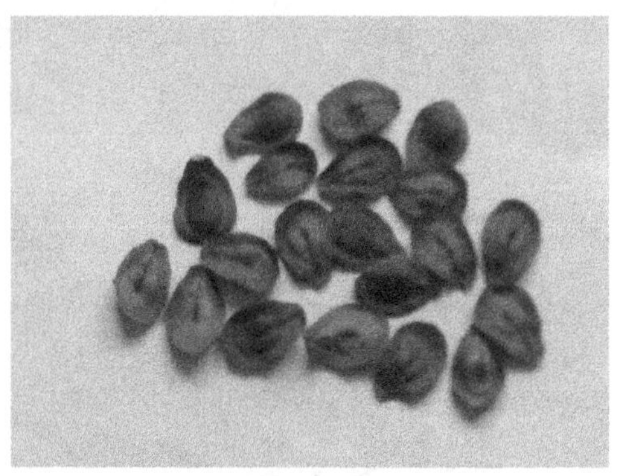

*शिरीच्या बिया*

गळवावर औषध म्हणून बांधतात. त्यामुळे ते लवकर फुटते व जखम लवकर भरून निघण्यास मदत होते. शिरीची फुले कच्ची तसेच भाजी करूनही खातात. औषधी उपयोग करण्यापूर्वी स्थानिक वैदूंचा सल्ला घेणे आवश्यक आहे.

## लागवडीबद्दल माहिती :

शिरीची लागवड बियांपासून केली जाते. शिरीची फळे वाळली की त्यातून बिया बाजूला करून घेतात. लागवड करण्यापूर्वी बिया रात्रभर पाण्यात भिजवून ठेवतात व गादी वाफ्यावर लावून रोपे तयार करून घेतात. रोपे साधारण ३ ते ४ आठवड्यांमध्ये तयार होतात.

## पाककृती क्र. १ : शिरीच्या फुलांची भाजी :

**साहित्य :** शिरीची फुले ४-५ वाट्या, बारीक चिरलेले २ कांदे, बारीक चिरलेल्या १-२ हिरव्या मिरच्या, ठेचलेल्या ३-४ लसूण पाकळ्या, १ चमचा हळद, धणे पूड, फोडणीसाठी जिरे, हिंग, मोहरी, तेल, चवीपुरते मीठ.

**कृती :** प्रथम शिरीच्या फुलांचे देठ काढून व स्वच्छ धुवून घ्यावी. कढईत तेल गरम करून जिरे, मोहरी, हिंगाची फोडणी तयार करावी. नंतर कांदा, लसूण तेलात चांगला परतवून घ्यावा. त्यात हिरव्या मिरच्या, हळद, धणे पूड व फुले घालून भाजी मऊ होईपर्यंत शिजवून घ्यावी. चवीपुरते मीठ घालावे.

वरील साहित्य वापरून शिरीच्या कोवळ्या फळांचीही भाजी करता येते. त्यासाठी फक्त शिरीच्या फुलांच्याऐवजी शिरीची कोवळी फळे घ्यावीत. वरील आवरण काढून फळे उभी चिरून घ्यावीत. बाकी सर्व कृती शिरीच्या फुलांच्या भाजीप्रमाणेच करावी.

■

# तागडा

| १ | स्थानिक नाव | तागडा, ताग |
|---|---|---|
| २ | शास्त्रीय नाव | *Crotalaria juncea L.* |
| ३ | कूळ | Fabaceae |
| ४ | इंग्लिश नाव | Indian hemp, Sunn hemp, Madras hemp |
| ५ | संस्कृत नाव | दीर्घपल्लव, दीर्घशक्ल |
| ६ | उपयोगी भाग | पिवळी फुले |
| ७ | उपलब्धीचा काळ | ऑगस्ट-ऑक्टोबर |
| ८ | झाडाचा प्रकार | वृक्ष |
| ९ | अभिवृद्धी | बिया |
| १० | वापर | भाजी |

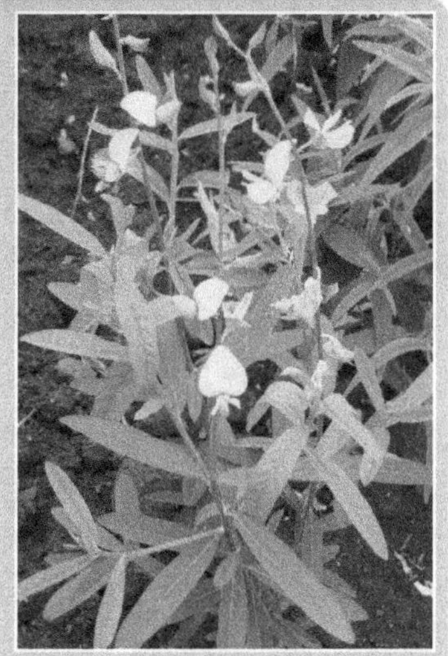

## आढळ :

तागडा ही वनस्पती महाराष्ट्रात कोकण, पश्चिम महाराष्ट्र तसेच इतर काही भागात परसबागेत व शेताच्या बांधावर उगवलेली दिसते. काही ठिकाणी याची हिरवळीचे खत म्हणून लागवड केली जाते.

## वनस्पतीची ओळख :

तागडा ही वर्षायु, झुडुपवर्गीय वनस्पती असून याचे झाड साधारण १ ते ४ मीटर उंच वाढते. खोड गोलाकार १ ते १.५ से. मी. व्यासाचे असते. खोड ६० से.मी सरळ वाढते व त्यानंतर मुख्य खोडाला अनेक फांद्या येतात. पाने साधी, गडद हिरव्या रंगाची, एकाआड एक येणारी, किंचित केसाळ, टोकाशी निमुळती, ४ ते १३ से.मी. लांब तर ०.५ ते ३ से.मी. रुंद असतात. फुले पिवळी, फांदीच्या टोकाशी लांब तुऱ्यात येतात. शेंगा अनेक बियायुक्त, केसाळ असून ३ ते ६ से.मी. लांब व १ ते २ से.मी. व्यासाच्या व गडद काळ्या रंगाच्या असतात.

## औषधी उपयोग :

औषधी उपयोग नाही.

## लागवडीबद्दल माहिती :

तागडयाच्या बियांचा वापर लागवडीसाठी केला जातो. त्यासाठी झाडावर वाळलेल्या शेंगा गोळा करून त्यातून बिया बाजूला कराव्यात. गादी वाफे तयार करून त्यावर बियांची पेरणी करावी. हया बिया लागवडीपासून साधारण ३ दिवसात उगवतात. जास्त ओलावा बियांना तसेच रोपांना हानिकारक असतो.

## पाककृती : तागडयाच्या फुलांची भाजी :

**साहित्य :** तागडयाची फुले २-३ वाट्या, बारीक चिरलेले १-२ कांदे, बारीक चिरलेल्या १-२ हिरव्या मिरच्या, ठेचलेल्या ४-५ लसूण पाकळ्या, १ चमचा हळद, १ चमचा लाल मिरची पूड, १ चमचा धणे पूड,  फोडणीसाठी जिरे, हिंग, मोहरी, तेल, चवीपुरते मीठ.

**कृती :** प्रथम तागडयाची फुले चांगली निवडून स्वच्छ धुवून, गरम पाण्यात १० मिनिटे वाफवून घ्यावीत. कढईत तेल गरम करून जिरे, मोहरी, हिंगाची फोडणी द्यावी. त्यात कांदा, लसूण घालून तेलात चांगला परतवून घ्यावा. हिरव्या मिरच्या, हळद, लाल मिरची पूड, धणे पूड व वाफवलेली फुले घालून भाजी झाकण ठेवून शिजवून घ्यावी. चवीपुरते मीठ घालावे.

*टीप : ही फुले खूप मोठ्या प्रमाणात येतात. त्यामुळे उन्हात सुकवून साठवून ठेवली जातात.*

■

# तांदुळका

| १ | स्थानिक नाव | तांदुळका |
|---|---|---|
| २ | शास्त्रीय नाव | *Alternanthera sessilis (L.) R. Br. Ex DD.* |
| ३ | कूळ | Amaranthaceae |
| ४ | इंग्लिश नाव | Sessile Joyweed, Dwarf Copper leaf, Khaki Weed |
| ५ | संस्कृत नाव | मत्स्यक्सी |
| ६ | उपयोगी भाग | कोवळी पाने |
| ७ | उपलब्धीचा काळ | जून-जुलै |
| ८ | झाडाचा प्रकार | झुडूप |
| ९ | अभिवृद्धी | बिया, शाकीय वाढ |
| १० | वापर | भाजी |

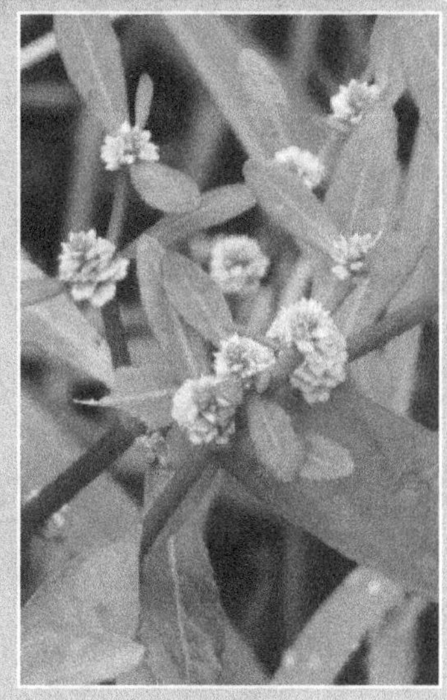

## आढळ :

तांदुळका ही वनस्पती ओलसर, पाणथळ जमिनीवर, नदीच्या किनारी, रस्त्याच्या कडेला मोठ्या प्रमाणात उगवते. कोकण, विदर्भातील भातशेतात तसेच परसबागेत तांदुळका तण म्हणून वाढते. तांदुळकाची भाजी महाराष्ट्रात कोकण, पश्चिम महाराष्ट्र, मराठवाडा, तसेच विदर्भातील काही भागात मोठ्या प्रमाणावर आढळते.

## वनस्पतीचे वर्णन :

तांदुळका ही वर्षायु वनस्पती आहे. याचे खोड नाजूक, तपकिरी रंगाचे असून याच्या फांद्या जमिनीवर पसरत वाढतात. फांद्या जिथे जमिनीला टेकतात तिथूनच नवीन मूळे येऊन फुटवे फुटतात. पाने साधी, समोरासमोर येणारी, ३ ते ८ सें.मी लांब व ०.५ ते ०.७ सें.मी रुंद असून लांबट आकाराची, गडद हिरवी व चकाकणारी असतात. पानाच्या कडा किंचित दातेरी असतात. फुले लहान, देठ नसणारी, पांढऱ्या रंगाची असून प्रत्येक पानाच्या बेचक्यातून तसेच फांदीच्या शेवटी येतात. बिया काळपट तपकिरी रंगाच्या, चपट्या, अतिशय लहान असतात. फुले साधारण सप्टेंबर-नोव्हेंबर येतात. पाण्याच्या ठिकाणी ही भाजी वर्षभरही वाढू शकते.

## औषधी उपयोग :

कोवळ्या फांद्या आणि पाने डोळ्यांच्या विकारासाठी खातात. गळवावर याच्या पूर्ण वनस्पतीचा शेक देतात. रक्ताच्या उलट्या थांबण्यासाठी याच्या पानांचा काढा किंचित मिठासोबत उपायकारक आहे.

## लागवडीबद्दल माहिती :

तांदुळकाची लागवड बियांपासून होते. पूर्ण तयार झालेला फुलोरा वाळला की त्यातील बिया खाली पडून पुढल्या वर्षी पावसाळ्यात नवीन रोपे तयार होतात. कोवळ्या फांद्या खुडून ओल्या जमिनीत लावल्या तरी त्याला मूळ फुटून नवीन रोप तयार होते.

## पाककृती : तांदुळक्याच्या कोवळ्या पानाची भाजी :

**साहित्य :** तांदुळक्याची कोवळी पाने ४-५ वाट्या, बारीक चिरलेले १-२ कांदे, बारीक चिरलेल्या १-२ हिरव्या मिरच्या, ४-५ ठेचलेल्या लसूण पाकळ्या, फोडणीसाठी जिरे, मोहरी, तेल, चवीपुरते मीठ.

**कृती :** प्रथम तांदुळक्याची कोवळी पाने निवडून, स्वच्छ धुवून घ्यावी. कढईत तेल गरम करून जिरे, मोहरी, लसणाची फोडणी तयार करावी. नंतर कांदा तेलात परतवून घ्यावा. त्यात बारीक चिरलेल्या हिरव्या मिरच्या व वरील भाजी घालून मंद आचेवर शिजू द्यावी. चवीप्रमाणे मीठ घालावे.

*टीप : ही भाजी भात लागवडीपूर्वी शेतात मोठ्या प्रमाणात उपलब्ध असते. भाजीला फुले आल्यानंतर ही भाजी खाण्यास वापरू नये.*

■

# तोरण

| १ | स्थानिक नाव | तोरण, तोरणी |
|---|---|---|
| २ | शास्त्रीय नाव | *Ziziphus rugosa* |
| ३ | कूळ | Rhamnaceae |
| ४ | इंग्लिश नाव | Wild Jujube, Kotta, Wrinkled Jujube, Zunna Berry |
| ५ | संस्कृत नाव | बदरा |
| ६ | उपयोगी भाग | पिकलेले फळ |
| ७ | उपलब्धीचा काळ | पिकलेले फळ : एप्रिल-मे |
| ८ | झाडाचा प्रकार | काटेरी झुडूप |
| ९ | अभिवृद्धी | बिया |
| १० | वापर | पिकलेले फळ, भाजलेल्या बिया |

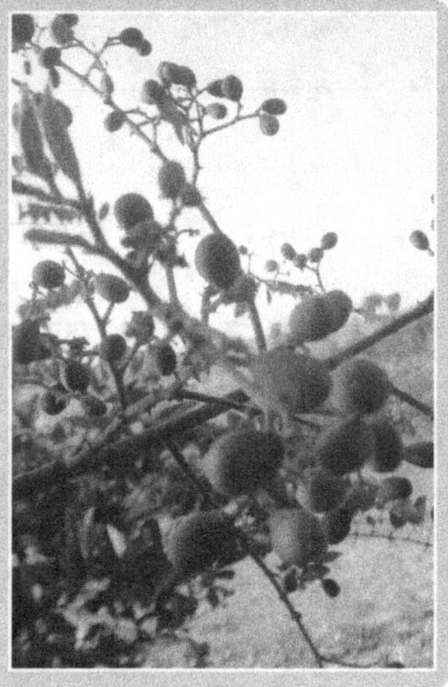

**आढळ :**

तोरणाची काटेरी झुडपे महाराष्ट्रात कोकण, पालघर, ठाणे, रायगड, रत्नागिरी, तसेच पश्चिम घाटातील नाशिक, अहमदनगर, पुणे, कोल्हापूर या जिल्ह्यांमध्ये जंगलात, डोंगरकपारीला, रस्त्याच्या कडेला वाढलेली दिसून येतात. काही भागात या काटेरी झुडपाचा उपयोग शेताच्या भोवती तसेच परसबागेला कुंपण बनविण्यासाठी केला जातो. साधारण एप्रिल-मे महिन्यात स्थानिक लोक गावाच्या बाजारात पानाच्या द्रोणामध्ये तोरणाची पिकलेली गोड, मधुर अशी लहान फळे विकायला घेऊन येतात.

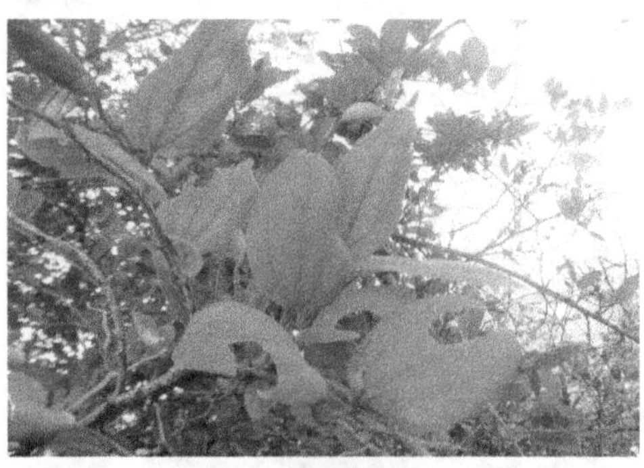

*तोरणाचे काटेरी झुडुप*

**ओळख :**

तोरणाचे सदाहरित, काटेरी झुडूप साधारण ९ ते १० मीटर पर्यंत उंच वाढू शकते. याच्या तांबूस, कोवळ्या फांद्यावर नाजूक लव असून एकेरी किंवा दुहेरी, ३ ते ५ मी.मी. लांब काटे असतात. जुन्या फांद्यांवर लालसर-तांबूस रंगाच्या, खरखरीत खोबण्या किंवा पट्टे असतात. पाने साधारण ८ ते १० सें.मी. लांब व ५ ते ८ सें.मी. रुंद असून लंबवर्तुळाकार, काहीशी सुरकुतलेली व टोकाशी निमुळती तर कधी गोलाकार असतात. लालसर-तांबूस रंगाची, लवयुक्त कोवळी पाने कालांतराने हिरवी होऊन ३ ते ५ शिरायुक्त होतात. पानाचा देठ साधारण १ ते १.५ सें.मी. लांब असतो. १० ते २० फुले फांदीच्या टोकाशी किंवा पानाच्या देठाच्या बेचक्यातून गर्दीने येतात. फुलांना पाकळ्या नसून त्याचे बाह्यदल फिक्या पिवळ्या रंगाचे असते. फळे ५ ते ८ मिमी व्यासाची, लंबगोलाकार, साधारण १ सें.मी. लांब असतात. फळे कच्ची असताना लालसर-हिरवी व पिकल्यावर पांढरी होतात. हा पांढरा गर चवीला मधूर लागतो. फळाच्या आत एक लहान, पांढरट

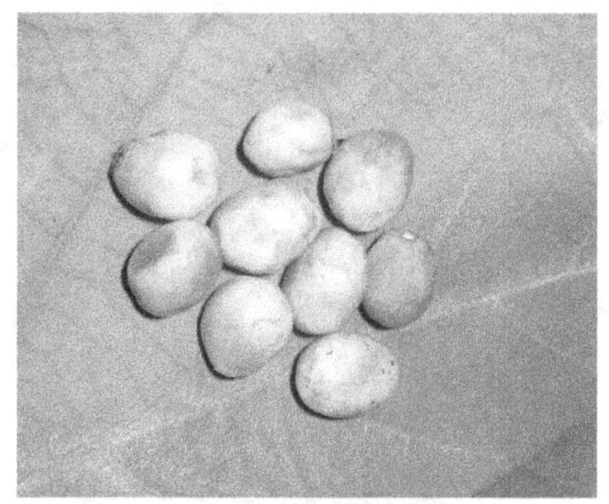

*तोरणाची पिकलेली फळे*

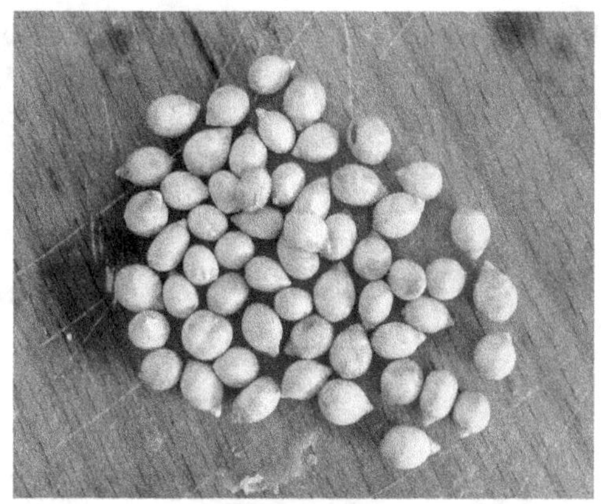

*तोरणाच्या बिया*

रंगाची बी असते. साधारण डिसेंबर-जानेवारी महिन्यात तोरणाच्या काटेरी जाळीवर अगदी लहान लहान फुले येऊ लागतात. तर एप्रिल-मे महिन्यात ही फळे पिकून खाण्यास योग्य बनतात.

## औषधी उपयोग :

तोरणाच्या पानाचा, सालीचा, फुलांचा औषध म्हणून उपयोग होतो. सालीपासून बनवलेली पेस्ट रक्ताभिसरण सुधारण्यासाठी, वेदना कमी करण्यासाठी, सुजलेल्या हिरड्यांवर व दातदुखी थांबण्यासाठी वापरतात. सालीची पावडर शुद्ध तुपात मिसळून तोंड आले असता तसेच गाल फुगीवर लावतात. औषधी उपयोग करण्यापूर्वी स्थानिक वैदूंचा सल्ला घेणे आवश्यक आहे.

## लागवडीबद्दल माहिती :

पूर्ण तयार झालेल्या तोरणाच्या फळांच्या बिया रोपे तयार करण्यासाठी वापरतात. या बिया उन्हात सुकवून पावसाळ्यात त्याची गादी वाफ्यावर लागवड करतात. रोपे तयार झाली की जंगलात तसेच शेताभोवती कुंपण म्हणूनही लावता येतात.

## इतर उपयोग :

तोरणाची पिकलेली पांढरी फळे खाण्यासाठी अतिशय मधूर असतात. त्याच्या बियाही भाजून खाल्ल्या जातात. तोरणाचे लाकूड अतिशय मजबूत व कडक असते. त्यामुळे त्यापासून शेतीची अवजारे बनवली जातात. पानाचा वापर चिरुट बनवण्यासाठी केला जातो. तसेच बकऱ्याना चारा म्हणूनही केला जातो. तसेच हे झुडूप काटेरी असल्यामुळे अनेक ठिकाणी फांद्यांचा वापर कुंपणासाठीही केला जातो.

■

# टाकळा

| | | |
|---|---|---|
| १ | स्थानिक नाव | टाकळा, तरोटा, तरवटा, तखटा, अटोरा |
| २ | शास्त्रीय नाव | *Cassia tora L* |
| ३ | कूळ | Caesalpinaceae |
| ४ | इंग्लिश नाव | Foetid cassia, The Sickle Senna, Wild Senna |
| ५ | संस्कृत नाव | चक्रमर्दा, ददमरी, तागा |
| ६ | उपयोगी भाग | कोवळी पाने, |
| ७ | उपलब्धीचा काळ | मे -जून |
| ८ | झाडाचा प्रकार | झुडूप |
| ९ | अभिवृद्धी | बिया |
| १० | वापर | भाजी |

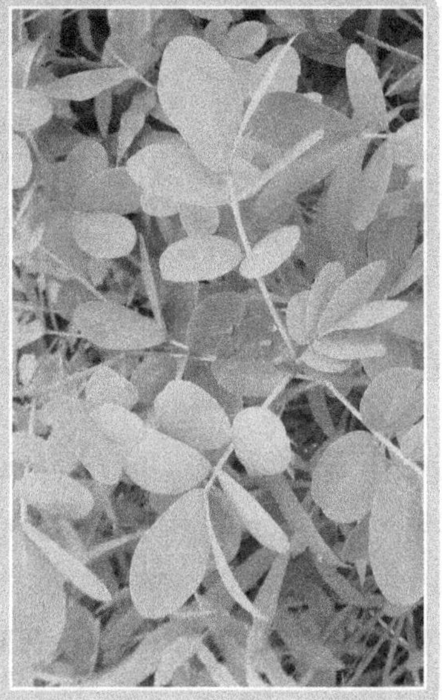

## आढळ :

टाकळा ही वर्षायू रोपवर्गीय वनस्पती आहे. टाकळा हे तण असून ते माळरानावर, रस्त्याच्या कडेला, शेतजमिनीवर, परसबागेत तसेच पडीक जमिनीवर सर्वत्र वाढलेले दिसते. महाराष्ट्रात सगळीकडे हे तण उगवते.

## वनस्पतीचे वर्णन :

टाकळ्याचे खोड गोलाकार असून त्याच्या बुंध्यापासूनच अनेक लहान मोठ्या फांद्या येतात. पाने संयुक्त, एकाआड एक, ७ ते ९ सें.मी. लांब असतात. लांबट-गोल पर्णिकाच्या ३ जोड्या असून खालची जोडी सर्वांत लहान तर वरची जोडी मोठी असते. टाकळ्याची पाने रात्री मिटतात. फुले पिवळी, अनियमित, द्विलिंगी, पानाच्या बेचक्यातून जोडीने येतात. टाकळ्याला १० ते १५ सें.मी. लांब शेंगा येतात. त्यात चकाकणाऱ्या, तपकिरी रंगाच्या २० ते ३० बिया असतात. बियांना उग्र वास येतो म्हणून ही वनस्पती जनावरे खात नाहीत. टाकळ्याला साधारण ऑगस्ट ते ऑक्टोबरपर्यंत फुले येतात, तर सप्टेंबर-नोव्हेंबरपर्यंत शेंगा तयार होतात.

## औषधी गुणधर्म :

टाकळ्याची पाने, बिया औषधात वापरतात. सोरायसिस, खरूज यांसारख्या त्वचाविकारावर टाकळ्याची भाजी औषध म्हणून खातात तर टाकळ्याच्या बिया वाटून तो लेप औषध म्हणून लावला जातो. टाकळ्याच्या पानांचा काढा दात येण्याच्या वेळी लहान मुलांना दिला जातो. लहान मुलांच्या पोटातील जंत बाहेर पडण्यासाठी याची भाजी देतात. टाकळ्याच्या पानांची भाजी

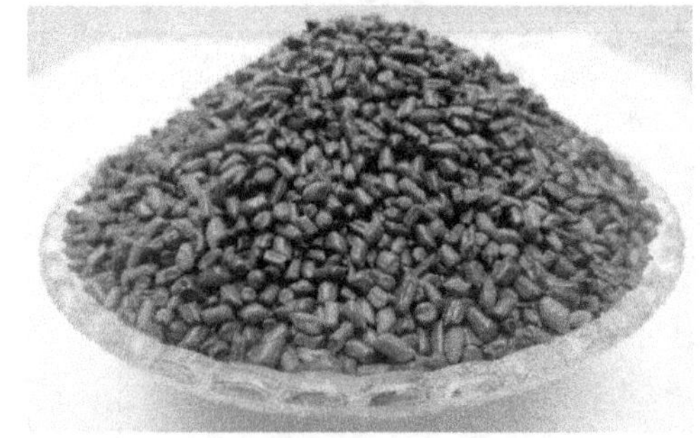

*टाकळ्याच्या बिया*

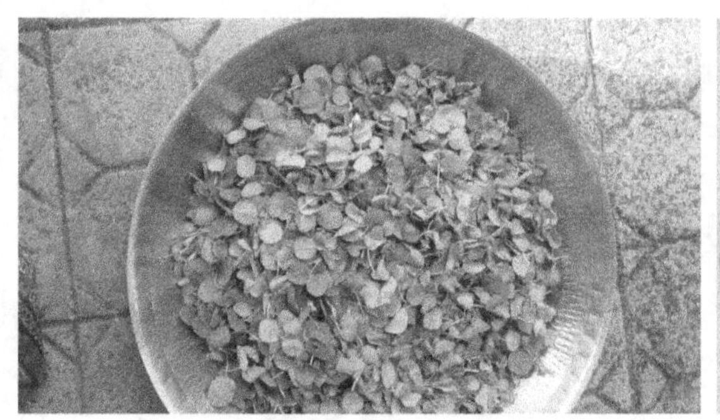

*टाकळ्याची पाने*

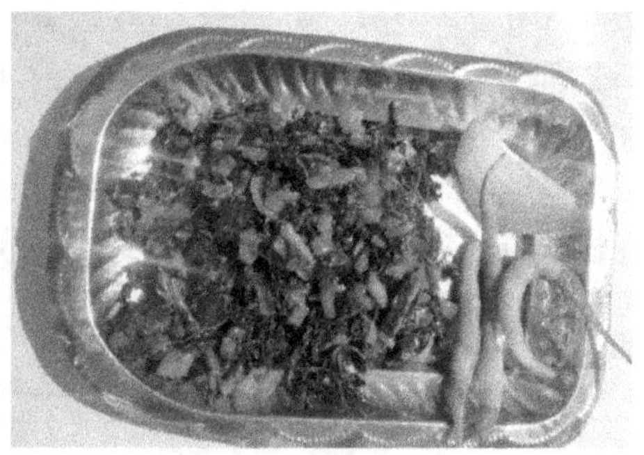

*टाकळ्याची भाजी*

गुणाने उष्ण असल्याने वात व कफदोषासाठी खाल्ली जाते. औषधी उपयोग करण्यापूर्वी स्थानिक वैदूंचा सल्ला घेणे आवश्यक आहे.

## लागवडीबद्दल माहिती :

टाकळ्याची वाढ बियांमुळे होते. फुलापासून शेंगा तयार होतात. या शेंगा वाळल्या की त्यातील बिया खाली पडून पुढच्या वर्षी पावसाळ्यात टाकळ्याची नवीन रोपे तयार होतात.

## पाककृती : टाकळ्याच्या कोवळ्या पानाची भाजी:

**साहित्य :** टाकळ्याची कोवळी पाने २-३ वाट्या, बारीक चिरलेले २-३ कांदे, बारीक चिरलेल्या २-३ हिरव्या मिरच्या, ठेचलेल्या ३-४ लसूण पाकळ्या, फोडणीसाठी जिरे, मोहरी, तेल, चवीपुरते मीठ.

**कृती :** प्रथम टाकळ्याची कोवळी पाने निवडून, स्वच्छ धुवून, बारीक चिरून घ्यावी. एका पातेल्यात पाणी गरम करून पाने वाफेवर शिजवून घ्यावी. थंड झाल्यावर पिळून घ्यावी. कढईत तेल गरम करून जिरे, मोहरी व लसणाची फोडणी तयार करावी. नंतर कांदा तेलात चांगला परतवून त्यात बारीक चिरलेल्या हिरव्या मिरच्या व भाजी घालून चांगली वाफवून घ्यावी.

*टीप : पावसाच्या पहिल्या सरींनंतर टाकळ्याची दोन-दोन पाने वर येताना दिसतात. तीच पाने भाजी करण्यासाठी योग्य समजावी. टाकळ्याच्या बियांना भाजल्यानंतर कॉफीसारखा वास येतो. कॉफीला हा एक उत्तम पर्याय होऊ शकतो.*

# टेंभुरणी

| १ | स्थानिक नाव | टेंबुरणी, टेंभुरुन, टेंभूनी, तेंदू, टेमरू |
|---|---|---|
| २ | शास्त्रीय नाव | *Diospyros melanoxylon Roxb.* |
| ३ | कूळ | Ebenaceae |
| ४ | इंग्लिश नाव | Malabar Ebony, Ebony Persimmon, East Indian Ebony, Coromandel Ebony, Black Ebony, Ebony |
| ५ | संस्कृत नाव | दीर्घपत्रक, तिंदुका |
| ६ | उपयोगी भाग | पिकलेली फळे |
| ७ | उपलब्धीचा काळ | एप्रिल-जून |
| ८ | झाडाचा प्रकार | वृक्ष |
| ९ | अभिवृद्धी | बिया |
| १० | वापर | पिकलेली फळे |

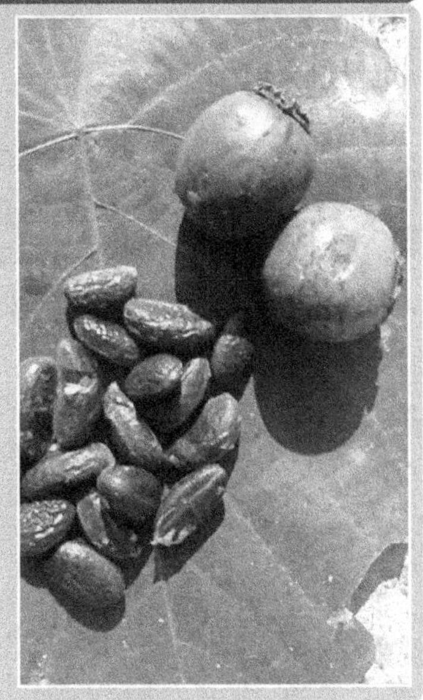

## आढळ :

टेंभुरणीचे झाड शेताच्या बांधावर तसेच माळरानावर उंच वाढलेले आढळते. महाराष्ट्रात रायगड, ठाणे, पालघर, नाशिक, अहमदनगर, सातारा तसेच विदर्भातील काही भागात याचे वृक्ष जंगलात वाढलेले दिसतात.

## वनस्पतीची ओळख :

टेंभुरणीचे पानझडी वृक्ष साधारण २० ते २५ मीटर उंच आणि १.६ ते २ मीटर घेराचे वाढतात. झाडाची साल तपकिरी-काळ्या रंगाची असून तडे गेलेली असते. झाडाला अनेक फांद्या असून पाने साधी, एकाआड एक येणारी, दोन्ही बाजूने मऊसर, २० ते ३० सें.मी. लांब व ३ ते ५ सें.मी रुंद, फिक्या हिरव्या रंगाची असतात. याची पाने विडी बनवण्यासाठी वापरली जातात. फुले लहान, १-१.५ सें.मी. लांब, फिक्या पिवळ्या रंगाची असून पानाच्या बेचक्यातून येतात. फळे गोल, आधी हिरवी आणि पिकल्यावर आकर्षक नारंगी रंगाची होतात. फळातील गर पिवळा आणि खाण्यासाठी योग्य असतो. फळात ६ ते ८ चकाकणाऱ्या, तपकिरी रंगाच्या बिया असतात.

## औषधी उपयोग :

टेंभुरणीचे कच्चे फळे जुलाब, हगवण यासारख्या आजारावर उपयुक्त आहे. तसेच तोंड आल्यावरही कच्च्या फळांचा उपयोग केला जातो. औषधी उपयोग करण्यापूर्वी स्थानिक वैदूंचा सल्ला घेणे आवश्यक आहे.

## लागवडीबद्दल माहिती :

टेंभुरणीची लागवड बियांपासून उत्तम प्रकारे होते. पूर्ण पिकलेली फळे गोळा करावी व बिया उन्हात वाळवून ठेवाव्यात. पावसाळ्यात गादी वाफ्यावर या बिया लावाव्यात. लावण्यापूर्वी बिया रात्रभर भिजत घालाव्या.

*टीप : टेंभुरणीची पिकलेली फळे खाण्यासाठी वापरतात. तर काही भागात टेंभुरणीच्या पानांचा वापर विडी बनवण्यासाठी केला जातो.*

# टेटू

| १ | स्थानिक नाव | टेटू |
|---|---|---|
| २ | शास्त्रीय नाव | *Oroxylum indicum* |
| ३ | कूळ | Bignoniaceae |
| ४ | इंग्लिश नाव | Broken Bones Tree, Indian Trumpet Flower, Tree of Damocles |
| ५ | संस्कृत नाव | अरलु, श्योनक |
| ६ | उपयोगी भाग | कोवळ्या शेंगा |
| ७ | उपलब्धीचा काळ | सप्टेंबर- नोव्हेंबर |
| ८ | झाडाचा प्रकार | वृक्ष |
| ९ | अभिवृद्धी | बिया |
| १० | वापर | शिजवून भाजी, लोणचे |

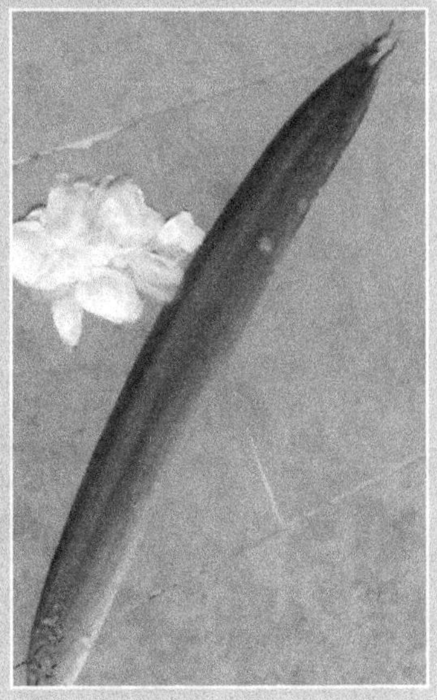

## आढळ :

टेटूचे वृक्ष भारतभर जवळजवळ सर्वत्र आढळतात. महाराष्ट्रात सह्याद्री पर्वतरांगामध्ये, डोंगरकपारीला तसेच रस्त्याच्या कडेला टेटूची झाडे आढळतात. काही ठिकाणी बागेमध्ये शोभेचे झाड म्हणूनही टेटूचा वृक्ष जोपासला जातो.

## वनस्पतीचे वर्णन :

टेटूचे झाड ८ ते १२ मीटर उंच वाढते. झाडाची साल ५ ते ६ मी.मी. जाड असून करड्या रंगाची असते. पाने संयुक्त, समोरासमोर, १२ सें.मी. लांब असून ८ से.मी. रुंद असतात. पर्णिका २ ते ३ ठिकाणी मुख्य देठाच्या दोन्ही बाजूंना येतात. फुले द्विलिंगी, आतून लालसर-जांभळट तर बाहेरून तपकिरी-करड्या रंगाची व १० सें.मी. लांब, छोट्या नळीच्या आकाराची असतात. टेटूची फुले रात्री उमलतात. टेटूचे परागीभवन वटवाघळांमुळे होते. याच्या शेंगा चपट्या, तलवारीच्या पातीसारख्या, ३० ते ६० सें.मी. लांब, ५ ते ९ सें.मी. रुंद असतात. बिया अनेक, पांढऱ्या, चपट्या, ५ ते ६ सें.मी. लांब, ८ मि.मी. जाड असून बियांना पातळ पापुद्रा असतो.

## औषधी गुणधर्म :

टेटूची साल, पान, मूळ आणि बियांचा वापर औषधात करतात. झाडाची साल पाण्यात उकळून केलेला अर्क श्वेतपदरावर उपयुक्त आहे. औषधी उपयोग करण्यापूर्वी स्थानिक वैदंचा सल्ला घेणे आवश्यक आहे.

## लागवडीबद्दल माहिती :

टेटूच्या बियांपासून रोपे तयार केली जातात. टेटूच्या वाळलेल्या शेंगेमध्ये खूप बिया असतात. या बिया लावण्यापूर्वी पाण्यात भिजवून घ्याव्या व गादी वाफ्यावर लावाव्यात. तयार रोपे शेताच्या बांधावर तसेच रस्त्याच्या कडेला लावावीत.

## पाककृती : टेटूच्या कोवळ्या शेंगाची भाजी :

साहित्य : टेटूच्या २-३ कोवळ्या शेंगा, बारीक चिरलेले २-३ कांदे, ठेचलेल्या ३-५ लसूण पाकळ्या, १-२ बारीक चिरलेल्या हिरव्या मिरच्या, १ चमचा हळद, १-२ चमचे लाल

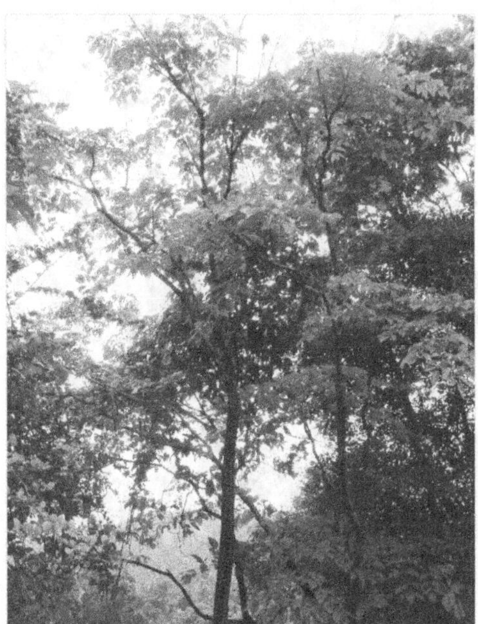

*टेटूचे झाड*

मिरची पूड, १ चमचा धणे पूड, थोडा चिंचेचा कोळ, थोडा गूळ, चवीपुरते मीठ, फोडणीसाठी तेल, जिरे, मोहरी

**कृती :** प्रथम टेटूच्या शेंगांचे बाहेरील आवरण काढून टाकावे. नंतर बिया काढून शेंगा बारीक चिरून घ्याव्या. या शेंगा कडू असतात, त्यामुळे वर झाकण ठेवू नये. कडूपणा कमी करण्यासाठी ३-४ वेळा पाण्याने स्वच्छ धुवाव्या. एका पातेल्यात पाणी उकळवून त्यात शेंगा शिजवण्यास ठेवाव्या. फोडणीसाठी कढईत तेल गरम करून त्यात जिरे, मोहरी घालून कांदा मंद आचेवर परतवून घ्यावा. त्यात लसूण आणि बारीक चिरलेल्या हिरव्या मिरच्या, हळद, लाल मिरची पूड, धणे पूड, थोडा चिंचेचा कोळ, चवीपुरता गूळ घालून सगळे जिन्नस चांगले परतून घ्यावे. नंतर चवीप्रमाणे मीठ घालावे.

*टीप : काही भागात टेटूच्या शेंगांचे औषधी लोणचेही केले जाते.*

∎

# वाघेटी

| | | |
|---|---|---|
| १ | स्थानिक नाव | वाघेटी/वाघाटी /गोविंदफळ/गोविंदी/ कडू वाघांटी |
| २ | शास्त्रीय नाव | *Capparis zeylanica L.* |
| ३ | कूळ | Capparaceae |
| ४ | इंग्लिश नाव | Thorny Capper Brush, Ceylon Caper |
| ५ | संस्कृत नाव | व्याघ्रनखी, करांभा, तपसप्रिय |
| ६ | उपयोगी भाग | कोवळी फळे |
| ७ | उपलब्धीचा काळ | जून-ऑगस्ट, फेब्रुवारी- एप्रिल |
| ८ | झाडाचा प्रकार | वेल |
| ९ | अभिवृद्धी | बिया |
| १० | वापर | भाजी |

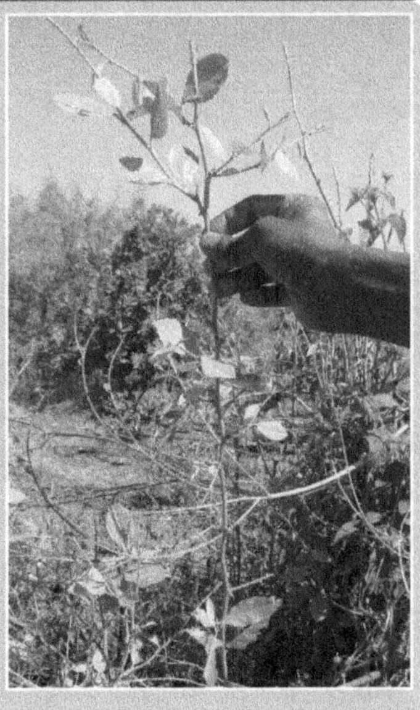

**आढळ :**

महाराष्ट्रात कोकण, पश्चिमघाटात मोठ्या प्रमाणात वाघेटीच्या वेली आढळतात. या काटेरी वेली जंगलात, डोंगरकपारीला वाढलेल्या दिसतात.

**वनस्पतीची ओळख :**

वाघेटी ही बहुवर्षीय काटेरी वेल आहे. त्याचे खोड गोलाकार असून फांद्या मोठ्या प्रमाणात इतरत्र पसरतात. पाने साधी, एकाआड एक, लांबट-गोल, टोकदार व चमकणारी असतात. याचे काटे टोकदार, वाकडे, चपटे असून पानाच्या बेचक्यातून जोडीने येतात. काटे वाघाच्या नखासारखे असल्यामुळे या वेलीला वाघेटी किंवा व्याघ्रनखी असे म्हणतात. फुले पांढरी किंवा फिकट गुलाबी, द्विलिंगी, नियमित असून पानांच्या बगलेतून एक किंवा दोन अशी येतात. पुष्पकोष ४ दलांचा असतो आणि ४ पाकळ्या मोकळ्या असतात. फिकट गुलाबी पुंकेसर पाकळ्यांपेक्षा लांब असते.

बीजांडकोषाचा देठ पुंकेसरापेक्षा किंचित लांब असतो. फळ गोल, हिरवट-तांबूस असून त्यात अनेक बिया आणि गर असतो. फळ पिकल्यावर लाल होते.

**औषधी उपयोग :**

वाघेटी उष्ण, उत्तेजक, असून पित्तनाशक आहे. उष्णतेमुळे अंगावर पुरळ उठल्यावर वाघेटीचे मूळ उगाळून त्याचा लेप लावतात. वाघेटी हे क्षयरोगावर अत्यंत गुणकारी आहे. फळ पाण्यात उगाळून पोटदुखीवर इलाज म्हणून पिण्यासाठी देतात. औषधी उपयोग करण्यापूर्वी स्थानिक वैदूंचा सल्ला घेणे आवश्यक आहे.

**लागवडीबद्दल माहिती :**

वाघेटीचा वेल जंगलात, काटेरी झुडुपावर वाढतो. पिकलेली फळे गोळा करून त्यातून बिया बाजूला करून सुकवून ठेवतात. बियांपासून पावसाळ्यात गादी वाफ्यावर रोपे तयार करून ती लावण्यासाठी वापरतात. वाघेटीच्या वेलीच्या जुन्या फांद्याही लागवडीसाठी

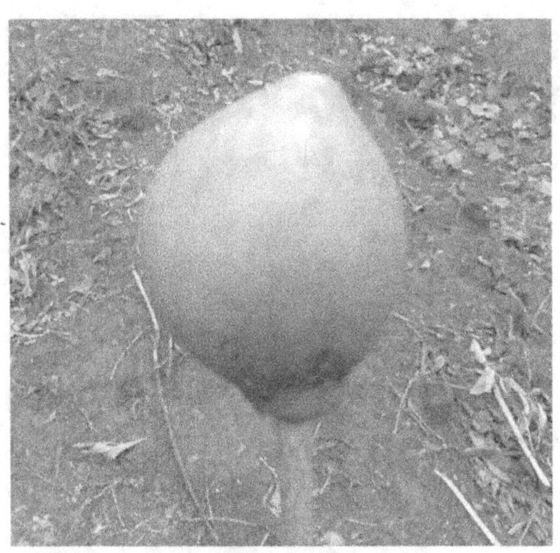

वाघेटीचे फळ

वापरल्या जातात.

## पाककृती : वाघेटीच्या कोवळ्या फळांची भाजी:

**साहित्य :** वाघेटीची कोवळी फळे २०० ग्रॅम, बारीक चिरलेले २-३ कांदे, ठेचलेल्या ३-५ लसूण पाकळ्या, १ चमचा हळद, १-२ चमचा लाल मिरची पूड, १ चमचा धणे पूड, फोडणीसाठी जिरे, मोहरी, हिंग, कढीपत्ता, तेल, चवीपुरते मीठ व कोथिंबीर.

**कृती :** प्रथम वाघेटीची कोवळी फळे स्वच्छ धुवून, देठाचा भाग कापून घ्यावा. बिया काढून टाकाव्या व फळाच्या बारीक फोडी कराव्या. कढईत तेल गरम करून कढीपत्ता, जिरे, हिंग, मोहरीची फोडणी तयार करावी. नंतर कांदा व लसूण तेलात परतवून घ्यावा. त्यात हळद, लाल मिरची पूड, धणे पूड व फोडी घालून चांगले परतवून घ्यावे. झाकण ठेऊन मऊ होईपर्यंत शिजवून घ्यावे. चवीप्रमाणे मीठ घालावे. वरून बारीक चिरलेली कोथिंबीर घालावी.

*टीप : ही भाजी आषाढी एकादशीच्या दिवशी उपवास सोडण्यासाठी खातात.*

∎

# वास्ते

| १ | स्थानिक नाव | वास्ते/टोकर/जाळी/कळक/बांबू |
|---|---|---|
| २ | शास्त्रीय नाव | *Bambusa arundinacea Roxb.* |
| ३ | कूळ | Poaceae |
| ४ | इंग्लिश नाव | Spiny Bamboo, Thorny Bamboo, Bamboo |
| ५ | संस्कृत नाव | वंश, शतपर्वा, तृणध्वज, आर्द्रपत्रक |
| ६ | उपयोगी भाग | कोवळे कोंब, बिया |
| ७ | उपलब्धीचा काळ | कोवळे कोंब ऑगस्ट-सप्टेंबर, बिया-१२ ते ६० वर्षांनी |
| ८ | झाडाचा प्रकार | गवत |
| ९ | अभिवृद्धी | बिया |
| १० | वापर | भाजी, भजी, लोणचे, बियांपासून पीठ |

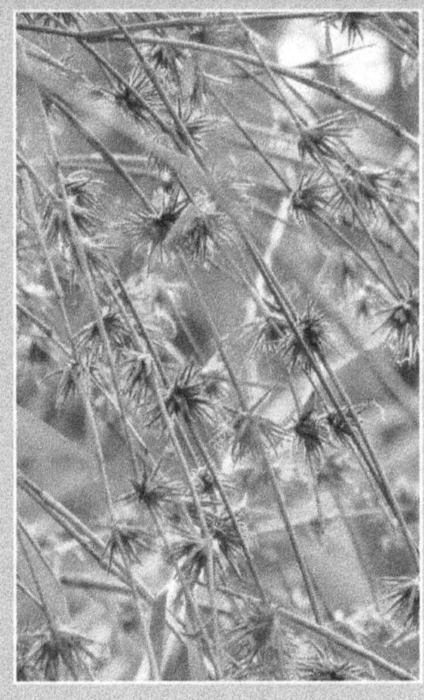

**आढळ :**

वास्ते ही वनस्पती गवताच्या कुळातील असून महाराष्ट्रातील सगळ्याच जंगलात आढळते. महाराष्ट्रात प्रामुख्याने कोकण, पश्चिम घाट, खानदेश व विदर्भाच्या जंगलात, डोंगरकपारीला वास्ते येतात.

**आदिवासी परंपरा आणि माहिती :**

वास्त्याला १२ ते ६० वर्षांनंतर बिया येतात. एकदा बिया आल्यानंतर झाड आपोपाप मारून जाते व त्यावर्षी दुष्काळ पडतो अशी आदिवासी लोकांची समजूत आहे. बांबूच्या बिया या अशुभ मानल्या जातात आणि त्या घरात साठवत नाहीत. शिवाय घरात दुष्काळ येऊ नये म्हणून त्यापासून बनवण्यात येणारे पदार्थ हे घराच्या बाहेरच शिजवले जातात.

**वनस्पतीची ओळख :**

वास्ते ही बहुवर्षायु, सरळ, उंच, समूहाने वाढणारी वनस्पती आहे. वास्त्याचे खोड २० ते ३० मीटर उंच वाढते. खोडांवर पेरे १५ ते २० सें. मी. अंतरावर असतात. तसेच दोन पेरामधील आतील भाग पोकळ असतो. पाने साधी, एका आड एक येणारी, १५ ते २० सें. मी. लांब २ ते २.५ सें. मी. रुंद व लांबट असून टोकाकडे निमुळती व खाली गोलाकार असतात. पानांना एक मोठी शीर असून पाने खरबरीत असतात. फुले लहान, अनेक, साधी असून त्यांचे अनेक घोस बहुशाखीय, लांब, पुष्पमंजिरीत येतात. फुलांचा समूह १.२ सें. मी. लांब व ०.५ सें. मी. रुंद, लांबट, दोन्हीकडे निमुळता असतो. समूहात प्रत्येकी दोन लहान फुले असतात. फळे लहान, मध्यभागी फुगीर, दोन्ही टोकाकडे निमुळती. या वनस्पतीमध्ये नर व मादी फुले वेगवेगळ्या झाडावर येतात.

**औषधी गुणधर्म :**

वास्त्याची पाने, बिया, कोवळे कोंब औषधात वापरतात तर साल पुरळ बरे होण्यासाठी उपयुक्त आहे. वास्त्याच्या बिया मधुमेहावर उपयुक्त आहेत. कोवळ्या कोंबापासून केलेले लोणचे व भाजीमुळे भूक व पचनशक्ती वाढते. औषधी उपयोग करण्यापूर्वी स्थानिक वैदूंचा सल्ला घेणे आवश्यक आहे.

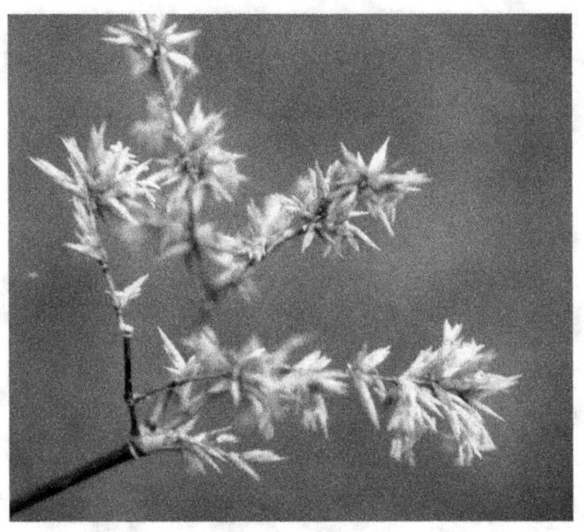



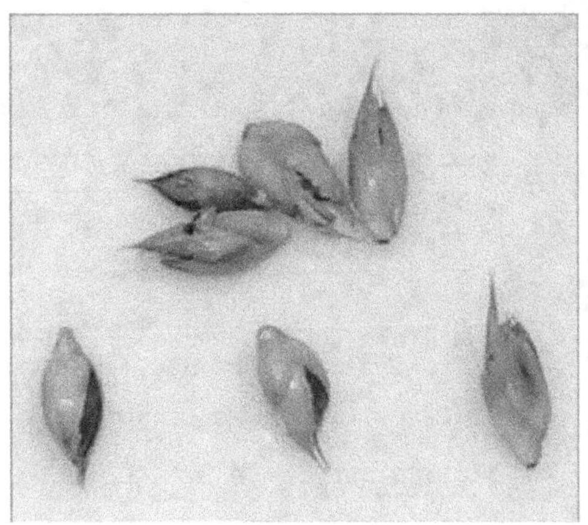



## लागवडीबद्दल माहिती :

वास्त्याची लागवड बियांपासून केली जाते. वास्त्याला १२ वर्षांनी फुलोरा येतो. तेव्हा या बिया गोळा केल्या जातात व गादी वाफ्यावर लावल्या जातात. बियांची उपलब्धता बघता याच्या शाकीय अभिवृद्धीसाठी आणखी प्रयोग करणे गरजेचे आहे.

## पाककृती क्र १. : वास्तेच्या कोवळ्या कोंबाची भाजी:

**साहित्य :** चिरलेले कोवळे वास्ते २०० ग्रॅम, बारीक चिरलेले २-३ कांदे, ठेचलेल्या ५-६ लसूण पाकळ्या, बारीक चिरलेला १ टोमॅटो, १ चमचा हळद, १-२ चमचा लाल मिरची पूड, १ चमचा धणे पूड, फोडणीसाठी जिरे, मोहरी, हिंग, कढीपत्ता, तेल, चवीपुरते मीठ व कोथिंबीर.

**कृती :** चिरलेले वास्ते स्वच्छ पाण्याने धुवून मऊ होईपर्यंत वाफवून घ्यावे. कढईत तेल गरम करून जिरे, हिंग, कढीपत्ता, मोहरीची फोडणी तयार करावी. नंतर कांदा व लसूण तेलात परतवून घ्यावा. त्यात हळद, लाल मिरची पूड, चिरलेले टोमॅटो, धणे पूड व वाफवलेले वास्त्याचे कोवळे कोंब घालून चांगले परतवून घ्यावे. चवीप्रमाणे मीठ घालून बारीक चिरलेली कोथिंबीर घालावी.

## पाककृती क्र. २. : वास्तेच्या कोंबाची भजी:

**साहित्य :** चिरलेले वास्ते २०० ग्रॅम , अर्धी वाटी तांदळाचे पीठ, १ वाटी बेसन पीठ, उभे चिरलेले २-३ कांदे, ठेचलेल्या ५-६ लसूण पाकळ्या, बारीक चिरलेल्या ३-४ हिरव्या मिरच्या, १ ते दीड चमचा हळद, १-२ चमचा लाल मिरची पूड,१ चमचा धणे पूड, थोडे जिरे किंवा ओवा, चवीपुरते मीठ व बारीक चिरलेली कोथिंबीर, तळण्यासाठी तेल.

**कृती :** चिरलेले वास्ते स्वच्छ पाण्याने धुवून, कुस्करून घ्यावे. त्यात वरील सर्व जिन्नस टाकून सैलसर पीठ कालवून घ्यावे. कढईत तेल गरम करून मंद आचेवर, सोनेरी रंगात भजी तळून घ्यावी.

## पाककृती क्र. ३ : वास्त्याच्या बियांपासून केलेली भाकरी

**साहित्य :** वास्त्याच्या बियांचे पीठ, चवीपुरते मीठ, आणि पाणी

**कृती :** एका ताटलीमध्ये वास्त्याच्या बियांचे चाळलेले पीठ घ्यावे. त्यात चवीप्रमाणे मीठ घालून गरम पाण्याने भाकरीसाठी पीठ मळून घ्यावे. नंतर त्याचे मध्यम आकाराचे गोळे करून गोल-गोल भाकरी थापून तव्यावर दोन्ही बाजूंनी भाजून घ्याव्या.

*टीप : वास्त्याच्या कोवळ्या कोंबापासून टिकाऊ आणि चविष्ट लोणचे बनवता येते.*

∎

# लेखिका परिचय

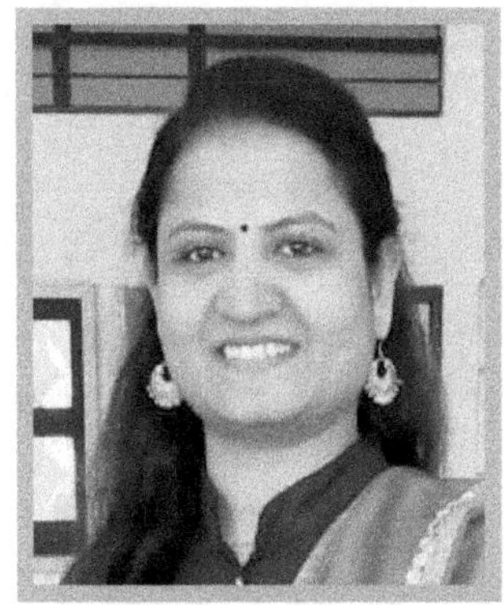

**प्रा. अश्विनी अशोक चोथे**

बी.एस्सी. (ॲग्री), एम.एस्सी. (पीएचएम)

के. के. वाघ उद्यानविद्या महाविद्यालय, नाशिक – ४२२००३

इ-मेल : ashwinichothe7@gmail.com

- नाशिकमधील के. के. वाघ उद्यानविद्या महाविद्यालयात सहाय्यक अध्यापक म्हणून कार्यरत

- 'बायफ डेव्हलपमेंट रीसर्च फौंडेशन, पुणे' या मान्यवर संस्थेत फूड प्रोसेसिंग आणि वन्यक्षेत्रातील अन्नस्रोतांविषयी संशोधन

- कृषी आणि वनक्षेत्रातील अन्न आणि प्रक्रिया उद्योगांशी संबंधित अनेक प्रशिक्षण कार्यक्रमांचे आयोजन

- कृषी आर्थिक सर्वेक्षणात सहभागी, शेतकऱ्यांसाठी पर्यायी कृषी आराखड्याची आखणी करण्यामध्ये अग्रेसर

- पेरणीनंतरचे पीक व्यवस्थापन (फळे आणि भाजीपाला), विविध अन्नस्रोतांवरील प्रक्रिया आणि संवर्धन, साठवणुकीचे प्रकार, अशा कृषिक्षेत्राशी जवळीक साधणाऱ्या विविध प्रक्रियांच्या जाणकार मार्गदर्शक

- अनेक शोधनिबंध प्रकाशित. सकाळ ॲग्रोवनमध्ये केलेल्या विविध विषयांवरील लेखनाला उत्तम प्रतिसाद

www.ingramcontent.com/pod-product-compliance
Lightning Source LLC
LaVergne TN
LVHW022242190726
843495LV00006B/1053